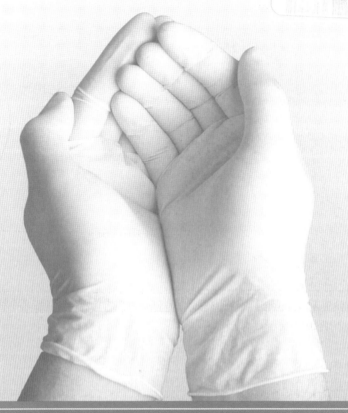

PROCEDIMENTOS DE
ENFERMAGEM

GUIA PRÁTICO

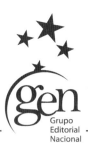

O GEN | Grupo Editorial Nacional – maior plataforma editorial brasileira no segmento científico, técnico e profissional – publica conteúdos nas áreas de ciências da saúde, exatas, humanas, jurídicas e sociais aplicadas, além de prover serviços direcionados à educação continuada e à preparação para concursos.

As editoras que integram o GEN, das mais respeitadas no mercado editorial, construíram catálogos inigualáveis, com obras decisivas para a formação acadêmica e o aperfeiçoamento de várias gerações de profissionais e estudantes, tendo se tornado sinônimo de qualidade e seriedade.

A missão do GEN e dos núcleos de conteúdo que o compõem é prover a melhor informação científica e distribuí-la de maneira flexível e conveniente, a preços justos, gerando benefícios e servindo a autores, docentes, livreiros, funcionários, colaboradores e acionistas.

Nosso comportamento ético incondicional e nossa responsabilidade social e ambiental são reforçados pela natureza educacional de nossa atividade e dão sustentabilidade ao crescimento contínuo e à rentabilidade do grupo.

PROCEDIMENTOS DE ENFERMAGEM

GUIA PRÁTICO

Maria Isabel Sampaio Carmagnani
Doutora em Distúrbios da Comunicação Humana pela Universidade Federal de São Paulo (Unifesp). Ex-docente do Departamento de Administração e Saúde Coletiva da Escola Paulista de Enfermagem (EPE-Unifesp). Ex-diretora de Enfermagem do Hospital São Paulo. Consultora em Humanização na área da Saúde (Humanização e Trabalho Voluntário).

Flávio Trevisani Fakih
Especialista em Enfermagem do Trabalho pela Unifesp. Mestre em Ciências da Saúde pela Unifesp. Enfermeiro Assessor da Diretoria de Enfermagem do Hospital São Paulo. Membro do Escritório da Qualidade e Segurança do Paciente do Hospital São Paulo. Membro da Rede Brasileira de Enfermagem e Segurança do Paciente (REBRAENSP, Núcleo Metropolitano SP).

Lígia Mara da Silva Canteras
Mestre em Medicina de Urgência pela Unifesp. Enfermeira Assessora da Diretoria de Enfermagem do Hospital São Paulo. Coordenadora do Grupo de Estudos sobre Sistematização da Assistência de Enfermagem do Hospital São Paulo.

Nathalia Perazzo Tereran
Especialista em Auditoria em Serviços de Saúde pela Universidade Cruzeiro do Sul (Unicsul) e em Terapia Intensiva pela Unifesp. Enfermeira Assessora da Diretoria de Enfermagem do Hospital São Paulo. Membro do Grupo de Estudos sobre Sistematização da Assistência de Enfermagem do Grupo de Prevenção e Tratamento de Feridas, do Grupo de Estudos de Enfermagem em Medicamento e do Grupo de Estudos de Passagem de Cateter Venoso Central de Inserção Periférica do Hospital São Paulo.

Ieda Aparecida Carneiro
Especialista em Administração Hospitalar e Sistemas de Saúde pela Fundação Getulio Vargas (FGV). Especialista e Mestre em Pediatria e Puericultura pela Unifesp. Doutora em Ciências da Saúde pela EPE-Unifesp. Vice-Diretora de Enfermagem do Hospital São Paulo.

2ª edição

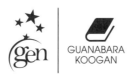

- Os autores deste livro e a editora empenharam seus melhores esforços para assegurar que as informações e os procedimentos apresentados no texto estejam em acordo com os padrões aceitos à época da publicação, *e todos os dados foram atualizados pelos autores até a data da entrega dos originais à editora.* Entretanto, tendo em conta a evolução das ciências da saúde, as mudanças regulamentares governamentais e o constante fluxo de novas informações sobre terapêutica medicamentosa e reações adversas a fármacos, recomendamos enfaticamente que os leitores consultem sempre outras fontes fidedignas, de modo a se certificarem de que as informações contidas neste livro estão corretas e de que não houve alterações nas dosagens recomendadas ou na legislação regulamentadora.

- Os autores e a editora se empenharam para citar adequadamente e dar o devido crédito a todos os detentores de direitos autorais de qualquer material utilizado neste livro, dispondo-se a possíveis acertos posteriores caso, inadvertida e involuntariamente, a identificação de algum deles tenha sido omitida.

- **Atendimento ao cliente:** (11) 5080-0751 | faleconosco@grupogen.com.br

- Direitos exclusivos para a língua portuguesa
  Copyright © 2017 by
  Editora Guanabara Koogan Ltda.
  Uma editora integrante do GEN | Grupo Editorial Nacional

- Travessa do Ouvidor, 11
  Rio de Janeiro – RJ – CEP 20040-040
  www.grupogen.com.br

- Reservados todos os direitos. É proibida a duplicação ou reprodução deste volume, no todo ou em parte, em quaisquer formas ou por quaisquer meios (eletrônico, mecânico, gravação, fotocópia, distribuição pela Internet ou outros), sem permissão, por escrito, da Editora Guanabara Koogan Ltda.

- Capa: Bruno Sales

- Editoração eletrônica: Le1 Studio Design

- Ficha catalográfica

```
P956
2. ed.

    Procedimentos de enfermagem : guia prático / Maria Isabel Sampaio Carmagnani ... [et.
al.]. – 2. ed. – [Reimpr.]. – Rio de Janeiro : Guanabara Koogan, 2022.
    330 p. : il. ; 24 cm.

    Inclui bibliografia e índice
    ISBN 978-85-277-3153-9

    1. Enfermagem - Manuais, guias, etc. I. Carmagnani, Maria Isabel Sampaio.

17-40724                        CDD: 610.73
                                CDU: 616-083
```

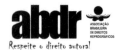

Contribuição

Ana Silvia Homenko de Almeida
Enfermeira. Especialista em Administração Hospitalar e em Infecção Hospitalar pelo Instituto de Pesquisas Hospitalares do Hospital Albert Einstein. Mestre em Doenças Infecciosas e Parasitárias pela Universidade Federal de São Paulo (Unifesp).

Angélica Gonçalves Silva Belasco
Enfermeira. Especialista em Saúde Pública pela Faculdade São Camilo. Mestre e Doutora em Ciências da Saúde e Nefrologia pela Unifesp. Professora Adjunta da Disciplina Enfermagem Clínica do Departamento de Enfermagem Clínica e Cirúrgica da Unifesp.

Ariane Ferreira Machado Aguiar
Enfermeira. Especialista em Enfermagem Pediátrica pela Unifesp. Mestre e Doutora em Enfermagem pela Unifesp. Professora Adjunta do Departamento de Enfermagem Pediátrica da Escola Paulista de Enfermagem da Unifesp (EPE-Unifesp).

Celina Mayumi Morita Saito
Enfermeira. Especialista em Gerenciamento de Enfermagem pela Unifesp. MBA em Gestão e Economia em Saúde pela Unifesp. Mestranda em Ciência, Tecnologia e Gestão Aplicada em Regeneração Tecidual pela Unifesp. Membro do Grupo de Prevenção e Tratamento de Feridas do Hospital São Paulo. Gerente de Enfermagem do Serviço de Clínica Médico-Cirúrgica do Hospital São Paulo.

Daniela Vieira da Silva Escudero
Enfermeira. Especialista em Epidemiologia Hospitalar e Mestre em Ciências pela Unifesp. Enfermeira do Serviço de Controle de Infecção Hospitalar do Hospital São Paulo.

Dayana de Souza Fram
Enfermeira. Especialista em Infectologia e Epidemiologia Hospitalar pela Unifesp. Mestre e Doutora em Ciências pela Unifesp. Enfermeira do Departamento de Enfermagem Clínica e Cirurgia da EPE-Unifesp.

Fabiana da Silva Augusto
Enfermeira. Especialista em Enfermagem Gerontológica e Geriátrica pela Unifesp e em Estomaterapia pela Escola de Enfermagem da Universidade de São Paulo (EEUSP). Mestre em Ciências pela Unifesp.

Fernanda Crossera Parreira
Enfermeira. Mestre em Ciências da Saúde pela Unifesp. Membro da Comissão de Epidemiologia Hospitalar (CCIH) do Hospital SãoPaulo. Coordenadora do curso de Especialização em Prevenção e Controle de Infecção Relacionada à Assistência à Saúde da Unifesp (modalidades presencial e EAD).

Flávia Tatiana Pedrolo Hortense
Enfermeira. Mestre em Ciências da Saúde pela Unifesp. Doutoranda em Enfermagem pela EPE-Unifesp. Enfermeira do Ambulatório de Otorrinolaringologia do Hospital São Paulo.

Juliana da Silva Canteras
Enfermeira. Especialista em Controle de Infecção Hospitalar pela Escola de Educação Permanente do Hospital das Clínicas da Faculdade de Medicina da Universidade de São Paulo (FMUSP).

Isabel Kanda
Enfermeira do Ambulatório de Pronto-Atendimento de Pneumologia do Hospital São Paulo.

Katherine Sayuri Ogusuku
Enfermeira. Especialista em Cardiologia pela Unifesp.

Katia Kazumi Kitazuka
Enfermeira. Especialista em Unidade de Terapia Intensiva pela Unifesp.

Leila Blanes
Enfermeira Estomaterapeuta. Especialista em Estomaterapia pela USP. Mestre e Doutora em Ciências pelo Programa de Pós-graduação em Cirurgia Plástica da Unifesp. Coordenadora Assistencial de Enfermagem do Hospital SãoPaulo. Vice-coordenadora do Mestrado Profis-sional em Ciência, Tecnologia e Gestão Aplicada à Regeneração Tecidual.

Liliane do Amaral Zorita
Enfermeira. Especialista em Neurocirurgia e Mestre em Ciências da Saúde pela Unifesp.

Luciana de Oliveira Matias
Enfermeira. Especialista em Unidade de Terapia Intensiva e em Gerenciamento de Serviços de Enfer-

magem pela EPE-Unifesp. Mestranda em Ciências de Saúde pela Escola de Enfermagem da Unifesp.

Luciana Baria Perdiz
Enfermeira. Especialista em Prevenção e Controle de Infecção Hospitalar pela USP. Mestre e Doutora em Ciências da Saúde pela Unifesp.

Marcia Cardoso Romano
Enfermeira. Especialista em Terapia Intensiva pela USP e em Gerenciamento de Enfermagem pela Unifesp.

Maria das Graças Leite
Enfermeira. Especialista em Estomaterapia pela EPE-Unifesp.

Maria Laura Iervolino Penteado Siciliano
Enfermeira. Especialista em Geriatria e Gerontologia e em Gerenciamento de Serviços de Enfermagem pela Unifesp. Enfermeira do Serviço de Educação Continuada do Hospital São Paulo.

Marli Sanae E. Nakasawa
Enfermeira. Gerente de Enfermagem do Departamento de Diagnóstico por Imagem da Unifesp. Especialista em Gerenciamento em Enfermagem da EPE-Unifesp.

Mary Kazumi Ikezawa Monomi
Enfermeira. Especialista em Enfermagem Pediátrica e Mestre em Ciências pelo Departamento de Enfermagem pela Unifesp. Gerente do Serviço de Enfermagem Pediátrica e Obstétrica do Hospital São Paulo.

Mauricio Teixeira Lima
Enfermeiro. Especialista em Epidemiologia Hospitalar e Controle de Infecção Hospitalar e em Gerenciamento dos Serviços de Enfermagem da Unifesp.

Natália Gonçalves Albuquerque
Enfermeira. Especialista em Enfermagem Pediátrica e Neonatal pela Unifesp. Especialista em Saúde Coletiva, com ênfase em Estratégia Saúde da Família, Mestre e Doutoranda em Distúrbios do Desenvolvimento pela Universidade Presbiteriana Mackenzie. Professora da Universidade Nove de Julho.

Paula Zanellatto Neves
Enfermeira. Especialista em Docência para o Ensino Superior pela Universidade Nove de Julho (Uninove). MBA em Gestão Empresarial pela Fundação Getúlio Vargas (FGV). Especialista em Gestão e Controle de Infecção Hospitalar pela Faculdade Brasileira de Recusos Humanos – Instituto Hoyler. Mestre em Ciências da Saúde pela Unifesp. Professora das Disciplinas Epidemiologia, Gestão em Controle de Infecção Relacionada à Assistência à Saúde e Gestão Ambiental do Departamento de Ensino Superior e Tecnologia em Gestão Hospitalar da Faculdade de Ciências em Educação da Saúde do Hospital Alemão Oswaldo Cruz.

Paula Zhao Xiao Fujinohara
Especialista em Terapia Intensiva pela Unifesp. Enfermeira Coordenadora das Unidades de Internação e UTI do PS.

Rita de Cassia Rodrigues
Médica. Especialista em Anestesiologia e Doutora em Medicina pela Unifesp. Professora Adjunta da Disciplina Anestesiologia, Dor e Terapia Intensiva do Departamento de Cirurgia da Unifesp.

Rita Simone Lopes Moreira
Professora Adjunta do Departamento de Enfermagem Médico-cirúrgica da EPE-Unifesp. Coordenadora do Programa de Cardiologia da Residência Multiprofissional da Unifesp.

Salete Gregório Barreiros
Enfermeira. Especialista em Docência do Ensino Superior pela Faculdade de Mauá. Enfermeira da Coordenadoria de Ensino e Pesquisa da Diretoria de Enfermagem do Hospital São Paulo.

Sara Turi Batazim
Enfermeira. Especialista em Cardiologia pela Unifesp.

Silvana Gomes Severino
Enfermeira. Especialista em Educação Continuada pela Unifesp. Enfermeira em Diagnóstico por Imagem do Hospital São Paulo.

Suzy Cristine Pereira
Enfermeira. Especialista em Epidemiologia Hospitalar pela Unifesp. MBA em Gestão Hospitalar e Serviços de Saúde pela Faculdade Oswaldo Cruz (Fiocruz). Mestre e Doutoranda em Infectologia pela Unifesp. Preceptora do Programa de Residência Multiprofissional Saúde do Adulto pela Unifesp.

Tatiana de Medeiros Colletti Cavalcante
Enfermeira. Especialista em Cardiologia pela Unifesp e em Docência a Distância pela Universidade de Fortaleza (Unifor). Mestre e Doutoranda em Enfermagem pela Escola Paulista de Enfermagem da Unifesp. Professora Auxiliar da Disciplina Práticas do Cuidar I e II do Departamento de Enfermagem da Unifor. Coordenadora do Programa de Pós-graduação em Enfermagem em Terapia Intensiva da Unifor.

Vinicius Batista Santos
Enfermeiro. Especialista em Cardiologia e Mestre e Doutorando em Ciências da Saúde pela Unifesp. Coordenador das unidades de Cardiologia do Hospital São Paulo.

Apresentação

A padronização de procedimentos é prática antiga na Enfermagem. Realizada, a princípio, para facilitar a delegação de tarefas a um pessoal pouco qualificado e para otimizar o controle e a supervisão desse mesmo pessoal, com o desenvolvimento da ciência da Enfermagem e sua profissionalização, passou a ser utilizada para permitir o controle das variáveis que influenciam o processo de cuidar, transformando-o por meio da incorporação do conhecimento produzido a partir da observação dessas variáveis e, assim, aumentando a eficiência e a eficácia da assistência prestada ao usuário do serviço de saúde.

Com a ideologia da qualidade, a padronização de procedimentos experimentou novo impulso, mantendo o foco no controle do processo de trabalho, mas sendo também direcionada para a socialização do conhecimento, como forma de propiciar a reflexão contínua sobre o fazer e ensejar esforços para a melhora constante tanto do próprio processo quanto dos resultados obtidos. Finalmente, na contemporânea preocupação com o controle de riscos e a redução de danos, a padronização de procedimentos passou a ser valorizada como meio de prevenir eventos adversos ou minimizar seus efeitos, exatamente porque prevê, com antecedência, o que deve ser feito e quais são as condições adequadas para agir com segurança.

Por esses motivos, muitos serviços de saúde se empenham em escrever manuais de procedimentos, mas nem sempre a equipe de trabalho responsável por isso, apesar de sua boa qualidade técnica, tem conhecimento específico sobre as complexas exigências que a redação desse tipo de conteúdo requer. Outras vezes, falta tempo à equipe de trabalho de enfermagem para fazê-lo, em virtude dos quadros de colaboradores cada vez mais enxutos, assim organizados visando à redução de custos.

É para colaborar com essas situações que a obra *Procedimentos de Enfermagem | Guia Prático* foi preparada. Organizada em dez partes, descreve procedimentos de higiene e conforto a serem ministrados ao usuário de serviços de saúde, bem como aqueles voltados às questões de diagnóstico de alterações biológicas e às medidas terapêuticas a serem realizadas para seu tratamento. Cada capítulo aborda procedimentos afins, o que facilita a localização da informação desejada e sua apropriação pelo leitor. Além disso, foram descritos cinco protocolos de segurança para situações específicas, de modo a contemplar os aspectos mais relevantes da assistência ao usuário de serviço de saúde tratado em instituição hospitalar.

A descrição de cada procedimento define seu objetivo, em qual situação deve ser aplicado, qual membro da equipe de trabalho é responsável por realizá-lo e quais materiais devem ser empregados em sua realização. Em seguida, o procedimento é descrito em sequência lógica, começando pelo preparo e evoluindo até a realização propriamente dita, secundada por bibliografia atualizada e abalizada, que dá sustentação científica ao que foi enunciado. Por vezes, a descrição é enriquecida com ilustrações bem construídas do ponto de vista didático e estético e, quando necessário, recomendações específicas são feitas em linguagem assertiva e concisa, sem descuidar-se da devida explicação de sua proposição. Os riscos para os usuários dos serviços de saúde e para os agentes do cuidado, bem como para o ambiente, completam a informação.

O conjunto de descrições compõe um todo harmônico e lógico, no qual a equipe de enfermagem reconhece o seu fazer e nele pode buscar orientação para proceder de forma correta e segura. Também estudantes das profissões de enfermagem podem se beneficiar da consulta a este manual, onde encontrarão informação suficiente sobre como se ministra o cuidado nas situações abordadas.

Por fim, vale registrar que, tendo sido produzido por profissionais de hospital-escola septuagenário, modelo referência de qualidade da assistência de enfermagem, e nele tendo sido testado, este manual é detentor de credibilidade inalcançável quando comparado a formulações apenas teóricas de mesma natureza, o que o habilita a ajudar muitas pessoas em situação real de trabalho, sejam profissionais que prestam assistência, sejam usuários dos serviços de saúde.

Maria Cristina Sanna
Mestre e Doutora em Enfermagem pela EEUSP.
Pós-doutora pela Escola de Enfermagem Anna Néry da UFRJ.
Pesquisadora Independente.

Prefácio

Foi com grande alegria e comprometimento que realizamos a revisão desta obra, que, desde a sua primeira edição, em 2009, teve ampla aceitação pelos profissionais e estudantes de Enfermagem de todo o país.

Desde então, muitas tendências na área da saúde foram incorporadas às rotinas dos hospitais, entre as quais se destacou a Segurança do Paciente, um movimento enfaticamente impulsionado no ano de 1999, quando foi publicado o relatório *To Err is Human: Buinding a Safer Health Care System*, pelo Institute of Medicine. No Brasil, esse tema foi amplamente discutido nas universidades, nos hospitais e pelos especialistas do Ministério da Saúde – que publicou, em 2013, a Portaria MS/GM n. 529, instituindo o Programa Nacional de Segurança do Paciente – e da Agência Nacional de Vigilância Sanitária (Anvisa) – que publicou, também em 2013, a RDC n. 36, instituindo ações para a segurança do paciente em serviços de saúde. Deve-se destacar ainda a criação, em 2008, da Rede Brasileira de Enfermagem e Segurança do Paciente (REBRAENSP), uma estratégia de articulação e cooperação técnica entre instituições ligadas direta ou indiretamente à saúde e à educação de profissionais da área, com o objetivo de fortalecer a assistência de enfermagem segura e com qualidade.

A segurança do paciente é uma questão urgente. É necessário reduzir os riscos e a ocorrência incidentes no cuidado à saúde, os quais podem atingir o paciente de maneira a causar-lhes danos permanentes e até mesmo a morte. Um incidente com dano compromete a qualidade de vida do paciente, de sua família e dos profissionais envolvidos. Quantas vezes uma ação considerada bem intencionada pode, imprudentemente, prejudicar a integridade do paciente? Por isso, a instituição que pretende desenvolver uma cultura de segurança positiva precisa utilizar estratégias assertivas e envolver todos os seus profissionais, em todos os níveis.

É importante situar o panorama na área da saúde brasileira, seguindo uma tendência mundial. O quadro epidemiológico aponta as doenças crônicas não transmissíveis (DCNT) como prioridade de enfrentamento, tanto do ponto de vista preventivo quanto no tratamento. Elas provocam um forte impacto na qualidade de vida e na morbimortalidade dos pacientes, elevando o número de consultas e internações e, consequentemente, exigindo fortalecimento dos serviços de saúde. O aumento das DCNT e o envelhecimento da população influenciam na necessidade de redimensionamento de leitos para cuidados intermediários e paliativos nos hospitais, bem como no investimento em educação continuada de profissionais para atender os pacientes internados e em seu domicílio e orientar seus familiares sobre os cuidados essenciais do cotidiano e o reconhecimento de sinais de agudização da doença.

É impossível falar em protocolos terapêuticos, manuais e padronização dos cuidados sem destacar a importância da tecnologia chamada "leve", que diz respeito à comunicação e à relação do profissional com o paciente, que humaniza a dureza da tecnologia, das intervenções e dos tratamentos, que podem ser agressivos e causar sofrimento. Essa forma de se relacionar é uma das marcas da Política Nacional de Saúde e faz toda a diferença para o profissional e o paciente.

Aproveito a oportunidade para agradecer aos colaboradores deste manual, enfermeiros do Hospital São Paulo e docentes da Escola Paulista de Enfermagem da Unifesp, pela inestimável contribuição. Quero expressar minha admiração, meu respeito e minha gratidão pela equipe de enfermeiros do hospital, pela participação nos projetos de melhoria e pelo comprometimento com a continuidade e qualidade dada ao trabalho. Enfim, pela confiança e entrega.

Para finalizar, recorro à fala de Leonardo Boff, que dá perfeito significado à palavra *cuidado*: "O que se opõe ao descuido e ao descaso é o cuidado. Cuidar é mais que um ato; é uma atitude. Portanto, abrange mais que um momento de atenção. Representa uma atitude de ocupação, preocupação, de responsabilização e de envolvimento afetivo com o outro".

Maria Isabel Sampaio Carmagnani

Sumário

Parte 1 Cuidados com a Pele 1
1 Higienização 3
  Banho de aspersão sem auxílio 3
  Banho de aspersão com auxílio 4
  Banho no leito 6
  Banho pré-operatório 8
  Degermação das mãos 9
  Higienização das mãos 10
  Higienização das mãos com gel alcoólico 12
  Higienização das mãos com sabão antisséptico 13
  Higienização do intermediário da cânula de traqueostomia (subcânula) 15
  Higienização da cavidade oral do paciente acamado 16
  Higienização da cavidade oral do paciente inconsciente 18
  Higiene íntima 19
  Higienização do cabelo e do couro cabeludo do paciente acamado 20
  Remoção de pedículos e lêndeas 22
2 Curativo 23
  Curativo em ferida aberta 23
  Curativo em ferida operatória 26
  Curativo em inserção de cateter venoso central 28
3 Aplicação de Calor e de Frio 31
  Aplicação de compressas mornas 31
  Aplicação de compressas frias 32
4 Tricotomia Cirúrgica 35
  Tricotomia cirúrgica 35

Parte 2 Cuidados Nutricionais 37
5 Administração de Nutrição e Sondagem 39
  Administração de dieta enteral 39
  Administração de nutrição parenteral 44
  Sondagem nasoenteral com localização pré-pilórica (gástrica) e pós-pilórica (intestino delgado) 46
  Sonda para nutrição de localização pós-pilórica 48
  Sondagem nasogástrica 50
  Cuidados com a pele ao redor da gastrostomia 52

Parte 3 Cuidados com Eliminações 55
6 Eliminações Gastrintestinais 57
  Esvaziamento e higienização da bolsa de colostomia e ileostomia 57
  Lavagem intestinal 59
  Lavagem intestinal pela colostomia 61
7 Eliminações Urinárias 65
  Instalação de dispositivo para incontinência urinária em homens 65
  Lavagem de sonda vesical 66
  Sondagem vesical de alívio em homem 68
  Sondagem vesical de alívio em mulher 69
  Sondagem vesical de demora em homem 71
  Sondagem vesical de demora em mulher 73
  Verificação de diurese 76
  Retirada de sonda vesical de demora 77
  Irrigação vesical contínua 78

Parte 4 Cuidados Respiratórios 81
8 Aspiração das Vias Respiratórias 83
  Aspiração de orofaringe e nasofaringe 83
  Aspiração nasotraqueal 86
  Aspiração da cânula endotraqueal 88
  Aspiração da cânula de traqueostomia 92
  Fixação da cânula de traqueostomia e do tubo endotraqueal 94
9 Drenagem Torácica 97
  Auxílio na drenagem torácica 97

Auxílio na retirada de dreno torácico............. 98
Instalação de dispositivo para aspiração
contínua em drenagem torácica..................... 99
Troca de frasco de drenagem torácica........... 100
Troca de selo d'água do frasco de drenagem
torácica... 101

10 Precauções..103
    Precauções respiratórias para aerossóis........ 103
    Precauções respiratórias para gotículas........ 105

11 Oxigenoterapia..107
    Oxigenoterapia por cateter nasal................... 107
    Oxigenoterapia por inalação......................... 110
    Oxigenoterapia por máscara de
    nebulização.. 113
    Oxigenoterapia por máscara de Venturi....... 115

12 Toracocentese...119
    Auxílio na toracocentese.............................. 119

Parte 5 Parâmetros Clínicos...................121

13 Verificação de Parâmetros Clínicos......123
    Verificação de frequência respiratória.......... 123
    Verificação do peso corpóreo....................... 124
    Verificação da pressão arterial..................... 125
    Verificação de pressão venosa central.......... 128
    Verificação da frequência cardíaca............... 129
    Verificação do pulso periférico..................... 130
    Verificação da temperatura.......................... 132

14 Verificação e Cuidados com
    Oximetria de Pulso..................................135
    Verificação e cuidados com oximetria
    de pulso... 135

Parte 6 Procedimentos
Intravasculares..139

15 Punção e Cateter......................................141
    Punção venosa periférica.............................. 141
    Permeabilização de acesso venoso
    periférico com solução fisiológica................. 145
    Troca de fixação do cateter venoso
    periférico... 146
    Auxílio na inserção de cateter
    venoso central.. 148
    Retirada de cateter venoso central............... 152
    Punção de veia jugular externa..................... 154

Parte 7 Administração
de Medicamentos..157

16 Preparo e Administração de
    Medicamentos..159
    Via dermatológica....................................... 159
    Via enteral.. 162
    Via inalatória.. 165
    Via intradérmica... 168
    Via intramuscular....................................... 171
    Via intravenosa... 178
    Via nasal... 183
    Via oftálmica.. 186
    Via oral.. 189
    Via otológica.. 191
    Via peridural.. 194
    Via retal... 198
    Via subcutânea... 202
    Via sublingual... 207
    Via vaginal.. 209

Parte 8 Coleta de Material
para Exames..213

17 Escarro, Fezes, Sangue e Urina.............215
    Coleta de escarro para exame
    bacterioscópico ou cultura.......................... 215
    Coleta de fezes para coprocultura................ 216
    Coleta de fezes para exame
    protoparasitológico.................................... 217
    Coleta de ponta de cateter intravascular
    para cultura.. 218
    Coleta de sangue arterial para gasometria... 220
    Coleta de sangue venoso.............................. 223
    Coleta de urina para urocultura.................... 225
    Coleta de urina para análise bioquímica....... 228

Parte 9 Outros Procedimentos...............231

18 Auxílio na Parada
    Cardiorrespiratória.................................233
    Auxílio de enfermagem na ressuscitação
    cardiopulmonar.. 233

19 Preparo do Leito.....................................237
    Troca de roupa de cama com o paciente
    no leito.. 237
    Preparo do leito para receber paciente......... 239

20 Transporte do Paciente 241
    Transferência do paciente da cama
    para a cadeira *241*
    Transferência do paciente do leito
    para a maca *243*
    Transporte intra-hospitalar de
    paciente grave *244*

21 Preparo do Corpo Após a Morte 249

Parte 10 Protocolos de Segurança do Paciente 251

22 Identificação do Paciente 253
    Introdução *253*
    Objetivo *253*
    Identificação do paciente *253*
    Critérios de inclusão *259*
    Treinamento e orientações sobre a
    identificação do paciente *259*
    Monitoramento da identificação
    do paciente *259*
    Comitê de especialistas *259*
    Referências bibliográficas *260*

23 Segurança na Administração
    de Medicamentos 261
    Introdução *261*
    Objetivos *262*
    Práticas seguras na administração
    de medicamentos *262*
    Recomendações gerais para a medicação
    segura *263*
    Tipos de riscos e possíveis incidentes
    relacionados ao preparo e à administração
    de medicamentos *263*
    Procedimentos operacionais padrão *274*
    Medicamentos de alta vigilância
    (ou potencialmente perigosos) *274*
    Critérios de inclusão *276*
    Treinamento sobre práticas seguras
    na administração de medicamentos *276*
    Monitoramento da administração
    de medicamentos *276*
    Comitê de especialistas *276*
    Referências bibliográficas *276*
    Bibliografia *277*

24 Cirurgia Segura 279
    Introdução *279*
    Objetivos *280*
    Medidas que integram o protocolo de
    cirurgia segura *280*
    Critérios de inclusão *284*
    Treinamento e orientações sobre o
    protocolo de cirurgia segura *284*
    Monitoramento da cirurgia segura *284*
    Comitê de especialistas *285*
    Referências bibliográficas *285*
    Bibliografia *286*

25 Prevenção de Quedas 287
    Introdução *287*
    Objetivos *288*
    Medidas que integram o protocolo
    de prevenção de quedas *289*
    Critérios de inclusão *291*
    Treinamento e orientações sobre o
    protocolo de prevenção de quedas *291*
    Monitoramento de quedas *291*
    Comitê de especialistas *291*
    Referências bibliográficas *292*

26 Prevenção de Lesões por Pressão 293
    Introdução *293*
    Objetivos *296*
    Critérios de inclusão *298*
    Treinamento e orientações sobre o
    protocolo de lesões por pressão *304*
    Monitoramento de lesões por pressão *306*
    Comitê de especialistas *306*
    Referências bibliográficas *306*

Bibliografia 307

Índice Alfabético 313

Parte 1

Cuidados com a Pele

Lígia Mara da Silva Canteras
Maria Isabel Sampaio Carmagnani
Nathalia Perazzo Tereran

1 Higienização

BANHO DE ASPERSÃO SEM AUXÍLIO

Descrição e sequência dos passos
- Higienize as mãos (consulte *Higienização das mãos*, p. 10)
- Explique o procedimento e sua finalidade ao paciente e verifique a aceitação
- Oriente sobre os cuidados durante o banho
- Reúna o material
- Encaminhe o paciente ao banheiro
- Supervisione o paciente
- Certifique-se de que o procedimento foi realizado
- Cheque o horário do banho e faça as anotações de enfermagem em impresso próprio. Assine e carimbe suas anotações.

Recomendações
- Verifique o horário de preferência do banho do paciente na admissão. A prescrição do banho deve ser feita de acordo com as preferências do paciente e a rotina do setor
- Oriente sobre prevenção de queda, como usar chinelos de borracha para não escorregar durante o banho, manter a luz do banheiro acesa no período noturno, utilizar as barras de segurança para apoio em caso de desequilíbrio
- Oriente o paciente a testar a temperatura da água antes do início do banho
- Após o término do banho, realize todos os curativos e troca de fixações
- Realize limpeza concorrente do leito, mantendo a unidade organizada
- Em banho pré-operatório, utilize clorexidina degermante 2%.

Objetivo
Manter a higiene e o conforto do paciente.

Aplicação
Pacientes internados que são independentes para as atividades da vida diária.

Responsabilidade
Enfermeiros, técnicos e auxiliares de enfermagem.

Materiais
Roupa de uso pessoal, material de higiene (sabonete, toalha de banho), material de higiene oral e higiene do cabelo e do couro cabeludo, roupa de cama.

RISCOS
Assistenciais
- Higiene inadequada
- Risco de queda

Objetivo
Proporcionar higiene e conforto ao paciente.

Aplicação
Aos pacientes internados com dificuldade de locomoção e déficit no autocuidado.

Responsabilidade
Enfermeiros, técnicos e auxiliares de enfermagem.

Materiais
Cadeira higiênica, luvas de procedimento, roupa de uso pessoal, produtos de higiene pessoal (sabonete, xampu/condicionador, hidratante, toalha), material para higiene oral, material para troca da roupa de cama (lençóis, álcool a 70%, papel-toalha, *hamper*, saco plástico).

BANHO DE ASPERSÃO COM AUXÍLIO

Descrição e sequência dos passos

- Confirme o paciente e o procedimento a ser realizado na prescrição médica/enfermagem
- Explique o procedimento e sua finalidade ao paciente e confirme a aceitação
- Higienize as mãos (consulte *Higienização das mãos*, p. 10)
- Reúna o material e leve ao quarto do paciente
- Promova privacidade ao paciente colocando biombo ou fechando a porta do quarto
- Certifique-se de que a cadeira higiênica tenha sido previamente limpa e posicione-a ao lado do leito, com as rodas travadas
- Higienize as mãos (consulte *Higienização das mãos*, p. 10)
- Calce as luvas de procedimento
- Abaixe a grade da cama
- Auxilie/coloque o paciente cuidadosamente na cadeira higiênica
- Cubra o paciente com uma toalha/lençol para que não fique exposto
- Encaminhe o paciente ao banheiro
- Pergunte sobre a necessidade de utilizar o vaso sanitário
- Teste a temperatura da água na face interna de seu antebraço
- Auxilie/estimule o paciente na realização da higiene oral (consulte *Higienização da cavidade oral*, p. 16)
- Troque as luvas de procedimento
- Verifique a necessidade e a possibilidade de higiene do cabelo e do couro cabeludo e, nos homens a realização da tricotomia facial (consulte *Higienização do cabelo e couro cabeludo*, p. 20)
- Auxilie/lave o rosto do paciente
- Lave/auxilie o paciente durante a higiene e proceda com a higiene íntima, que deve ser a última a ser realizada. Sempre que o paciente tiver condições, estimule o autocuidado
- A higiene corporal do paciente deve ser feita sempre da mesma maneira: utilize compressa com água morna do chuveiro e sabonete, em seguida enxágue e seque com uma toalha
- Cubra o paciente com uma toalha/lençol para que não fique exposto
- Encaminhe o paciente ao quarto
- Auxilie o paciente na transferência da cadeira para o leito
- Passe um hidratante corporal no paciente
- Auxilie/coloque a roupa no paciente
- Estimule/penteie o cabelo do paciente
- Deixe o paciente confortável
- Cubra o paciente
- Levante a grade da cama
- Recolha o material e despreze no expurgo em lixo apropriado
- Lave o material utilizado com água e sabão, seque com papel-toalha e passe álcool a 70%

- Retire as luvas e higienize as mãos (consulte *Higienização das mãos*, p. 10)
- Cheque o horário do banho e faça as anotações de enfermagem em impresso próprio. Assine e carimbe suas anotações.

RISCOS

Assistenciais
- Lesão de pele por contato com a cadeira higiênica
- Risco de queda

Ocupacionais
- Contaminação do profissional
- Problemas ergonômicos

Recomendações

- Em pacientes do sexo feminino, o procedimento deve ser realizado por uma profissional de enfermagem
- Durante o banho, observe as condições da pele e das saliências ósseas para evitar lesão, depois, registre na anotação de enfermagem e institua medidas de prevenção
- Proteja com saco plástico adesivos, curativos, enfaixamentos e inserções de cateteres
- Todos os curativos e fixações devem ser trocados conforme a prescrição de enfermagem imediatamente após o término do banho
- Alguns passos, como vestir ou pentear os cabelos do paciente, podem ser realizados no banheiro ou no quarto, de acordo com as condições do paciente e após avaliação do profissional que está prestando o cuidado
- Durante todo o banho, o paciente deve ficar sob a supervisão do profissional de enfermagem, para evitar quedas; portanto, a troca da roupa deve ser programada, podendo ser realizada por outro profissional, desde que o paciente seja constantemente supervisionado
- Recomenda-se que, no momento da troca da roupa de cama, seja realizada a limpeza/arrumação do leito, de mobiliários e equipamentos
- Sempre que necessário, higienize as mãos e troque as luvas entre os procedimentos (p. ex., banho, hidratação do corpo, troca de fixações e curativos etc.)
- Em banho pré-operatório, utilize clorexidina degermante 2%.

Parte 1 | Cuidados com a Pele

Objetivos
Proporcionar higiene e conforto ao paciente acamado e manter a integridade cutânea.

Aplicação
Aos pacientes internados e acamados.

Responsabilidade
Enfermeiros, técnicos e auxiliares de enfermagem.

Materiais
Carrinho de banho, biombo, *hamper* com saco plástico, roupa de cama, luvas de procedimento, bacias, comadre, jarro, água morna, cuba-rim, gaze não estéril, compressa não estéril, papel-toalha, lençóis, fralda geriátrica, micropore, esparadrapo, cadarço, roupa de uso pessoal, escova de dente ou espátula com gaze, creme dental, antisséptico bucal, sabonete, xampu, condicionador, barbeador, toalha de banho, creme ou solução hidratante, desodorante, pente e equipamento de proteção individual (EPI), como avental descartável, luvas de procedimento e máscara.

BANHO NO LEITO

Descrição e sequência dos passos
- Confirme o paciente e o procedimento a ser realizado na prescrição médica/enfermagem
- Certifique-se de que o paciente não está recebendo dieta no momento
- Se consciente, explique o procedimento ao paciente e confirme a aceitação
- Reúna o material e leve-o ao quarto do paciente
- Promova privacidade ao paciente colocando um biombo e/ou fechando portas e janelas
- Higienize as mãos (consulte *Higienização das mãos*, p. 10)
- Coloque água morna na jarra de banho
- Teste a temperatura da água na face interna de seu antebraço
- Coloque o EPI
- Abaixe a grade da cama
- Solte a roupa de cama, deixando o paciente coberto somente com o lençol
- Higienize o cabelo e o couro cabeludo do paciente (com xampu e condicionador), enxágue com água, seque com uma toalha e penteie o cabelo
- Se paciente homem, realize tricotomia facial
- Faça a higiene oral com creme dental ou antisséptico bucal
- Realize higiene ocular com gaze umedecida com SF 0,9%
- Lave rosto, orelhas e pescoço com água e sabonete, enxágue e seque com a toalha
- Caso o paciente esteja com sonda nasoenteral (SNE), tubo endotraqueal ou traqueostomia, troque as fixações
- Troque as luvas de procedimento
- Retire as roupas e a fralda do paciente e proteja-o com o lençol
- Faça a higiene corporal do paciente sempre da mesma maneira, em cada parte do corpo. Utilize compressa com água morna e sabonete, em seguida enxágue e seque com uma toalha ou o lençol
- Higienize o tórax e o abdome e, na sequência, os membros superiores: axila, braço, antebraço e mão
- Higienize os membros inferiores na sequência: coxa, perna e pé
- Massageie os membros inferiores
- Vire o paciente em decúbito lateral e higienize o dorso e as nádegas
- Lave e enxugue a parte visível das costas. Em seguida, realize massagem de conforto com creme hidratante ou óleo de amêndoas
- Higienize a região suprapúbica e inguinal, e proceda à higiene íntima, que deve ser a última a ser realizada (consulte *Higiene íntima*, p. 19)
- Cubra o paciente com o lençol ao término de cada região higienizada, para evitar exposição

- Troque as luvas de procedimento
- Vire o paciente em decúbito lateral
- Retire a metade do lençol sujo, enrolando-o de modo a passar por baixo do paciente
- Realize limpeza do colchão com álcool 70% e papel-toalha
- Coloque um lençol limpo conforme técnica (o lençol deve ser estendido no sentido do paciente com um forro na região do quadril, estando enrolado e sendo esticado conforme é retirado o lençol sujo; consulte *Preparo do leito*, p. 237)
- Mude o decúbito do paciente
- Retire a outra metade do lençol e despreze no *hamper*
- Realize limpeza do colchão com álcool 70% e papel-toalha
- Finalize a troca do lençol esticando as bordas de modo que não fiquem dobras sob o paciente e amarre suas pontas para não sair do lugar
- Troque as luvas de procedimento
- Hidrate a pele do paciente
- Coloque a fralda/roupa íntima, camisola ou pijama
- Penteie o paciente
- Deixe o paciente em posição confortável
- Cubra o paciente com um lençol
- Levante a grade da cama
- Retire o material do quarto, mantendo a unidade organizada
- Encaminhe o material para o expurgo
- Higienize as mãos
- Cheque o horário do banho e faça as anotações de enfermagem em impresso próprio. Assine e carimbe suas anotações.

RISCOS

Assistenciais
- Risco de queda
- Higiene inadequada

Ocupacionais
- Contaminação do profissional
- Problemas ergonômicos

Recomendações

- Sempre que possível, o banho no leito deve ser feito por duas pessoas
- Durante o procedimento, devem ser observadas as condições da pele e das saliências ósseas, para evitar lesão; em seguida, registrar na anotação de enfermagem e instituir medidas de prevenção
- Toda vez que o profissional sair da beira do leito, eleve a grade de proteção
- Sempre que necessário, despreze a água da bacia no expurgo, higienize a bacia e troque as luvas de procedimento
- Se paciente idoso, evite fricção, pois sua pele é mais suscetível à lesão

Objetivo

Proporcionar higiene e preparo pré-operatório da pele para evitar infecções.

Aplicação

Pacientes internados que serão submetidos a cirurgia.

Responsabilidade

Enfermeiros, técnicos e auxiliares de enfermagem.

Materiais

Solução de clorexidina degermante 2%, gorro e camisola descartável (para banho de aspersão e banho de aspersão com ajuda e banho no leito consulte procedimento específico para cada banho).

- Sempre que o paciente tiver condições, estimule o autocuidado
- No momento da higienização de mãos e pés, aproveite para cuidar das unhas, cortando e lixando, se necessário
- Após o término do banho no leito, realize a limpeza concorrente do leito, de mobiliários e equipamentos
- Troque todos os curativos e fixações conforme a prescrição de enfermagem imediatamente após o término do banho
- Em caso de pacientes com lesões de pele extensas (p. ex., queimaduras, Stevens-Johnson ou pênfigo bolhoso), modifique o banho, utilizando material estéril (LAP), clorexidina degermante, frascos de 1.000 mℓ de água destilada ou SF 0,9% morno e material para curativo oclusivo (compressa, *rayon* de rolo, gaze de rolo e atadura e cobertura prescrita)
- Em banho pré-operatório, utilize clorexidina degermante 2% (consulte *Banho pré-operatório* a seguir).

BANHO PRÉ-OPERATÓRIO

Descrição e sequência dos passos

- Confirme o paciente e o procedimento a ser realizado na prescrição médica/enfermagem (banho de aspersão sem auxílio, banho de aspersão com auxílio ou banho no leito)
- Consulte procedimento específico para cada banho
- Higienize as mãos (consulte *Higienização das mãos*, p. 10)
- Reúna o material
- Explique o procedimento e sua finalidade ao paciente e verifique a aceitação
- Oriente/realize o banho com a solução de clorexidina degermante 2%
- Realize o cuidado com as unhas, que deverão ser higienizadas e aparadas, e estar sem esmalte
- Após o término do banho, oriente/coloque a camisola descartável e o gorro no paciente
- Higienize as mãos
- Cheque o horário do banho e faça as anotações de enfermagem em impresso próprio. Assine e carimbe suas anotações.

RISCOS

Assistenciais
- Infecção pós-operatória
- Efeitos adversos por hipersensibilidade à solução degermante

Ocupacionais
- Contaminação do profissional
- Dermatite por uso de solução degermante
- Problemas ergonômicos

Recomendações

- O banho pré-operatório deve ser realizado em todos os pacientes internados que serão submetidos à cirurgia
- Deve ser realizado até 6 h antes do procedimento

- Deve envolver todo o corpo, incluindo o couro cabeludo e o cuidado com as unhas. Atente para encaminhar o paciente ao centro cirúrgico com os cabelos secos
- Dê atenção especial à lavagem da cabeça com clorexidina degermante 2% nas cirurgias cranioencefálicas (neurocirurgia/otorrinolaringologia/cirurgia plástica e ortopedia)
- Em cirurgia na cavidade oral, realize a higiene oral com solução antisséptica de gliconato de clorexidina 0,12% (sem álcool)
- Todos os curativos e fixações devem ser trocados após o término do banho conforme prescrição de enfermagem
- Nos casos em que o paciente for orientado somente sobre o banho, e nenhum profissional de enfermagem acompanhar o procedimento, o auxiliar ou técnico de enfermagem responsável deve checar, ao término do procedimento, a conformidade de sua realização
- Após o término do banho, realize a limpeza concorrente do leito, de mobiliários e equipamentos conforme prescrição de enfermagem, além da troca da roupa de cama.

DEGERMAÇÃO DAS MÃOS

Descrição e sequência dos passos

- Retire adornos (anéis, aliança, pulseiras, relógio e outros)
- Abra ou acione a torneira e molhe as mãos, os antebraços e os cotovelos
- Faça a degermação de mãos, antebraços e cotovelos com escovação, por 5 min para a primeira cirurgia do dia e por 3 min para as cirurgias subsequentes, executando os seguintes passos:
  - Recolha, com as mãos em concha, a solução degermante e espalhe nas mãos, antebraços e cotovelos. No caso de escova impregnada com solução degermante, pressione a parte impregnada da esponja contra a pele e espalhe por todas as partes
  - Limpe sob as unhas com as cerdas da escova
  - Escove as mãos, nos espaços interdigitais, palmas e dorsos, e prossiga pelos punhos e antebraços, mantendo as mãos em nível sempre acima dos cotovelos
  - Enxágue as mãos em água corrente, no sentido das mãos para os cotovelos, retirando todo o resíduo do produto
  - Feche a torneira, sem utilizar as mãos
  - Enxugue as mãos em toalhas ou compressas estéreis, com movimentos compressivos, iniciando pelas mãos e seguindo pelo antebraço e cotovelos, atentando para utilizar as diferentes dobras da toalha/compressa para regiões distintas
  - Despreze as toalhas/compressas em recipiente apropriado.

Objetivos

Eliminar a microbiota transitória, reduzir a microbiota residente da pele das mãos e antebraços até o cotovelo e proporcionar efeito residual na pele do profissional.

Aplicação

Preparo das mãos e antebraços para a realização de procedimentos cirúrgicos e procedimentos invasivos específicos.

Responsabilidade

Médicos e enfermeiros.

Materiais

Clorexidina degermante 2%, escova descartável (ou escova descartável impregnada com clorexidina degermante 2%) e compressa esterilizada.

RISCOS

Assistenciais
- Contaminação do paciente por infecção cruzada

Ocupacionais
- Dermatite por uso de solução degermante

Recomendações

- Realize a degermação com escovação das mãos:
    - No pré-operatório, antes de qualquer procedimento cirúrgico (indicado para toda a equipe cirúrgica)
    - Antes da realização de procedimentos invasivos (p. ex., inserção de cateter intravascular central, punções, drenagens de cavidades, instalação de diálise, pequenas suturas, endoscopias e outros).

Orientações gerais

- Não utilize luvas em substituição à higienização das mãos (risco de dermatites)
- Mantenha as unhas ao natural, limpas e curtas
- Não use unhas postiças quando entrar em contato direto com pacientes
- O produto utilizado na lavagem das mãos deve ser de boa qualidade e não deve provocar ressecamento ou rachadura da pele
- A torneira deve ter mecanismo de fechamento automático, para evitar contato manual.

HIGIENIZAÇÃO DAS MÃOS

Descrição e sequência dos passos

- Retire os adornos (anéis, aliança, pulseiras, relógio e outros)
- Arregace as mangas até a altura do cotovelo
- Faça a higienização simples das mãos, por 40 a 60 s, executando os seguintes passos:
    - Abra a torneira sem encostar na pia e, mantendo as mãos mais baixas que os cotovelos, molhe-as por completo, sob a água corrente
    - Aplique o sabonete líquido em quantidade suficiente para cobrir toda a superfície das mãos (com cuidado para não tocar o orifício dosador)
    - Ensaboe as palmas das mãos, friccionando-as entre si
    - Friccione a palma da mão direita contra o dorso da mão esquerda (e vice-versa), entrelaçando os dedos
    - Friccione a palma das mãos entre si, com os dedos entrelaçados
    - Friccione o dorso dos dedos de uma mão com a palma da mão oposta em movimento de vai e vem (e vice-versa), segurando os dedos
    - Friccione o polegar direito com o auxílio da palma da mão esquerda (e vice-versa), realizando movimentos circulares
    - Friccione as polpas digitais e as unhas da mão esquerda contra a palma da mão direita, fechada em concha, fazendo movimento circular (e vice-versa)
    - Friccione o punho esquerdo com o auxílio da palma da mão direita, realizando movimento circular (e vice-versa)
    - Enxágue bem as mãos e os punhos, deixando a água correr das mãos para o antebraço (evite o contato direto das mãos

---

Objetivo

Remover os microrganismos que colonizam as camadas superficiais da pele, assim como o suor, a oleosidade e as células mortas, retirando a sujidade propícia à permanência e à proliferação de microrganismos.

Aplicação

Antes e após qualquer procedimento realizado em pacientes internados, ambulatoriais e de urgência e emergência e antes e após o contato direto de acompanhantes e visitantes com pacientes internados e de urgência e emergência.

Responsabilidade

Enfermeiros, técnicos e auxiliares.

Materiais

Sabão líquido e papel-toalha.

ensaboadas com a torneira e, no caso de torneiras com fechamento manual, utilize papel-toalha para fechá-la, desprezando-o após o fechamento)
- Seque as mãos com papel-toalha, iniciando pelas mãos e seguindo pelos punhos
- Descarte o papel-toalha usado no lixo adequado (saco preto).

RISCOS

Assistenciais
- Contaminação do paciente por infecção cruzada

Ocupacionais
- Contaminação do profissional (autoinfecção)
- Dermatite por uso de sabão

Recomendações

- Quando as mãos estiverem visivelmente sujas
- Antes e após atividades cotidianas como assoar o nariz, espirrar, comer, ir ao sanitário, tocar cabelos, rosto e roupa, fumar etc.
- Ao entrar e sair da unidade
- Antes e após contato com paciente
- Antes e após contato com superfícies, objetos e equipamentos próximos ao paciente
- Antes e após o uso de luvas
- Após contato com fluidos corpóreos, excretos, mucosas, feridas e curativos
- Antes e após procedimentos assistenciais
- Ao mudar de local corporal, de um contaminado para outro limpo, durante o cuidado com o paciente
- Antes e após manipular dispositivos invasivos
- Antes e após preparar e manipular medicamentos.

Orientações gerais

- As luvas não devem ser utilizadas em substituição à higienização das mãos; as mãos devem ser lavadas antes e após seu uso
- Evite utilizar água quente para higienização das mãos (risco de dermatites)
- Mantenha as unhas ao natural, limpas e curtas
- Não use unhas postiças quando entrar em contato direto com pacientes
- O produto utilizado na lavagem das mãos deve ser de boa qualidade e não deve provocar ressecamento ou rachadura da pele
- A torneira deve ter mecanismo de fechamento automático, para evitar contato manual
- Os acompanhantes e os visitantes devem ser orientados quanto à necessidade de higienização das mãos, antes e após o contato com os pacientes internados ou de urgência e emergência.

Objetivo

Reduzir a carga microbiana das mãos, quando não houver sujidades.

Aplicação

Antes e após qualquer procedimento realizado em pacientes internados, ambulatoriais e de pronto atendimento, desde que não haja sujidade visível das mãos. Antes e após o contato direto de acompanhantes e visitantes com pacientes internados e de urgência e emergência, desde que não haja sujidade visível das mãos.

Responsabilidade

Enfermeiros, técnicos e auxiliares.

Material

Gel alcoólico a 70% ou solução alcoólica a 70% com 1 a 3% de glicerina.

HIGIENIZAÇÃO DAS MÃOS COM GEL ALCOÓLICO

Descrição e sequência dos passos

- Retire os adornos (anéis, aliança, pulseiras, relógio etc.)
- Faça a higienização das mãos com gel alcoólico, por 20 a 30 s, executando os seguintes passos:
  - Aplique na palma da mão quantidade suficiente de produto para cobrir toda a superfície das mãos (seguir a quantidade recomendada pelo fabricante)
  - Friccione as palmas das mãos entre si
  - Friccione a palma da mão direita contra o dorso da mão esquerda, entrelaçando os dedos, e vice-versa
  - Friccione a palma das mãos entre si, com os dedos entrelaçados
  - Friccione o dorso dos dedos de uma mão com a palma da mão oposta em movimento de vai e vem (e vice-versa), segurando os dedos
  - Friccione o polegar direito com o auxílio da palma da mão esquerda (e vice-versa), realizando movimento circular
  - Friccione as polpas digitais e as unhas da mão esquerda contra a palma da mão direita, fechada em concha, fazendo movimento circular, e vice-versa
  - Friccione os punhos com movimentos circulares
  - Friccione as mãos até secar (não utilize papel-toalha).

RISCOS

Assistenciais
- Contaminação do paciente por infecção cruzada

Ocupacionais
- Contaminação do profissional (autoinfecção)
- Dermatite por uso de gel alcoólico

Recomendações

- Antes e após atividades cotidianas como assoar o nariz, espirrar, comer, ir ao sanitário, tocar cabelos, rosto e roupa, fumar etc.
- Ao entrar e sair da unidade
- Antes e após o contato com o paciente
- Antes e após realizar procedimentos assistenciais e manipular dispositivos invasivos
- Antes de calçar luvas para inserção de dispositivos invasivos que não requeiram preparo cirúrgico
- Após risco de exposição a fluidos corporais
- Ao mudar de sítio corporal, de um contaminado para outro limpo, durante o cuidado com o paciente
- Após ter contato com objetos inanimados e superfícies imediatamente próximas ao paciente.

Orientações gerais

- O álcool gel pode ser utilizado em locais onde não houver disponibilidade de pias, ou em situações de emergência/urgência nas quais a lavagem das mãos esteja dificultada
- Mantenha as unhas ao natural, limpas e curtas
- Não use unhas postiças quando entrar em contato direto com pacientes
- Os acompanhantes e os visitantes devem ser orientados quanto à necessidade de higienização das mãos, antes e após o contato com os pacientes internados ou de urgência e emergência.

HIGIENIZAÇÃO DAS MÃOS COM SABÃO ANTISSÉPTICO

Descrição e sequência dos passos

- Retire os adornos (anéis, aliança, pulseiras, relógio etc.)
- Arregace as mangas até a altura do cotovelo
- Faça a higienização das mãos com antisséptico degermante, por 40 a 60 s, executando os seguintes passos:
  - Abra a torneira sem encostar-se na pia, mantenha as mãos mais baixas que os cotovelos e molhe-as por completo sob água corrente
  - Aplique o antisséptico degermante em quantidade suficiente para cobrir toda a superfície das mãos. Ao acionar a saboneteira, cuide para não contaminar o orifício dosador
  - Ensaboe as palmas das mãos, friccionando-as entre si
  - Friccione a palma da mão direita contra o dorso da mão esquerda (e vice-versa), entrelaçando os dedos
  - Friccione a palma das mãos entre si, com os dedos entrelaçados
  - Friccione o dorso dos dedos de uma mão com a palma da mão oposta em movimento de vai e vem (e vice-versa), segurando os dedos
  - Friccione o polegar direito com o auxílio da palma da mão esquerda (e vice-versa), realizando movimento circular
  - Friccione as polpas digitais e as unhas da mão esquerda contra a palma da mão direita, fechada em concha, fazendo movimento circular, e vice-versa
  - Friccione o punho esquerdo com o auxílio da palma da mão direita, realizando movimento circular, e vice-versa
  - Enxágue bem as mãos e os punhos, deixando a água correr das mãos para o antebraço (evite o contato direto das mãos ensaboadas com a torneira e, no caso de torneiras com fechamento manual, utilize papel-toalha para fechá-la, desprezando-o após o fechamento)
  - Seque as mãos com papel-toalha, iniciando pelas mãos e seguindo pelos punhos
  - Descarte o papel-toalha usado no lixo adequado (saco preto).

Objetivo

Promover a remoção de sujidades e de microrganismos, reduzindo a carga microbiana das mãos, com auxílio de um antisséptico.

Aplicação

Antes e após qualquer procedimento realizado em pacientes internados, ambulatoriais e de urgência e emergência. Especificamente, em casos de surto em pacientes com precauções de isolamento e em unidades de terapia intensiva (UTI).

Responsabilidade

Enfermeiros, técnicos e auxiliares.

Materiais

Antisséptico degermante (clorexidina) e papel-toalha.

RISCOS

Assistenciais
- Contaminação do paciente por infecção cruzada

Ocupacionais
- Contaminação do profissional (autoinfecção)
- Dermatite por uso de antisséptico

Recomendações

- Nos casos de precaução de contato recomendada para pacientes portadores de microrganismos multirresistentes
- Nos casos de surto
- Em unidades com maior risco de infecção, pode-se usar a clorexidina degermante para higienizar as mãos, segundo indicação do SCIH (em UTI, em casos de surto, em pacientes com precauções de isolamento)
- Quando as mãos estiverem visivelmente sujas
- Antes e após atividades cotidianas como assoar o nariz, espirrar, comer, ir ao sanitário, tocar cabelos, rosto e roupa, fumar etc.
- Ao entrar e sair da unidade
- Antes e após contato com pacientes
- Antes e após contato com superfícies, objetos e equipamentos próximos ao paciente
- Antes e após o uso de luvas
- Após contato com fluidos corpóreos, excretos, mucosas, feridas e curativos
- Antes e após procedimentos assistenciais e manipulação de dispositivos invasivos
- Ao mudar de local corporal, de um contaminado para outro limpo, durante o cuidado com o paciente
- Antes e após preparar e manipular medicamentos.

Orientações gerais

- As luvas não devem ser utilizadas em substituição à higienização das mãos; as mãos devem ser lavadas antes e após seu uso
- Evite utilizar água quente para higienização das mãos (risco de dermatites)
- Mantenha as unhas ao natural, limpas e curtas
- Não use unhas postiças quando entrar em contato direto com pacientes
- O produto utilizado na lavagem das mãos deve ser de boa qualidade e não deve provocar ressecamento ou rachadura da pele
- A torneira deve ter mecanismo de fechamento automático, para evitar contato manual.

HIGIENIZAÇÃO DO INTERMEDIÁRIO DA CÂNULA DE TRAQUEOSTOMIA (SUBCÂNULA)

Descrição e sequência dos passos

- Confirme o paciente e o procedimento a ser realizado na prescrição médica/enfermagem
- Higienize as mãos (consulte *Higienização das mãos*, p. 10)
- Reúna o material na bandeja e leve para o quarto do paciente
- Oriente o paciente/acompanhante sobre o procedimento
- Promova a privacidade do paciente
- Posicione o paciente em decúbito dorsal com a cabeceira elevada a 30°
- Higienize as mãos (consulte *Higienização das mãos*, p. 10)
- Coloque o EPI recomendado (luvas, máscara e óculos)
- Destrave o intermediário (subcânula) da cânula e retire-o
- Lave-o em água corrente com auxílio de uma escova ou introduzindo gaze em seu interior. Repita o procedimento quantas vezes forem necessárias até que fique completamente limpo
- Seque o intermediário
- Reintroduza a subcânula na cânula e trave em encaixe apropriado
- Deixe o paciente confortável em decúbito a 30°, se possível
- Retire as luvas e descarte-as junto com os materiais descartáveis em saco plástico para resíduos
- Higienize as mãos (consulte *Higienização das mãos*, p. 10)
- Mantenha o quarto organizado
- Calce as luvas de procedimento e recolha o material
- Encaminhe ao expurgo e despreze os resíduos. Retire as luvas e descarte-as
- Lave a bandeja com água e sabão, seque com papel-toalha e faça desinfecção com álcool a 70%
- Higienize as mãos (consulte *Higienização das mãos*, p. 10)
- Cheque o horário da higienização do intermediário da cânula de traqueostomia na prescrição de enfermagem e faça as anotações em impresso próprio. Assine e carimbe suas anotações.

Objetivos

Promover a limpeza do intermediário da cânula de traqueostomia (subcânula), a fim de proporcionar conforto ventilatório ao paciente, manter a perviabilidade da cânula e evitar processos infecciosos.

Aplicação

Pacientes adultos traqueostomizados.

Responsabilidade

Enfermeiros, técnicos e auxiliares de enfermagem.

Materiais

Luvas de procedimento, máscara descartável, óculos de proteção, 1 pacote de gazes, escova para limpeza do intermediário (subcânula) ou haste rígida o suficiente para auxiliar a introdução da gaze na subcânula. Local a ser realizado o procedimento: pia com água corrente no expurgo.

RISCOS

Assistenciais
- Obstrução da cânula

Ocupacionais
- Contaminação do profissional com secreção traqueal (autoinfecção)

Recomendações

- Avalie e atente para desconforto respiratório e dores apresentados pelo paciente durante o procedimento
- Para lavagem do intermediário (subcânula), nunca utilize detergente

- A limpeza da subcânula deve ser realizada no mínimo 3 vezes/dia e sempre que necessário
- Na cânula plástica com *cuff*, sempre que possível, verifique a pressão por meio do cufômetro por plantão
- Ao limpar o intermediário, verifique se há necessidade de limpar o estoma traqueal para remover sujidades de secreção (passe suavemente uma gaze embebida em água destilada ou SF 0,9% ao redor e, em seguida, passe uma gaze seca).

HIGIENIZAÇÃO DA CAVIDADE ORAL DO PACIENTE ACAMADO

Descrição e sequência dos passos

- Confirme o paciente e o procedimento a ser realizado na prescrição médica/enfermagem
- Higienize as mãos (consulte *Higienização das mãos*, p. 10)
- Reúna o material necessário em uma bandeja e leve ao quarto do paciente
- Oriente o paciente/acompanhante sobre o procedimento
- Promova a privacidade do paciente
- Eleva a cabeceira do paciente (posição de Fowler)
- Coloque papel-toalha sobre o tórax do paciente
- Abaixe a grade lateral da cama do lado que você irá se posicionar
- Higiene as mãos (consulte *Higienização das mãos*, p. 10)
- Use o EPI NR32 recomendado (avental, óculos, máscara e luvas)
- Inspecione a integridade dos lábios e da cavidade oral
- Coloque o creme dental na escova e umedeça-a com pouca água
- Realize ou oriente a escovação dos dentes, gengiva e língua, com movimentos circulares e de cima para baixo
- Ofereça o copo com água para enxaguar a cavidade oral (bochecho) e a cuba-rim para o paciente cuspir
- Após a escovação e o enxágue, ofereça a solução oral antisséptica (caso esteja prescrito) e oriente o paciente a fazer bochecho e cuspir
- Enxugue os lábios do paciente com toalha
- Lubrifique os lábios do paciente com protetor labial indicado
- Retire as luvas de procedimento e descarte-as junto com os materiais descartáveis em saco plástico para resíduos
- Higienize as mãos
- Levante a grade lateral da cama
- Deixe o paciente em posição confortável
- Mantenha o quarto organizado
- Calce as luvas de procedimento e recolha o material
- Encaminhe ao expurgo e despreze os resíduos. Retire as luvas e descarte-as
- Lave a bandeja e a cuba com água e sabão, seque com papel-toalha e faça desinfecção com álcool a 70%
- Higienize as mãos (consulte *Higienização das mãos*, p. 10)

Objetivos

Proporcionar higiene da cavidade e prevenir infecções endógenas e nosocomiais.

Aplicação

Aos pacientes adultos internados e acamados.

Responsabilidade

Enfermeiros, técnicos e auxiliares de enfermagem.

Materiais

Equipamento de proteção individual de acordo com a norma regulamentadora nº 32 (EPI NR32: luvas de procedimento, máscara, avental e óculos de proteção), material de higiene pessoal: escova de dentes com cerdas macias, creme dental, antisséptico oral sem álcool (gliconato de clorexidina 0,12%, protetor labial e toalha), bandeja, papel-toalha, copo descartável com água, cuba-rim e saco plástico para resíduos.

- Cheque o horário da higiene da cavidade oral na prescrição de enfermagem e faça as anotações em impresso próprio. Assine e carimbe suas anotações.

RISCOS

Assistenciais
- Higiene oral precária
- Lesão da mucosa oral
- Broncoaspiração

Ocupacionais
- Contaminação do profissional

Recomendações

- Estimule, sempre que possível, que o próprio paciente realize sua higiene oral
- A higiene oral deve ser realizada no mínimo 3 vezes/dia (ou após as refeições)
- Pacientes com plaquetopenia e/ou em uso de anticoagulantes precisam ser submetidos à higiene oral cuidadosa para evitar sangramentos
- Em pacientes com dificuldades de deglutição e/ou de cuspir, promova a aspiração orofaríngea durante a realização da higiene oral
- As próteses dentárias devem ser higienizadas com escova de dentes e creme dental e enxaguadas em água corrente
- Na ausência de escova de dentes ou em pacientes desdentados, pode ser usada uma espátula com gazes
- Em caso de contraindicação no uso da prótese, esta deve ser acondicionada em uma caixa plástica apropriada para prótese (padronizada na instituição) e, assim que possível, deve ser entregue aos familiares
- Faça as anotações de enfermagem sobre o procedimento e anote o nome do familiar que recebeu a prótese. Assine e carimbe suas anotações.

Objetivos

Proporcionar higiene e conforto ao paciente, manter o estado de saúde da boca, dos dentes e das gengivas e evitar infecções endógenas.

Aplicação

Aos pacientes adultos internados e inconscientes.

Responsabilidade

Enfermeiros, técnicos e auxiliares de enfermagem.

Materiais

Equipamento de proteção individual de acordo com a norma regulamentadora nº 32 (luvas de procedimento, máscara, avental e óculos de proteção), bandeja, mesa auxiliar, luvas de procedimento, toalha de rosto, cuba-rim, espátula ou escova macia, antisséptico bucal, pacote de gaze, vaselina (pomada).

HIGIENIZAÇÃO DA CAVIDADE ORAL DO PACIENTE INCONSCIENTE

Descrição e sequência dos passos

- Confirme o paciente e o procedimento a ser realizado na prescrição médica/enfermagem
- Higienize as mãos (consulte *Higienização das mãos*, p. 10)
- Reúna o material na bandeja e leve para o quarto do paciente
- Oriente o familiar sobre o procedimento
- Promova a privacidade do paciente
- Reúna o material na mesa auxiliar
- Eleve o decúbito do paciente (posição de Fowler)
- Coloque papel-toalha sobre o tórax do paciente
- Abaixe a grade lateral da cama do lado que você irá se posicionar
- Higiene as mãos
- Use o EPI NR32 recomendado (avental, óculos, máscara e luvas)
- Coloque a cuba-rim abaixo do maxilar inferior do paciente
- Inspecione a integridade dos lábios e a cavidade oral
- Proteja a espátula com gaze não estéril
- Higienize os dentes com movimentos circulares, das gengivas para as bordas, com espátula ou escova macia, embebida em solução antisséptica bucal
- Higienize a língua com espátula envolta em gaze não estéril embebida em antisséptico
- Higienize os lábios com gaze não estéril
- Lubrifique os lábios com protetor labial indicado
- Retire as luvas de procedimento e descarte-as junto com os materiais descartáveis em saco plástico para resíduos
- Higienize as mãos
- Levante a grade lateral da cama
- Deixe o paciente em posição confortável
- Mantenha o quarto organizado
- Lave a bandeja com água e sabão, seque com papel-toalha e passe álcool a 70%
- Realize higienização das mãos
- Cheque o horário da higiene da cavidade oral na prescrição de enfermagem e faça as anotações em impresso próprio, registrando aspectos da cavidade oral e/ou a presença de lesões e secreções. Assine e carimbe suas anotações.

RISCOS

Assistenciais
- Higiene oral precária
- Lesão da mucosa oral
- Broncoaspiração
- Obstrução da cânula

Ocupacionais
- Contaminação do profissional

Legais
- Falta de registro do procedimento realizado

Recomendações

- Pacientes inconscientes, entubados e em jejum oral prolongado necessitam de higiene oral com maior frequência
- Deve-se remover o excesso de antisséptico durante o procedimento, em virtude do risco de aspiração.

HIGIENE ÍNTIMA
Descrição e sequência dos passos

- Confirme o paciente e o procedimento a ser realizado na prescrição médica/enfermagem
- Higienize as mãos (consulte *Higienização das mãos*, p. 10)
- Reúna o material na bandeja e leve para o quarto do paciente
- Explique o procedimento e sua finalidade ao paciente/acompanhante
- Promova a privacidade do paciente colocando biombo e/ou fechando a porta do quarto
- Abaixe a grade da cama
- Higienize as mãos
- Verifique a temperatura da água (teste na região medial do antebraço)
- Vista o avental descartável, coloque a máscara e calce as luvas de procedimento
- Auxilie ou retire a coberta, roupa íntima ou fralda
- Coloque o paciente em posição dorsal com as pernas afastadas
- Se houver presença de fezes, limpe com papel higiênico ou compressa úmida
- Troque as luvas de procedimento
- Coloque o forro na cama e a comadre sob o paciente
- Se homem, higienize a região púbica, o pênis e o escroto utilizando compressa com água e sabão
- Se mulher, higienize a região púbica e a vagina utilizando compressa com água e sabão
- Higienize a região perineal e perianal utilizando compressa com água e sabão
- Enxágue com água
- Enxugue com uma toalha
- Retire a comadre e o forro
- Troque as luvas de procedimento
- Coloque a fralda limpa ou a roupa íntima
- Coloque um lençol ou coberta sobre o paciente
- Coloque o paciente em posição confortável
- Levante a grade da cama
- Recolha o material e despreze no expurgo em lixo apropriado

Objetivos
Manter a integridade da pele e prevenir infecções.

Aplicação
Aos pacientes adultos internados (sexo feminino ou masculino) ou ambulatoriais com limitações no autocuidado.

Responsabilidade
Enfermeiros, técnicos e auxiliares de enfermagem.

Materiais
Equipamento de proteção individual de acordo com a norma regulamentadora nº 32 EPI NR32 luvas de procedimento, máscara e avental descartável), bandeja, carrinho de banho, biombo, comadre, jarro com água morna, sabonete, papel higiênico, lençol, forro, compressa, toalha e fralda geriátrica.

- Lave a bandeja com água e sabão, seque com papel-toalha e passe álcool a 70%
- Higienize as mãos
- Cheque o horário da higiene íntima na prescrição de enfermagem e faça as anotações em impresso próprio, registrando aspectos da pele e a presença de lesões e secreções. Assine e carimbe suas anotações.

RISCOS

Assistenciais
- Dermatite associada à incontinência

Ocupacionais
- Contaminação do profissional

Recomendações

- A higiene íntima deve ser realizada de acordo com a prescrição de enfermagem e sempre após as eliminações, em pacientes acamados e com presença de lesão de pele
- Na presença de lesões de pele, deve ser realizada antes do curativo
- Na presença de lesões de pele infectada, deve ser realizada com clorexidina degermante 2%, imediatamente antes do curativo
- O paciente pode realizar sua higiene com orientação e supervisão do profissional caso não apresente alteração no autocuidado
- Atente para o descarte do lixo: pode variar de acordo com a condição do paciente. Por exemplo, paciente em isolamento, paciente com lesão de pele, paciente com pele íntegra (PGRSS).

HIGIENIZAÇÃO DO CABELO E DO COURO CABELUDO DO PACIENTE ACAMADO

Descrição e sequência dos passos

- Confirme o paciente e o procedimento a ser realizado na prescrição médica/enfermagem
- Explique o procedimento ao paciente e confirme a aceitação (esse procedimento é um passo do banho de aspersão com auxílio; consulte *Banho de aspersão com auxílio*, p. 4)
- Estimule/realize a higiene do cabelo e couro cabeludo com xampu e condicionador
- Estimule/realize o enxágue do cabelo e do couro cabeludo com água morna até a remoção de resíduos do xampu
- Ao término do banho de aspersão com auxílio, seque os cabelos do paciente com toalha, penteando-os em seguida
- Higienize as mãos
- Cheque a prescrição de enfermagem e faça as anotações em impresso próprio, registrando o aspecto do couro cabeludo. Assine e carimbe suas anotações.

Objetivo
Promover higiene do cabelo e couro cabeludo.

Aplicação
Aos pacientes internados com déficit no autocuidado.

Responsabilidade
Enfermeiros, técnicos e auxiliares de enfermagem.

Materiais
Xampu, condicionador, toalha de banho, carrinho, biombo, balde, papel-toalha, travesseiro, bacia e jarro com água morna.

RISCOS

Assistenciais
- Higiene realizada de forma inadequada
- Presença de cabelo embaraçado

Recomendações

- A prescrição da higiene do cabelo e do couro cabeludo deve ser feita de acordo com as preferências do paciente e a rotina do setor. A periodicidade deve ser de 3 a 4 vezes/semana, ou todos os dias, de acordo com a necessidade do paciente
- Ensaboe a cabeça do paciente com cuidado, para evitar que escorra espuma em seus olhos
- Se o cabelo estiver embaraçado, passe creme antes do enxágue
- No período pré-operatório, a higiene do cabelo e do couro cabeludo deve ser feita com antecedência, garantindo que os cabelos estejam completamente secos no momento da cirurgia. Caso o paciente tenha aplique, este deve ser retirado com autorização do paciente e/ou familiar
- Em caso de lesões ou cirurgias no couro cabeludo, é recomendado utilizar clorexidina degermante 2% em substituição ao xampu
- Em paciente com pediculose, após a realização da higiene do cabelo e do couro cabeludo, aplique uma medicação específica prescrita pelo médico para eliminação do parasita, coloque um gorro e deixe agir pelo tempo indicado pelo fabricante. Após esse procedimento, enxague abundantemente o cabelo e passe o pente-fino
- Se houver necessidade de cortar o cabelo, certifique-se de que o paciente e/ou familiares estejam cientes e de acordo
- Em caso de o paciente não ter déficit no autocuidado, ofereça o material de higiene do cabelo e do couro cabeludo e supervisione
- Em cirurgias de cabeça e pescoço, neurocirurgias, entre outras realizadas na região da cabeça ou pescoço, deve ser utilizada a clorexidina degermante 2% na higiene do cabelo e do couro cabeludo, até 6 h antes do procedimento cirúrgico (consulte *Banho pré-operatório*, p. 8).

Objetivos
Evitar a propagação de pedículos e proporcionar higiene e conforto ao paciente.

Aplicação
Aos pacientes internados que apresentarem pediculose e lêndeas.

Responsabilidade
Enfermeiros, técnicos e auxiliares de enfermagem.

Materiais
Biombo, toalha, luvas de procedimento, duas toucas descartáveis, cuba-rim com pediculicida, gaze, pente-fino.

REMOÇÃO DE PEDÍCULOS E LÊNDEAS

Descrição e sequência dos passos

- Confirme o paciente e o procedimento a ser realizado na prescrição médica/enfermagem
- Higienize as mãos (consulte *Higienização das mãos*, p. 10)
- Reúna todo o material e leve para o quarto do paciente
- Explique o procedimento ao paciente
- Feche portas e janelas e isole o leito com biombo, se necessário
- Coloque o paciente sentado, protegendo os ombros com uma toalha
- Calce as luvas e coloque a touca descartável
- Coloque a solução do pediculicida na cuba-rim
- Divida os cabelos em partes (mechas) e aplique a solução, friccionando o couro cabeludo com gaze
- Prenda os cabelos do paciente e proteja-os com a touca descartável, aguardando o tempo de ação do pediculicida especificado pelo fabricante
- Encaminhe o paciente ao chuveiro para banho e lavagem dos cabelos
- Penteie os cabelos com pente-fino, para a retirada de lêndeas. Repita o procedimento em 24 e 48 h
- Troque as roupas de cama e as do paciente
- Coloque as roupas de cama e as do paciente usadas em saco plástico fechado e identificado
- Recolha o material, deixando o paciente confortável e o quarto em ordem
- Retire as luvas de procedimento e a touca descartável
- Higienize as mãos
- Cheque o horário na prescrição de enfermagem e faça as anotações em impresso próprio. Assine e carimbe suas anotações.

Recomendações

- Como os pediculicidas matam os piolhos após a aplicação, a detecção de piolhos vivos à inspeção do couro cabeludo 24 h ou mais depois do tratamento sugere uso incorreto, reinfecção ou resistência. Recomenda-se então outro tratamento imediato com um pediculicida diferente, seguido de uma segunda aplicação 7 dias depois
- A solução medicamentosa deve ser prescrita pelo médico ou seguir padronização do hospital
- Oriente os familiares a lavarem as roupas e os pentes do paciente com água quente
- A falta de higiene e o contato com pessoas infestadas favorecem a disseminação da pediculose.

2 Curativo

CURATIVO EM FERIDA ABERTA

Descrição e sequência dos passos

- Confirme o paciente e o procedimento a ser realizado na prescrição médica/enfermagem
- Higienize as mãos (consulte *Higienização das mãos*, p. 10)
- Reúna os materiais na bandeja, coloque no carro de curativo e leve ao quarto do paciente
- Explique o procedimento ao paciente
- Promova a privacidade do paciente colocando biombo e/ou fechando a porta do quarto
- Posicione o paciente de acordo com o local da ferida
- Realize novamente a higienização das mãos
- Abra todos os materiais necessários e coloque em campo estéril
- Perfure a solução fisiológica com agulha para irrigar a lesão
- Utilize os equipamentos de proteção individual de acordo com a lesão
- Retire o curativo anterior, delicadamente, com luva de procedimento ou pinça, observando o aspecto do curativo anterior
- Descarte o curativo anterior e todo o material utilizado durante o procedimento em saco plástico. Descarte a luva de procedimentos utilizada na remoção do curativo anterior
- Higienize as mãos
- Calce a luva estéril ou de procedimento (se utilizar pinças)
- Limpe a pele ao redor da ferida com gaze embebida em solução fisiológica (se infectada, utilize posteriormente clorexidina e remova com SF)
- Limpe a ferida, de acordo com a presença dos tecidos:
  - Tecido de granulação: irrigue a lesão com solução fisiológica morna, em toda a sua extensão
  - Tecido desvitalizado: irrigue a lesão ou limpe com gaze estéril embebida em solução fisiológica morna exercendo suave pressão para remover tecidos inviáveis
- Se houver infecção: irrigue a lesão ou limpe a ferida com gaze estéril embebida em solução fisiológica (e antisséptico, se houver indicação). Posteriormente, remova todo o antisséptico com solução fisiológica

Objetivo
Proporcionar o ambiente ideal para a reparação tecidual.

Aplicação
Aos pacientes com feridas abertas (com exposição de tecidos, p. ex., úlceras por pressão, deiscências de ferida operatória, feridas neoplásicas, lesões vasculogênicas, queimaduras, entre outras).

Responsabilidade
Enfermeiros, técnicos e auxiliares de enfermagem.

Materiais
Carro de curativo, bandeja, *kit* de curativo ou luva estéril, luvas de procedimento, pacotes de gaze estéril, cobertura prescrita (p. ex., papaína, carvão ativado, raiom, morim etc.), solução fisiológica (SF) morna (volume de acordo com o tamanho da ferida), agulha 40 × 12, saco plástico para lixo, EPI de acordo com a complexidade da lesão (avental descartável, máscara cirúrgica, gorro e óculos de proteção), material para fixação [fita crepe, atadura de crepe, adesivo hipoalergênico, clorexidina (se ferida infectada e tecido inviável) e chumaço ou compressa (se feridas extensas ou exsudativas)].

- Seque a pele ao redor da ferida
- Coloque a cobertura primária prescrita sobre a lesão (preencha a cavidade, se houver)
- Coloque gazes sobre o curativo primário (se exsudativa, utilize chumaço ou compressa)
- Fixe o curativo com adesivo hipoalergênico ou enfaixe com atadura de crepe
- Retire os EPI
- Higienize as mãos (consulte *Higienização das mãos*, p.10)
- Anote data e período em que o procedimento foi realizado
- Deixe o paciente em posição confortável
- Recolha o material do quarto, mantendo a unidade organizada
- Despreze o saco plástico com resíduos na lixeira para lixo infectante, o material perfurocortante na caixa apropriada e acondicione o material permanente em local apropriado até o encaminhamento à Central de Desinfecção e Esterilização
- Faça a desinfecção da mesa auxiliar ou do carro de curativo com álcool a 70%
- Lave a bandeja com água e sabão, seque com papel-toalha e passe álcool a 70%
- Higienize as mãos
- Cheque a prescrição de enfermagem e anote o procedimento realizado descrevendo o aspecto da pele ao redor e leito da ferida (coloração, exsudato etc.) em impresso próprio.

RISCOS

Assistenciais
- Não realização do procedimento
- Infecção da ferida
- Alergia ao curativo e/ou ao adesivo hipoalergênico

Ocupacionais
- Contaminação do profissional
- Acidente com material perfurocortante

Ambientais
- Contaminação do meio ambiente por descarte inadequado de resíduos

Recomendações

- O profissional que realizará o curativo deve ser definido entre a equipe médica ou de enfermagem, considerando a complexidade da ferida; se realizado por profissional de nível médio, o procedimento deverá ser supervisionado pelo enfermeiro
- A frequência de realização do curativo deve ser individualizada e determinada de acordo com o tecido e quantidade de exsudato e/ou conforme orientação do enfermeiro ou médico
- Realize avaliação periódica da ferida para o acompanhamento de sua evolução
- Em pacientes com insuficiência arterial, não é recomendado o meio úmido e o desbridamento em feridas, exceto se houver orientação médica

- Em lesões causadas por pressão, todos os cuidados descritos no Capítulo 26 – *Prevenção de lesões por pressão*, p. 293, devem ser seguidos rigorosamente para contribuir na cicatrização, prevenir a piora da lesão e a formação de novas lesões
- Não utilize a lixeira do paciente para desprezar o material de curativo, porém, se necessário, retire imediatamente após o uso e descarte em lixeira infectante
- Observe, comunique e anote se houver alteração na lesão, por exemplo, exsudato, edema, hiperemia, isquemia, dor etc.
- Siga os princípios da terapia tópica:
  - Remova tecidos necróticos e corpos estranhos do leito da ferida:
    - O uso de desbridantes enzimáticos deve ser orientado por enfermeiro ou médico
    - O desbridamento com instrumental deve ser feito pelo médico ou enfermeiro capacitado
  - Identifique e elimine processos infecciosos: se houver indicação, utilize antissépticos na limpeza da lesão
  - Em caso de presença de "espaços mortos":
    - Para irrigar feridas com cavidade, pode ser necessário o uso de seringa conectada a um cateter
    - Preencha "espaços mortos" com curativos absorventes
  - Mantenha o leito da ferida com umidade controlada:
    - Em feridas com excesso de exsudato, utilize coberturas absorventes
    - Em regiões ressecadas, utilize coberturas que forneçam umidade
  - Promova isolamento térmico: utilize solução fisiológica em temperatura próxima à temperatura corporal (em torno de 37°C)
  - Proteja a ferida de traumas e infecção:
    - Mantenha a ferida com curativo oclusivo
    - Evite traumas no local da lesão
    - O morim ou raiom podem ser utilizados de acordo com a avaliação da ferida, pois são coberturas de baixa aderência sobre a lesão
    - Durante o banho, proteja o curativo com plástico impermeável
    - Proteja a ferida de fezes ou urina em pacientes com incontinência.

Objetivo
Promover ambiente adequado para a reparação tecidual, sem complicações.

Aplicação
Aos pacientes com ferida operatória.

Responsabilidade
Enfermeiros, técnicos e auxiliares de enfermagem.

Material
Carro de curativo, bandeja, *kit* de curativo ou luva estéril, luva de procedimento, pacotes de gaze estéril, solução fisiológica e agulha 40 × 12, adesivo hipoalergênico ou filme transparente, saco plástico.

CURATIVO EM FERIDA OPERATÓRIA
Descrição e sequência dos passos

- Confirme o paciente e o procedimento a ser realizado na prescrição médica/enfermagem
- Higienize as mãos (consulte *Higienização das mãos*, p. 10)
- Reúna os materiais na bandeja, coloque no carro de curativo e leve ao quarto do paciente
- Explique o procedimento ao paciente
- Promova a privacidade do paciente colocando biombo e/ou fechando a porta do quarto
- Posicione o paciente de acordo com o local da ferida
- Higienize as mãos (consulte *Higienização das mãos*, p. 10)
- Abra todos os materiais necessários e coloque em campo estéril
- Calce as luvas de procedimento
- Retire o curativo anterior delicadamente com uma pinça ou luva de procedimento, observando seu aspecto
- Descarte o curativo anterior e todo material utilizado durante o procedimento em saco plástico, inclusive a luva de procedimento utilizada na remoção do curativo
- Higienize as mãos
- Calce a luva estéril ou a luva de procedimento (se utilizar a pinça)
- Limpe a pele ao redor da ferida operatória com gaze embebida em solução fisiológica e posteriormente limpe a própria ferida operatória (certifique-se de não tocar na face da gaze que limpará a ferida e alternar as faces enquanto faz a limpeza. Após o uso das duas faces, deve-se descartá-la e utilizar uma nova)
- Seque a pele ao redor e a ferida operatória, observando seu aspecto
- Coloque as gazes sobre a ferida
- Fixe o curativo com adesivo hipoalergênico ou filme transparente
- Retire as luvas de procedimento e descarte-as em lixo apropriado
- Higienize as mãos
- Anote data e período em que o procedimento foi realizado no curativo
- Deixe o paciente em posição confortável
- Recolha o material do quarto, mantendo a unidade organizada
- Encaminhe o material para o expurgo:
  - Despreze o saco plástico na lixeira para lixo infectante
  - Despreze o material perfurocortante em recipiente próprio
  - Acondicione o material utilizado em local apropriado até o encaminhamento à Central de Desinfecção e Esterilização
- Faça a desinfecção do carro de curativo
- Lave a bandeja com água e sabão, seque com papel-toalha e passe álcool a 70%
- Higienize as mãos
- Cheque e anote o procedimento realizado e descreva o aspecto da lesão em impresso próprio.

RISCOS

Assistenciais
- Não realização do procedimento
- Infecção da ferida operatória
- Alergia ao adesivo hipoalergênico

Ocupacionais
- Contaminação do profissional

Ambientais
- Contaminação do meio ambiente por descarte inadequado de resíduos

Recomendações

- Recomenda-se que o primeiro curativo permaneça por até 48 h, se não houver contraindicação
- Deve-se proteger o curativo durante o banho com plástico impermeável
- Curativo com filme transparente diretamente sobre a ferida operatória pode permanecer por até 7 dias (avaliação diária), considerando as recomendações do fabricante, as condições clínicas do paciente, a localização da ferida, o tipo do material do curativo, as taxas de infecção etc.
- A ferida operatória deve ser avaliada diariamente quanto à necessidade de oclusão, não sendo necessário ocluir quando as margens da ferida estão unidas e sem saída de exsudato
- Deve-se observar e registrar a presença de sinais flogísticos, como calor, hiperemia, dor, edema, isquemia e presença de exsudato
- O curativo no dreno de Penrose deve ser isolado do curativo da ferida operatória, sempre que possível, e trocado todas as vezes que apresentar umidade. Se necessário, colocar bolsa coletora
- O profissional que realizará o curativo deve ser definido entre a equipe médica ou de enfermagem, considerando a complexidade da ferida; se realizado por profissional de nível médio, o procedimento deverá ser supervisionado pelo enfermeiro
- A frequência de realização do curativo deve ser individualizada e determinada de acordo com a quantidade de exsudato e/ou conforme orientação do enfermeiro ou médico.

Objetivo
Prevenir infecção na inserção do cateter venoso central e saída acidental do cateter.

Aplicação
Aos pacientes com cateter venoso central.

Responsabilidade
Enfermeiros, técnicos e auxiliares de enfermagem.

Materiais
Bandeja, *kit* de curativo ou luva estéril, luva de procedimento, 1 ampola de 10 ml de solução fisiológica, clorexidina alcoólica 0,5%, adesivo hipoalergênico ou 1 filme transparente de poliuretano, 1 gaze para inserção de cateter, 1 pacote de gaze estéril, saco plástico.

CURATIVO EM INSERÇÃO DE CATETER VENOSO CENTRAL
Descrição e sequência dos passos

- Confirme o paciente e o procedimento a ser realizado na prescrição médica/enfermagem
- Higienize as mãos (consulte *Higienização das mãos*, p. 10)
- Reúna os materiais na bandeja e leve-os ao quarto do paciente
- Explique o procedimento ao paciente
- Promova a privacidade do paciente colocando biombo e/ou fechando a porta do quarto
- Posicione o paciente de acordo com o local de inserção do cateter venoso central
- Higienize as mãos (consulte *Higienização das mãos*, p. 10)
- Corte as tiras de adesivos/abra o filme transparente
- Abra o pacote de gazes estéreis
- Abra o pacote de curativo na mesa auxiliar previamente limpa/luva estéril
- Calce as luvas de procedimento
- Retire delicadamente o curativo anterior com uma pinça dente-de-rato ou luva de procedimento, observando o aspecto da inserção e da gaze retirada
- Descarte o material em saco plástico, inclusive as luvas se utilizadas na remoção do curativo anterior
- Higienize as mãos
- Calce as luvas (de procedimento, se usar a pinça Kelly ou luvas estéreis)
- Limpe o local de inserção do cateter com gaze embebida em solução fisiológica (se usar a pinça Kelly, use luvas de procedimento)
- Seque o local com gaze estéril, observando o aspecto da inserção e da pele ao redor (luva estéril ou pinça Kelly)
- Passe a gaze embebida em clorexidina na inserção do cateter (luva estéril ou pinça Kelly)
- Realize a oclusão com gaze e adesivo: gaze preferencialmente a específica para oclusão de cateter central, e fixe com adesivo hipoalergênico microporoso
- Ou realize a oclusão com filme transparente
- Separe os materiais para descarte em local apropriado
- Retire as luvas e descarte-as no saco plástico
- Higienize as mãos (consulte *Higienização das mãos*, p. 10)
- Identifique com a data de troca do curativo e o nome de quem realizou o procedimento
- Deixe o paciente em posição confortável
- Recolha o material do quarto, mantendo a unidade organizada
- Encaminhe o material para o expurgo:
  - Despreze o saco plástico na lixeira para lixo infectante
  - Acondicione o material permanente em local apropriado até que seja encaminhado ao setor de esterilização
- Lave a bandeja com água e sabão, seque com papel-toalha e passe álcool a 70%
- Higienize as mãos (consulte *Higienização das mãos*, p. 10)

- Cheque a prescrição de enfermagem e anote o procedimento realizado em impresso próprio. Registre o aspecto da inserção do cateter, a pele ao redor e a presença de exsudato.

RISCOS

Assistenciais
- Não realização do procedimento
- Infecção do cateter
- Alergia ao antisséptico e/ou ao adesivo hipoalergênico

Ocupacionais
- Contaminação do profissional

Ambientais
- Contaminação do meio ambiente por descarte inadequado de resíduos

Recomendações

- Proteja o curativo durante o banho com plástico impermeável
- O uso de máscara e luvas estéreis está indicado quando o paciente for imunodeprimido
- Em pacientes que apresentam sudorese, sangramentos no local de inserção e/ou drenagem de líquidos, o curativo com gaze estéril e fitas deve ser o preferencial
- O curativo com gaze estéril e adesivo deve ser trocado a cada 24 h ou quando apresentar sujidade ou saída acidental
- O curativo com gaze estéril e filme transparente deve ser trocado a cada 48 h ou quando apresentar sujidade ou saída acidental
- O curativo feito somente com filme transparente pode permanecer até 7 dias, considerando as recomendações do fabricante, as condições clínicas do paciente, o tipo do material do curativo, as taxas históricas de infecção e as condições ambientais
- Para curativos com filme transparente, o local de inserção deve ser inspecionado diariamente
- Registre diariamente o aspecto da inserção do cateter (se presença de exsudato, edema, hiperemia e dor no local).

Pediatria e neonatologia

- As trocas de curativo em pacientes pediátricos devem ser evitadas em razão da possibilidade de deslocamento do cateter. Elas devem ser efetuadas quando os curativos estiverem com sua integridade comprometida, sujos, úmidos ou de acordo com o quadro clínico do paciente. Dar preferência aos curativos transparentes
- Em neonatos, o álcool isopropílico ou produtos contendo álcool isopropílico não são recomendados para o preparo da pele para a inserção do cateter. Soluções de clorexidina são recomendadas, mas requerem a completa remoção com água estéril ou solução fisiológica para prevenir a absorção do produto
- O uso do gliconato de clorexidina em neonatos com peso inferior a 1.000 g tem sido associado a dermatites.

3 Aplicação de Calor e de Frio

APLICAÇÃO DE COMPRESSAS MORNAS
Descrição e sequência dos passos
- Confirme o paciente e o procedimento a ser realizado na prescrição médica/enfermagem
- Higienize as mãos (consulte *Higienização das mãos*, p. 10)
- Reúna os materiais na bandeja e leve ao quarto do paciente
- Explique o procedimento ao paciente
- Posicione o paciente de acordo com o local a ser aplicada a compressa morna
- Higienize as mãos (consulte *Higienização das mãos*, p. 10)
- Calce as luvas de procedimento
- Certifique-se de que a água esteja morna
- Umedeça a compressa cirúrgica ou a gaze em água morna, retire o excesso e coloque sobre o local indicado
- Pergunte ao paciente se a temperatura está aceitável
- Troque a água da compressa conforme a perda de temperatura. Repita a aplicação pelo tempo recomendado na prescrição (no máximo até 30 min)
- Ao término do procedimento, seque a região com compressa ou gaze seca e observe a integridade da pele
- Retire as luvas de procedimento e descarte-as em lixo apropriado
- Higienize as mãos
- Deixe o paciente confortável e mantenha o ambiente organizado
- Recolha o material e encaminhe ao expurgo
- Descarte o material utilizado (gazes na lixeira para lixo infectante e as compressas cirúrgicas no *hamper*)
- Lave a bacia com água e sabão, seque com papel-toalha e passe álcool a 70%
- Higienize as mãos (consulte *Higienização das mãos*, p. 10)
- Cheque o horário, anote o procedimento realizado e o aspecto da região de aplicação em impresso próprio. Assine e carimbe suas anotações.

Objetivos
Promover a dilatação dos vasos sanguíneos; diminuir reação inflamatória, dor e edema no local de aplicação.

Aplicação
Aos pacientes com prescrição médica e/ou de enfermagem para uso de compressa morna.

Responsabilidade
Enfermeiros, técnicos e auxiliares de enfermagem.

Materiais
Compressas cirúrgicas ou gazes, água morna, bandeja e luvas de procedimento.

RISCOS

Assistencial
- Queimadura térmica

Ocupacional
- Queimadura térmica

Recomendações

- Coloque sempre um pouco da água em seu antebraço para testar a temperatura antes de colocá-la no local indicado
- Em caso de retenção urinária, coloque compressa de água morna na região suprapúbica para relaxamento da musculatura, induzindo a micção espontânea
- Em pacientes com sensibilidade tátil diminuída, tenha cuidado redobrado para evitar queimaduras e atente para a avaliação da temperatura da água.

APLICAÇÃO DE COMPRESSAS FRIAS

Descrição e sequência dos passos

- Confirme o paciente e o procedimento a ser realizado na prescrição médica/enfermagem
- Higienize as mãos (consulte *Higienização das mãos*, p. 10)
- Reúna os materiais na bandeja e leve ao quarto do paciente
- Explique o procedimento ao paciente
- Posicione o paciente de acordo com o local a ser feita a compressa fria
- Higienize as mãos (consulte *Higienização das mãos*, p. 10)
- Calce as luvas de procedimento
- Certifique-se de que a água esteja gelada
- Umedeça a compressa ou as gazes, retire o excesso de água e coloque sobre o local prescrito
- Pergunte ao paciente se a temperatura está aceitável
- Umedeça novamente a compressa conforme aumento de temperatura. Repita a aplicação pelo tempo recomendado na prescrição (no máximo até 20 min)
- Ao término do procedimento, seque a região com compressa ou gaze seca e observe a integridade da pele
- Retire as luvas de procedimento e descarte-as em lixo apropriado
- Higienize as mãos
- Deixe o paciente confortável e mantenha o ambiente organizado
- Recolha o material e encaminhe-o ao expurgo
- Descarte o material utilizado (gazes na lixeira para lixo infectante e as compressas cirúrgicas no *hamper*)
- Higienize as mãos (consulte *Higienização das mãos*, p. 10)
- Cheque o horário, anote o procedimento realizado e o aspecto da região de aplicação em impresso próprio. Assine e carimbe suas anotações.

Objetivos
Promover a constrição dos vasos sanguíneos; diminuir sangramento, dor e edema no local de aplicação.

Aplicação
Aos pacientes com prescrição médica e/ou de enfermagem para uso de compressa fria.

Responsabilidade
Enfermeiros, técnicos e auxiliares de enfermagem.

Materiais
Compressas cirúrgicas ou gazes, água gelada, bandeja, luvas de procedimento.

Recomendações

- A água gelada pode ser adquirida colocando o frasco de água destilada (no volume necessário) na geladeira, antes do horário de realizar a compressa
- A indicação de compressa fria é feita de acordo com a avaliação médica ou de enfermagem e deve constar na prescrição
- Em pacientes com sensibilidade tátil diminuída, tenha cuidado redobrado para evitar queimaduras e atente para a avaliação da temperatura da água
- Quando forem necessárias aplicações com gelo, coloque-o em um saco plástico, envolva-o em uma compressa e aplique no local indicado.

4 Tricotomia Cirúrgica

TRICOTOMIA CIRÚRGICA
Descrição e sequência dos passos

- Verifique com o enfermeiro escalado na admissão dos pacientes qual é o paciente que será encaminhado para a sala e qual procedimento cirúrgico será realizado
- Consulte o cirurgião responsável quanto à necessidade de tricotomia e a área a ser tricotomizada
- Higienize as mãos (consulte *Higienização das mãos*, p. 10)
- Admita o paciente em sala verificando a identificação, a lateralidade e o procedimento cirúrgico com o paciente antes de iniciar o procedimento anestésico
- Esclareça ao paciente a necessidade e a realização da tricotomia
- Calce as luvas de procedimento
- Realize a tricotomia cuidadosamente, após a liberação pelo anestesiologista, limitando-se à área a ser operada
- Retire os pelos tricotomizados com uma compressa cirúrgica limpa e úmida
- Utilize uma faixa de esparadrapo ou micropore para retirar os pelos que não saíram com a aplicação da compressa úmida
- Recolha o material
- Despreze a compressa no *hamper* da sala operatória
- Desconecte a lâmina do aparelho. No caso de lâminas descartáveis, despreze-as na caixa de materiais perfurocortantes
- Realize a desinfecção do tricotomizador com uma compressa embebida em álcool a 70%
- Retire as luvas de procedimento
- Higienize as mãos
- Anote a realização do procedimento (data, hora, área tricotomizada) em impresso próprio. Assine e carimbe suas anotações.

Objetivo
Realizar a tricotomia no paciente dentro da sala operatória.

Aplicação
Pacientes admitidos no centro cirúrgico que necessitem da retirada dos pelos para realização do procedimento cirúrgico.

Responsabilidade
Gerência de Enfermagem do Centro Cirúrgico e/ou cirurgião e Serviço de Controle de Infecção Hospitalar (SCIH).

Materiais
Tricotomizador elétrico, compressa cirúrgica não estéril e não radiopaca, esparadrapo ou micropore e luvas de procedimento.

RISCOS

Assistenciais
- Infecção
- Lesão da pele
- Tricotomia incorreta ou incompleta
- Resíduos de pelos sobre a área a ser operada

Ocupacionais
- Acidente com material perfurocortante

Recomendações

- Em cirurgias cranioencefálicas (neurocirurgia/otorrinolaringologia/cirurgia plástica), certifique-se de que os cabelos estão secos antes de realizar a tricotomia
- Ao realizar a tricotomia, posicione o paciente de maneira confortável e mantenha a sua privacidade, evitando a exposição desnecessária do corpo
- Faça a tricotomia o mais próximo do momento de iniciar o procedimento cirúrgico
- Realize a tricotomia no sentido do crescimento dos pelos
- Certifique-se que todos os pelos foram removidos da área a ser operada.

Parte 2

Cuidados Nutricionais

Maria Isabel Sampaio Carmagnani

5 Administração de Nutrição e Sondagem

ADMINISTRAÇÃO DE DIETA ENTERAL
Descrição e sequência dos passos
- Higienize as mãos (consulte *Higienização das mãos*, p. 10)
- Receba a dieta encaminhada pela central de nutrição e dietética (CND) da instituição e armazene-a em local próprio. Confira os dados, coloque o horário e assine a ficha de recebimento da CND
- Confira o rótulo do frasco com a prescrição médica: nome, leito, tipo e volume da dieta, data e horário da infusão
- Inspecione o frasco quanto à presença de partículas e separação de fases. Caso haja alteração, comunique a um profissional da CND e encaminhe o material para avaliação; solicite o envio de outro frasco de dieta
- Leve o material até o posto de enfermagem para o preparo, antes da administração
- Verifique a temperatura da dieta
- Confirme o paciente e o procedimento a ser realizado
- Retire o equipo colorido (é comum ser azul) da embalagem e a tampa do frasco de dieta e conecte o equipo ao frasco
- Preencha a câmara de gotejamento e retire o ar do equipo, mantendo sua extremidade protegida com a tampa
- Reúna o material em uma bandeja, encaminhe-a ao quarto e coloque-a sobre a mesa de cabeceira do paciente
- Confira o nome completo com o paciente ou com o acompanhante, compare com os dados da etiqueta no frasco da dieta e com a pulseira de identificação
- Explique o procedimento ao paciente e ao acompanhante
- Coloque o frasco da dieta no suporte
- Peça ao paciente para sentar-se ou eleve a cabeceira do leito (30 a 45°). Mantenha-o nessa posição até o término da dieta
- Higienize as mãos, calce as luvas de procedimento.

Objetivo
Oferecer alimento em forma líquida e intermitente aos pacientes incapazes de deglutir ou desnutridos, por meio de sonda enteral (pré ou pós-pilórica) ou de estomas de alimentação (gastrostomia ou jejunostomia).

Aplicação
Aos pacientes internados, com sonda enteral (pré ou pós-pilórica) ou aos portadores de gastrostomia ou jejunostomia com prescrição médica de dieta.

Responsabilidade
Enfermeiro, nutricionista, técnico e auxiliar de enfermagem.

Materiais
Do setor: bandeja, luvas de procedimento, seringa de 20 mℓ, ampola de água destilada, estetoscópio, saco plástico para descarte de resíduos e fita indicativa de pH gástrico. Fornecidos pelo setor de dietas enterais da central de nutrição e dietética (CND): frascos de dieta por horário, frasco com água filtrada que pode ser fracionado nas 24 h para lavar a sonda após cada dieta, equipamento para a dieta enteral colorido, para diferenciar dos dispositivos utilizados no sistema venoso.

Em pacientes com sonda enteral

- Abra a sonda, conecte-a a uma seringa de 20 mℓ e aspire. Examine a aparência do líquido aspirado e verifique o pH. Caso não haja retorno, lave a sonda com 30 mℓ de ar e aspire. Se não houver retorno, reposicione o paciente no leito, lave novamente a sonda com 30 mℓ de ar e aspire. O pH gástrico é acido (menor que 6) e o intestinal é alcalino (7 ou mais)
- Conecte o equipo da dieta ao cateter de via gástrica. Observe se está utilizando a via correta, prestando atenção ao equipo diferenciado (outra cor)
- Inicie a infusão lentamente, observando o paciente (respiração, atividade e coloração). Na presença de quaisquer alterações, interrompa a dieta e solicite avaliação médica
- Estabeleça a velocidade de infusão da dieta conforme prescrição médica. A dieta deve ser oferecida no prazo máximo de 120 min
- Recolha o material e despreze no expurgo em local com indicação de lixo infectante
- Retire a luva de procedimento e higienize as mãos
- Deixe o paciente confortável, sentado ou com a cabeceira elevada, mantenha-o em observação quanto a sinais de intolerância, como vômito, diarreia, náuseas e distensão abdominal
- Faça as anotações de enfermagem em impresso próprio: fixação da sonda, teste de refluxo e pH do líquido aspirado. Assine e carimbe as anotações
- Ao término da dieta, higienize as mãos, calce as luvas de procedimento, desconecte o equipo do frasco de dieta e conecte-o ao frasco com água filtrada, oferecendo volume conforme o fracionamento estabelecido pela equipe de nutrição
- Desconecte o equipo, protegendo-o com a tampa. Feche a sonda. Coloque o frasco da dieta na bandeja
- Deixe o paciente confortável, mantendo-o no mesmo decúbito por mais 30 min, sob observação quanto aos sinais de intolerância à dieta
- Retire as luvas de procedimento e descarte os resíduos no local apropriado (lixeira para lixo infectante)
- Lave a bandeja com água e sabão, seque-a com papel-toalha e passe álcool a 70%
- Higienize as mãos
- Cheque o horário da administração da dieta e faça as anotações de enfermagem em impresso próprio, informando o volume infundido e qualquer intercorrência. Assine e carimbe as anotações.

Em pacientes com alimentação por gastrostomia ou jejunostomia

- Siga todos os passos para nutrição por sonda nasoenteral quanto ao recebimento e ao preparo no posto de enfermagem.

Em paciente com gastrostomia

- Peça ao paciente para sentar-se ou eleve a cabeceira do leito (30 a 45°). Mantenha-o nessa posição até o término da dieta
- Higienize as mãos e calce as luvas de procedimento
- Abra o cateter, conecte-o a uma seringa de 20 mℓ, aspire e observe se há deslocamento de suco gástrico, verificando a permeabilidade do cateter
- Lave a sonda com água filtrada antes de iniciar a dieta
- Conecte o equipo à sonda e inicie a dieta; calcule o gotejamento entre 90 e 180 min no máximo. A dieta pode ser administrada por seringa (de 50 mℓ), na vazão 5 mℓ em 30 s, até finalizar
- Ao término da dieta, o cateter deve ser lavado com 50 mℓ de água filtrada e mantido fechado nos períodos entre as dietas.

Em pacientes com jejunostomia

- Higienize as mãos e calce as luvas de procedimento
- Abra o cateter, se não tiver retorno. Aspire com uma seringa de 20 mℓ para verificar sua permeabilidade
- Lave o cateter com 50 mℓ de água filtrada
- Conecte a dieta ao dispositivo e calcule o gotejamento. A velocidade de infusão deve ser mais lenta do que a via gástrica
- Ao término da dieta, lave o cateter com água filtrada, como nas outras sondas para alimentação. A pele ao redor do estoma (gástrica ou intestinal) deve ser mantida limpa e seca (consulte *Cuidados com a pele ao redor da gastrostomia*, p. 52)
- Para finalizar, higienize as mãos e calce as luvas de procedimento
- Desconecte o equipo do frasco da dieta e conecte-o ao frasco de água. Com o volume estabelecido, tire o equipo da sonda, protegendo a extremidade com a tampa, e coloque-o em uma bandeja
- Recolha o material e despreze no expurgo em local para lixo infectante
- Lave a bandeja com água e sabão, seque com papel-toalha e passe álcool a 70%
- Higienize as mãos
- Cheque o horário da administração da dieta e faça as anotações de enfermagem em impresso próprio, informando o volume infundido e qualquer intercorrência. Assine e carimbe as anotações.

RISCOS

Assistenciais
- Instalação da dieta em via intravascular
- Contaminação da dieta por manipulação inadequada
- Administração da dieta com a sonda mal posicionada, em razão de inabilidade para realizar os testes de verificação
- Obstrução do dispositivo (sonda, cateter) por não lavá-lo conforme orientação
- Desidratação do paciente por não cumprimento dos horários de dietas e hidratação conforme a prescrição
- Lesão da pele do nariz e da face nos pacientes com dieta por sonda nasoenteral e ao redor dos estomas nos pacientes com sonda implantada no estômago ou no jejuno

Ocupacional
- Contaminação do profissional por manipulação inadequada de resíduos gástricos

Ambiental
- Contaminação do meio ambiente por agentes químicos e biológicos em razão do descarte de material como lixo comum

Recomendações

- Nutrição enteral é a utilização do trato gastrintestinal para a realização de terapia nutricional. Ocorre por meio da inserção de sondas até o estômago ou no intestino por via digestiva alta, a partir da sua introdução por via nasal ou oral (raro), ou por estomas de alimentação, gastrostomias ou jejunostomias
- A gastrostomia é indicada como via de acesso prolongada para pacientes com o trato gastrintestinal com função normal, mas com problemas de deglutição, doenças graves na orofaringe ou pela dificuldade de manter a sonda por longos períodos, aumentando o risco de aspiração da dieta (consulte o Capítulo 8 – *Aspiração de vias respiratórias*, p. 83)
- A jejunostomia é indicada para pacientes com problemas de esôfago ou estômago, como refluxo gastresofágico importante, hiperemese, pancreatite e outros que inviabilizem a utilização direta da via gástrica
- O estoma normalmente não necessita de cobertura, mas se houver transudação excessiva ou vazamento, cubra-o com uma compressa de gaze e avise o enfermeiro especialista ou o médico
- O cateter de gastrostomia pode sair de sua posição inicial por movimento de tração ou descuido – isso deve ser evitado realizando sua fixação no abdome com uma fita hipoalergênica; as orientações sobre o cuidado da pele ao redor dos estomas de alimentação se encontram no procedimento *Cuidados com a pele ao redor da gastrostomia*, p. 52
- Para a verificação do posicionamento correto da sonda pré-pilórica, antes da administração das dietas, o método mais indicado é a verificação do pH gástrico. Estudos têm demonstrado que o método da ausculta tem maior chance de erro; o som do ar na cavidade gástrica é semelhante ao do pulmão e esôfago, podendo confundir o examinador

- O reconhecimento das características do suco gástrico é muito útil para a verificação da localização da sonda; ele é turvo, esverdeado ou de cor bronze-esbranquiçado, enquanto o intestinal é amarelo dourado. O pH do suco gástrico do paciente em jejum é inferior a 6 (ácido), enquanto o do suco enteral é maior que 7 (básico)
- É importante lembrar que medicamentos e a própria dieta alteram o valor do pH, portanto, ele deve ser medido com pelo menos 1 h de intervalo entre as dietas e das medicações oral ou por sonda. No caso de prescrição de dietas contínuas, o enfermeiro deve planejar o teste do pH nos períodos em que a alimentação costuma ser suspensa temporariamente para fisioterapia respiratória, aspiração da traqueia, banho no leito e outras intervenções. Quando houver dúvida sobre a localização da ponta da sonda, deve-se realizar uma radiografia de abdome
- O tempo de validade da dieta é de 180 min a partir do recebimento do frasco na unidade. Normalmente, a dieta deve ser administrada no período de 90 a 120 min, respeitando-se o intervalo de pelo menos 1 h entre a administração de uma dieta e outra, a fim de evitar desgaste da mucosa intestinal
- Ao receber a dieta, nunca a deixe sobre o balcão de atendimento. Quando a recepção e o posto de enfermagem estão localizados no mesmo ambiente, deixe-a em uma bandeja limpa na bancada do posto de enfermagem. Não misture medicamentos com a dieta do paciente
- Não feche o dispositivo sem antes lavar o sistema. Lave segundo as recomendações, prevenindo obstruções da sonda. Caso ocorra, tente desobstruí-la utilizando água morna
- A dieta não deve ser suspensa se o paciente estiver com diarreia, e isso deve ser comunicado ao nutricionista e ao médico
- O volume residual gástrico pode ser aspirado e quantificado na sua totalidade para servir de parâmetro para a decisão de suspender ou não a próxima dieta, conforme a orientação médica
- A infusão da dieta deve ser interrompida durante procedimentos como aspiração traqueal, fisioterapia, mudança de decúbito, cuidados de higiene corporal e oral, transporte e outros que possam interferir na administração da dieta
- A dieta de infusão contínua ou lenta deve ser administrada com auxílio de bomba de infusão
- Em algumas situações, por dificuldade em utilizar a via nasal, pode ocorrer passagem da sonda enteral VO. Nesse caso, inicie a medida pelo canto da boca, até o lóbulo da orelha, e deste para o apêndice xifoide; fixe-a na face, próximo à boca
- A troca do equipo deve ser realizada a cada 24 h. Ele deve ser lavado após cada infusão, e é importante lembrar que deve ter cor diferente dos equipos utilizados na via venosa
- Pacientes com sonda nasoenteral ou portadores de estoma de alimentação devem ser estimulados a realizar a higiene oral com maior frequência, em virtude do aumento de bactérias na região da orofaringe por jejum prolongado.

Objetivo

Proporcionar suporte energético e nutricional para manter as funções orgânicas e preservar a estrutura corpórea em pacientes cuja via digestória esteja comprometida ou não seja suficiente para suprir suas necessidades.

Aplicação

Aos pacientes internados com impossibilidade de utilização do trato digestivo, ou quando a alimentação enteral é contraindicada.

Responsabilidade

Enfermeiros.

Materiais

Bandeja com bolsa de nutrição parenteral (NP), saco protetor plástico opaco para equipo e bolsa, equipo comum, bomba de infusão, luvas de procedimento, gaze estéril, máscara, fita adesiva, álcool a 70%.

ADMINISTRAÇÃO DE NUTRIÇÃO PARENTERAL

Descrição e sequência dos passos

- Receba a bolsa de NP da farmácia, confira o rótulo com a prescrição médica, observe as condições de transporte, a integridade da embalagem e a homogeneidade da solução
- Limpe o balcão com água e sabão e faça a desinfecção com álcool a 70%
- Reúna o material sobre o balcão limpo do posto de enfermagem
- Confirme o paciente e o procedimento a ser realizado
- Higienize as mãos (consulte *Higienização das mãos*, p. 10)
- Coloque a máscara descartável e calce as luvas de procedimento
- Retire da embalagem a bolsa de NP e o equipo, retirando o ar da extensão
- Retire o lacre da bolsa de NP e conecte o equipo à bolsa
- Preencha a câmara de gotejamento e equipo retirando o ar da extensão, protegendo a extremidade do equipo
- Coloque a capa protetora opaca na bolsa e na extensão do equipo
- Retire a máscara e as luvas de procedimento
- Higienize as mãos (consulte *Higienização das mãos*, p. 10)
- Leve a bandeja com a bolsa de NP e o material para desinfecção do cateter para o quarto do paciente e coloque-os na mesa de cabeceira
- Confirme o nome completo do paciente com ele ou com o acompanhante, cheque os dados da pulseira de identificação e confira com o rótulo da bolsa de NP
- Explique o procedimento ao paciente e ao acompanhante
- Instale o equipo na bomba de infusão
- Programe a bomba de infusão de acordo com o volume/tempo prescrito pelo médico
- Higienize as mãos (consulte *Higienização das mãos*, p. 10)
- Calce as luvas de procedimentos e coloque a máscara descartável
- Faça a desinfecção da conexão do cateter vascular com gaze e álcool a 70% e conecte o equipo de NP na via exclusiva
- Avalie a programação da bomba, abra a pinça do cateter e inicie a infusão
- Retire a máscara
- Deixe o paciente em posição confortável
- Recolha o material residual e encaminhe ao expurgo; faça o descarte na lixeira para o lixo infectante
- Lave a bandeja com água e sabão, seque com papel-toalha e passe álcool a 70%
- Higienize as mãos (consulte *Higienização das mãos*, p. 10)
- Cheque na prescrição médica e realize as anotações de enfermagem contendo: horário de início e quantidade de solução infundida, registro de intercorrências, se houver, e as providências tomadas. Assine e carimbe.

RISCOS

Assistenciais
- Infecção relacionada à manipulação do cateter ou por contaminação da NP
- Falha na identificação do paciente ou da NP
- Oclusão do cateter
- Adiantamento ou atraso da infusão, provocando distúrbios metabólicos
- Hipotermia relacionada à temperatura inadequada da solução

Ocupacional
- Contaminação do profissional por manipulação inadequada de materiais e equipamentos

Ambiental
- Contaminação do ambiente por descarte dos resíduos como lixo comum

Recomendações

- A indicação de terapia de NP deve ser precedida da avaliação nutricional do paciente
- A responsabilidade da administração da terapia de NP é do enfermeiro, inclusive a manipulação do cateter, quando necessário
- Ao receber a bolsa de NP da farmácia, confira o rótulo: nome e registro do paciente, data e hora do preparo da solução, composição e volume total, via de administração e velocidade de infusão, prazo de validade e nome e número de registro no órgão de classe do farmacêutico. Verifique a integridade da embalagem, se há presença de partículas, precipitados, alteração da cor, separação de fases e corpo estranho na solução. Caso detecte alguma alteração, devolva a bolsa à farmácia com um relatório sobre o que foi verificado
- À temperatura ambiente, as bolsas de NP têm validade de 24 h
- Todas as bolsas de NP e os equipos devem ser protegidos em sacos plásticos opacos. Esse cuidado independe da incidência direta de luz natural ou artificial
- Recomenda-se a instalação das bolsas de NP no horário estabelecido, para evitar o armazenamento na geladeira da unidade. Quando o armazenamento for imprescindível, a bolsa deve ser refrigerada a uma temperatura de 2 a 8°C, em geladeira exclusiva para medicamentos, com protocolo de registro sistemático das temperaturas máxima e mínima. Quando a bolsa estiver no refrigerador, retire-a 2 h antes da infusão e coloque-a em local limpo e protegido da luz e de contaminação
- A NP deve ser infundida em via exclusiva; quando instalada em cateter de dupla ou tripla via, deve ser utilizada a via distal
- O tempo prescrito para a NP não deve ser alterado para compensar atrasos ou adiantamentos do volume infundido
- Qualquer infusão mais rápida que a estabelecida e volume não infundido da bolsa anterior devem ser medidos, anotados e comunicados ao médico; no entanto, o controle do tempo da infusão deve ser rigorosamente controlado

- Medicamentos como anfotericina, ampicilina, carbenicilina, gentamicina e canamicina são incompatíveis com a solução de NP
- Deve-se providenciar o monitoramento do paciente durante a terapia com NP: pressão arterial, temperatura, diurese, balanço hídrico, peso, glicemia capilar e balanço nitrogenado. Quando a pausa na administração da NP for inevitável e superior a 1 h, os níveis de glicemia devem ser monitorados
- Pacientes com terapia de NP devem manter boa higiene oral e corporal, ser estimulados a fazer atividades físicas e acompanhados por fisioterapeuta
- Observe o local da inserção do cateter quando realizar o curativo (consulte *Curativo em inserção de cateter venoso central*, p. 28) e procure detectar sinais de infecção; se encontrar, avise imediatamente ao médico

SONDAGEM NASOENTERAL COM LOCALIZAÇÃO PRÉ-PILÓRICA (GÁSTRICA) E PÓS-PILÓRICA (INTESTINO DELGADO)

Descrição e sequência dos passos

- Confirme o paciente e o procedimento a ser realizado
- Higienize as mãos (consulte *Higienização das mãos*, p. 10)
- Reúna o material em uma bandeja e leve ao quarto
- Confira o nome do paciente e o procedimento a ser realizado, verificando a pulseira de identificação e a prescrição médica
- Explique o procedimento ao paciente e/ou ao acompanhante
- Promova a privacidade do paciente: feche a porta do quarto e/ou coloque um biombo quando houver necessidade
- Coloque o paciente na posição sentada ou eleve a cabeceira da cama
- Coloque uma toalha ou papel-toalha no tórax do paciente
- Higienize as mãos (consulte *Higienização das mãos*, p. 10)
- Calce as luvas de procedimento
- Solicite ao paciente que faça a higiene das narinas com compressas de gaze (ou faça a higiene nele, se necessário)
- Pergunte ao paciente sobre problemas nas narinas que provoquem dor ou obstrução
- Examine as narinas com uma lanterna de bolso para detectar possíveis anormalidades e pergunte ao paciente se há preferência de narina (direita ou esquerda) para a colocação da sonda
- Verifique a orofaringe utilizando o afastador de língua e a lanterna de bolso (para checar se a região está hiperemiada ou com edema). Se o paciente usar prótese dentária móvel, solicite a remoção
- Retire da embalagem a sonda enteral acompanhada por um fio-guia
- Meça a extensão da sonda que será introduzida na narina do paciente, iniciando pela ponta do nariz ao lóbulo da orelha

Objetivo

Obter via de acesso para a administração da nutrição com a sonda em posição pré-pilórica (gástrica) em pacientes com importante dificuldade de deglutição ou com desnutrição grave.

Aplicação

Aos pacientes internados, ambulatoriais e de pronto-atendimento com prescrição de nutrição enteral.

Responsabilidade

Enfermeiros.

Materiais

Bandeja, biombo, luvas de procedimento, papel-toalha, sonda enteral nº 6 a 10 (pediátrico) ou nº 8 a 12 (adulto) acompanhada de fio-guia, água ou lubrificante hidrossolúvel, seringa de 20 mℓ, estetoscópio, adesivo hipoalergênico, copo com água e canudo, fita indicativa de pH, abaixador de língua, lanterna de bolso, máscara descartável e óculos de proteção.

e, deste ponto, continue até ao apêndice xifoide. Marque esse ponto com adesivo ou caneta
- Coloque a máscara descartável e os óculos de proteção
- Retire o fio-guia; injete água na sonda para facilitar a saída dele (se a sonda não for pré-lubrificada)
- Reintroduza o fio-guia na sonda
- Aplique o gel lubrificante anestésico na extremidade da sonda com compressa de gaze (ou vaselina líquida)
- Solicite ao paciente para fletir a cabeça encostando o queixo no tórax e fazer movimentos de deglutição (ofereça pequenos goles de água)
- Introduza suavemente a sonda na narina escolhida até atingir a epiglote. Coordene a passagem da sonda com os movimentos de deglutição até esse ponto
- Retorne a cabeça para a posição ereta
- Continue introduzindo delicadamente a sonda até o ponto calculado (marca)
- Conecte uma seringa de 20 ml na sonda e aspire delicadamente o conteúdo gástrico. Se não tiver, retorne a injetar 30 ml de ar para lavar a sonda, aspire o conteúdo gástrico e meça o pH com a fita reagente (o pH gástrico é menor que 6)
- Coloque o estetoscópio no quadrante superior esquerdo do abdome e injete 20 ml de ar pela sonda. Ausculte simultaneamente o ruído produzido pela entrada de ar (não realize se o teste do pH foi positivo)
- Retire o fio-guia delicadamente, tracionando-o com firmeza e segurando a sonda para evitar que se desloque
- Remova as luvas e fixe sonda de modo a evitar pressão na narina. Utilize adesivo hipoalergênico
- Deixe o paciente em uma posição confortável
- Retire a máscara e os óculos, recolha o material e deixe o ambiente em ordem. Descarte os resíduos na lixeira para lixo infectante e proceda à desinfecção da bandeja com álcool a 70%
- Higienize as mãos (consulte *Higienização das mãos*, p. 10)
- Encaminhe o paciente para controle radiológico a fim de verificar o posicionamento da ponta da sonda. Aguarde a confirmação do médico para iniciar a dieta
- Cheque o procedimento na prescrição médica e faça as anotações de enfermagem contendo: horário de início e término, registro dos testes para localização da ponta da sonda, intercorrências e encaminhamento do paciente para o serviço de radiologia. Assine e carimbe suas anotações.

SONDA PARA NUTRIÇÃO DE LOCALIZAÇÃO PÓS-PILÓRICA

Objetivo
Obter uma via de acesso para administrar dieta e medicação em pacientes que não podem se alimentar adequadamente VO e melhorar o estado nutricional do paciente.

Aplicação
Aos pacientes internados, e prescrição médica de nutrição enteral.

Responsabilidade
Enfermeiros.

Materiais
Bandeja, sonda enteral nº 10 a 12 com fio-guia, luvas de procedimento, gel lubrificante anestésico, seringa de 20 mℓ, adesivo hipoalergênico, abaixador de língua, copo com água e canudo, papel-toalha, estetoscópio, compressa de gaze, ampola de água destilada, fita indicativa de pH, máscara descartável, óculos de proteção e biombo, se necessário.

Descrição e sequência dos passos
- Confirme o paciente e o procedimento a ser realizado
- Higienize as mãos (consulte *Higienização das mãos*, p. 10)
- Inicie o procedimento providenciando os materiais e siga os mesmos passos da sondagem nasoenteral pré-pilórica, passando para o procedimento pós-pilórico quando for medir o trajeto da sonda
- Meça a sonda desde a ponta do nariz até o lóbulo da orelha, siga até a cicatriz umbilical e daí até a crista ilíaca anterossuperior, e faça uma marca com adesivo ou caneta
- Retorne a sequência dos demais passos da passagem da sonda enteral pré-pilórica incluindo os testes para verificar se está alocada no estômago
- Abaixe a cabeceira da cama e posicione o paciente em decúbito lateral direito (se possível)
- Retire o adesivo da sonda (marca) e introduza mais 10 a 15 cm, considerando o porte físico do paciente
- Aspire o conteúdo com a seringa de 20 mℓ e observe a cor; enquanto o retorno gástrico do paciente em jejum é turvo, esverdeado ou bronze, o líquido intestinal é amarelo-ouro
- Meça o pH do líquido aspirado (com o paciente em jejum, o pH gástrico é menor que 6; o intestinal é igual ou maior que 7)
- Encaminhe o paciente para a realização de radiografia a fim de visualizar e confirmar se a ponta da sonda está no jejuno
- Aguarde a avaliação radiográfica pelo médico e confirme o horário para iniciar a dieta
- Cheque o procedimento na prescrição médica e faça as anotações de enfermagem. Registre o resultado dos testes incluindo exame de imagem, intercorrências e horário de início da dieta. Assine e carimbe.

RISCOS

Assistenciais
- Lesões de pele e mucosas relacionadas à fixação da sonda nasoenteral ou na inserção das sondas de gastrostomia e jejunostomia
- Saída acidental da sonda nasoenteral ou das implantadas no estômago ou intestino
- Sonda não alocada em posição pós-pilórica

Ocupacionais
- Contaminação do profissional por manipulação inadequada de resíduos gástricos

Ambientais
- Contaminação do ambiente por descarte dos resíduos como lixo comum

Recomendações
- Se encontrar resistência no progresso da sonda ou tiver dúvidas quanto à localização, e se o paciente apresentar tosse, disp-

neia, agitação e cianose, retire imediatamente a sonda, chame o médico de plantão e mantenha o material de emergência de prontidão
- A localização da sonda deve ser confirmada pelo teste do pH no líquido aspirado pela seringa; quando o pH for menor que 6, a sonda está no estômago; se for maior que 7, está no intestino. O resultado pode ser alterado pelo uso de alguns medicamentos ou na presença de dieta, por isso, recomenda-se a passagem da sonda para alimentação em pacientes em jejum de pelo menos 4 h
- O líquido aspirado para a verificação do pH deve ser devolvido ao estômago, exceto quando ultrapassar 150 mℓ
- O controle radiológico para mostrar a localização da ponta da sonda é indispensável, pois é o único procedimento totalmente confiável
- Os pacientes portadores de sondas para alimentação precisam ter higiene oral rigorosa e fazer higiene nasal diariamente
- Os estomas para alimentação são indicados para pacientes que precisam de sondas por tempo prolongado (mais de 1 mês), pacientes em coma, entubados, traqueostomizados ou com presença de refluxo gástrico importante
- Gastrostomias e jejunostomias são procedimentos cirúrgicos geralmente guiados por endoscópio (gastrostomia endoscópica percutânea) que dão acesso à abertura do estômago ou intestino através da parede proximal, onde é implantada uma sonda especial que fica exteriorizada com o objetivo de alimentação e medicação do paciente
- Os cuidados com os pacientes portadores de gastro ou jejunostomia são os mesmos da sonda nasoenteral: manutenção da sonda permeável, controle da localização pelo teste de verificação do pH, observação dos sinais de intolerância à dieta e manutenção da pele ao redor da sonda, que deve estar limpa e seca. Podem ocorrer pequenos extravasamentos de enzimas digestivas ou dieta, produzindo lesões de pele e infecção
- Se houver deslocamento da sonda da gastrostomia, o enfermeiro pode recolocá-la, caso seja estomaterapeuta ou se for treinado para esse procedimento. A sonda colocada no intestino (jejunostomia) poderá ser recolocada pelo enfermeiro estomaterapeuta ou conforme protocolo da instituição
- Muitos pacientes portadores de sonda enteral, gastrostomia ou jejunostomia fazem controle ambulatorial. Pacientes e familiares devem receber treinamento sobre os cuidados pela equipe multiprofissional.

Objetivo

Drenar o conteúdo gástrico para descompressão nas cirurgias do trato digestório, doenças obstrutivas do intestino, pancreatite e para lavagem gástrica.

Aplicação

Aos pacientes internados, de pronto-atendimento e ambulatoriais com prescrição médica.

Responsabilidade

Enfermeiro, técnicos e auxiliares de enfermagem.

Material

Bandeja, sonda de poliuretano (nº 16 ou 18, Figura 5.1), luvas de procedimento, compressa de gaze, toalha, copo com água filtrada e canudo, afastador de língua, lanterna de bolso, fita indicativa de pH, estetoscópio, coletor de sistema aberto, máscara descartável, óculos de proteção e biombo, se for necessário.

SONDAGEM NASOGÁSTRICA

Descrição e sequência dos passos

- Confirme o paciente e o procedimento a ser realizado
- Higienize as mãos (consulte *Higienização das mãos*, p. 10)
- Reúna o material em uma bandeja e leve para o quarto do paciente
- Explique o procedimento ao paciente ou ao acompanhante
- Promova a privacidade do paciente fechando a porta e/ou colocando biombo, se necessário
- Coloque o paciente em posição sentada ou de Fowler alta e coloque uma toalha de rosto ou papel-toalha sobre o tórax
- Calce as luvas de procedimento, coloque a máscara descartável e os óculos de proteção
- Verifique se há prótese dentária móvel e solicite ao paciente para retirá-la
- Auxilie o paciente a fazer higiene oral e nasal
- Pergunte ao paciente se tem algum problema nas narinas ou de deglutição
- Inspecione as narinas com uma lanterna de bolso para detectar anormalidades
- Confirme com o paciente em qual narina deve ser passada a sonda (direita ou esquerda)
- Retire a sonda da embalagem e meça a extremidade desde a ponta do nariz até o lóbulo da orelha, seguindo até o apêndice xifoide; faça uma marca na sonda com caneta ou fita adesiva (Figura 5.2)
- Aplique o gel lubrificante anestésico na sonda (ou vaselina líquida) com uma compressa de gaze
- Solicite ao paciente para fletir a cabeça até encostar o queixo no tórax
- Ofereça-lhe pequenos goles de água e peça para deglutir; introduza a sonda suavemente até passar a região da epiglote
- Retorne a cabeça para a posição ereta, continue introduzindo a sonda delicadamente até a marca do adesivo
- Conecte uma seringa de 20 mℓ à extremidade da sonda, aspire o conteúdo gástrico sem fazer pressão e meça o pH (deve ser igual ou menor que 6). Caso não tenha refluxo, injete 30 mℓ de ar pela seringa e aspire novamente
- Injete 20 mℓ de ar pela sonda, mantendo o estetoscópio no quadrante superior esquerdo e ausculte o ruído de ar no estômago (som de borbulho). Se houver retorno de líquido gástrico e o resultado do teste do pH for menor que 6, não faça esse teste.

Fixação da sonda

- Inicie esse procedimento passando uma compressa de gaze com sabonete líquido no nariz do paciente para remover a oleosidade
- Corte uma fita adesiva e divida-a em duas partes até a metade, no sentido longitudinal. Coloque a extremidade intacta sobre

a crista nasal do paciente e enrole as partes soltas ao redor da sonda, tomando cuidado para não tracionar o nariz
- Prenda a sonda na face para facilitar a movimentação do paciente no leito (Figura 5.3)
- Adapte um coletor de sistema aberto na extremidade da sonda (ou mantenha-a fechada, conforme prescrição médica)
- Recolha o material utilizado e encaminhe-o para o expurgo
- Lave a bandeja com água e sabão, seque com papel-toalha e passe álcool a 70%
- Retire as luvas de procedimento
- Higienize as mãos (consulte *Higienização das mãos*, p. 10)
- Cheque o procedimento na prescrição médica, faça as anotações de enfermagem em impresso próprio, informando qualquer intercorrência. Assine e carimbe suas anotações.

RISCOS

Assistenciais
- Lesões nas narinas ou na região da orofaringe
- Vômitos do paciente durante a passagem da sonda
- Deslocamento da sonda
- Obstrução da sonda

Ocupacional
- Contaminação do profissional por manipulação inadequada de resíduos gástricos

Ambiental
- Contaminação do meio ambiente por agentes químicos e biológicos em razão do descarte de material como lixo comum

Recomendações

- Sempre que possível, programe a passagem da sonda nasogástrica com o paciente em jejum de 4 h para evitar ocorrência de vômitos e aspiração no trato respiratório
- Caso ocorra resistência ao introduzir a sonda, não insista e tente introduzi-la na outra narina
- Fique atento às reações do paciente enquanto passa a sonda: se ficar agitado, tossir ou apresentar cianose, a sonda deve estar no trato respiratório; retire-a delicadamente e avalie o desconforto respiratório; solicite o acompanhamento de um médico para dar continuidade
- Sempre que possível, solicite a cooperação do paciente – assim o procedimento se torna mais fácil e seguro
- A troca da fixação da sonda deve ser feita diariamente e sempre que estiver solta. Mantenha a marca do posicionamento adequado (próximo à narina), facilitando a observação de pequenos deslocamentos
- Em situações de deslocamento ou saída da sonda nos pacientes em pós-operatório de cirurgia de esôfago e estômago, a sonda não poderá ser reintroduzida nem repassada sem avaliação do cirurgião.

Objetivos

Manter a integridade da pele ao redor da gastrostomia e prevenir complicações.

Aplicação

Aos pacientes internados, ambulatoriais e de pronto-atendimento portadores de estomas de alimentação.

Responsabilidade

Enfermeiro, técnico e auxiliar de enfermagem.

Materiais

Bandeja, luva estéril, luvas de procedimento, compressa de gaze, adesivo hipoalergênico, máscara descartável, água destilada ou solução fisiológica 10 mℓ, saco plástico para resíduos e biombo.

CUIDADOS COM A PELE AO REDOR DA GASTROSTOMIA

Descrição e sequência dos passos

Nos primeiros dias após a gastrostomia

- O primeiro curativo deve ser feito 24 h após a intervenção, seja via endoscópica ou cirúrgica
- Confirme o paciente e o procedimento a ser realizado
- Higienize as mãos (consulte *Higienização das mãos*, p. 10)
- Reúna o material na bandeja e leve ao quarto
- Confira o nome do paciente e o procedimento a ser realizado
- Explique o procedimento ao paciente e ao acompanhante
- Promova a privacidade do paciente, fechando a porta do quarto e colocando biombo, se necessário
- Posicione o paciente em decúbito dorsal
- Higienize as mãos (consulte *Higienização das mãos*, p. 10)
- Coloque a máscara descartável
- Abra o material estéril em cima da mesa auxiliar
- Calce a luva estéril e umedeça as gazes com a solução escolhida (soro fisiológico ou água destilada)
- Limpe a pele ao redor da sonda e, posteriormente, a sonda próxima a sua inserção
- Seque o local com gaze estéril
- Realize o curativo oclusivo com gaze estéril e fita adesiva hipoalergênica do 1º ao 7º dia após o procedimento
- Coloque o material infectante em saco plástico para resíduos
- Retire a máscara e a luvas e coloque no saco para resíduos
- Higienize as mãos (consulte *Higienização das mãos*, p. 10)
- Deixe o paciente em posição confortável
- Recolha o material, deixando a unidade organizada
- Descarte os resíduos e faça a desinfecção da bandeja com álcool a 70%
- Retirar o curativo oclusivo após o 8º dia ou conforme o protocolo do médico.

Após a retirada do curativo

- Confirme o paciente e o procedimento a ser realizado
- Higienize suas mãos (consulte *Higienização das mãos*, p. 10)
- Calce as luvas de procedimento
- Limpe o estoma com água morna e sabão neutro utilizando uma gaze ou compressa
- Remova as crostas ao redor do estoma e do dispositivo de fixação, cuidadosamente
- Realize a fixação do cateter no abdome com uma fita hipoalergênica. Em sondas com disco ou placa de fixação externa, a placa deve ficar em contato com a parede abdominal, sem exercer pressão na pele
- Coloque o material infectante em saco plástico para resíduos
- Retire as luvas de procedimento
- Higienize as mãos (consulte *Higienização das mãos*, p. 10)
- Deixe o paciente em posição confortável

- Recolha o material, deixando a unidade organizada
- Descarte os resíduos e faça a desinfecção da bandeja com álcool a 70%
- Higienize as mãos (consulte *Higienização das mãos*, p. 10)
- Faça as anotações de enfermagem em impresso próprio informando o horário, o aspecto do estoma e da pele ao redor e se há presença de exsudato. Assine e carimbe as anotações.

RISCOS

Assistenciais
- Lesões na pele ao redor do estoma por excesso de umidade
- Deslocamento do cateter por ruptura do balonete ou por não estar bem fixado
- Infecção no local da implantação do cateter

Ocupacionais
- Contaminação do profissional por manipulação inadequada de resíduos gástricos

Ambientais
- Contaminação do meio ambiente por agentes químicos e biológicos em razão do descarte de material como lixo comum

Recomendações

- Uma vez formado o estoma (após 7 dias), lave a região da inserção da sonda diariamente no banho, com água e sabão neutro. Em seguida, limpe conforme orientado
- Existem diversos dispositivos para a implantação no estômago e no jejuno, às vezes utilizando a sonda Foley com o balonete inflado, em contato com a parede gástrica, evitando sua saída
- Independentemente do dispositivo utilizado, deve-se ficar atento à permeabilidade e ao posicionamento, assim como à higiene da pele periestomal
- Caso ocorra deslocamento do cateter, chame um médico ou enfermeiro devidamente capacitado para avaliar o reposicionamento ou a inserção de um novo
- Se ocorrer demartite, utilize um creme de barreira ou protetor cutâneo, sempre após a higiene do local. Nesse caso, solicite a avaliação de um enfermeiro especializado
- Os cuidados com a jejunostomia são similares aos da gastrostomia; na saída do cateter, o reposicionamento deve ser realizado por um médico
- Em caso de vazamento de líquido gástrico (gastrostomia)/jejunal (jejunostomia) ou de dieta, sinais de dermatite periestoma ou de infecção (eritema, calor, dor, edema, secreção), solicite avaliação médica
- Em caso de saída acidental da sonda, solicite avaliação médica e verifique a possibilidade de passagem de uma nova sonda com urgência
- Registre na anotação, ou evolução: horário, realização do procedimento, intercorrências, aspecto da pele periestomal, sinais de irritação ou infecção, posicionamento adequado do cateter, presença de vazamentos. Assine e carimbe.

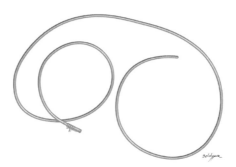

Figura 5.1 Sonda nasogástrica.

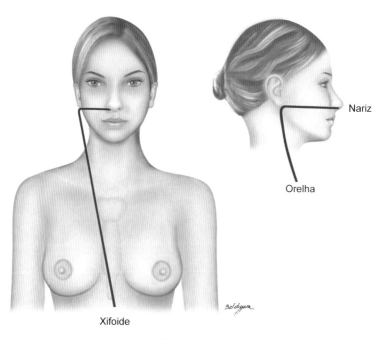

Figura 5.2 Meça a extremidade que contém os orifícios da sonda da asa do nariz até o lóbulo da orelha, e deste até o apêndice xifoide, marcando com caneta ou adesivo, ou utilizando as próprias marcas da sonda.

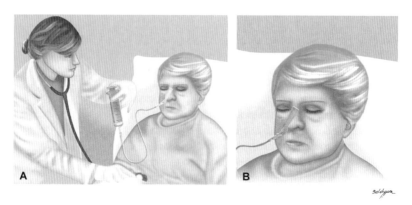

Figura 5.3 A. Conecte uma seringa de 20 mℓ à extremidade da sonda e aspire para confirmar seu posicionamento no estômago. **B.** Detalhe: a sonda deve ser fixada com adesivo hipoalergênico.

Parte 3

Cuidados com Eliminações

Maria Isabel Sampaio Carmagnani
Ieda Aparecida Carneiro

6 Eliminações Gastrintestinais

ESVAZIAMENTO E HIGIENIZAÇÃO DA BOLSA DE COLOSTOMIA E ILEOSTOMIA

Descrição e sequência dos passos

- Confirme o paciente e o procedimento a ser realizado
- Higienize as mãos (consulte *Higienização das mãos*, p. 10)
- Prepare o material necessário para o procedimento em uma bandeja e leve-a para o quarto do paciente
- Identifique-se para o paciente e confira seu nome completo, comparando a prescrição médica com os dados da pulseira de identificação
- Explique o procedimento ao paciente e ao acompanhante
- Promova a privacidade do paciente colocando biombo e/ou fechando a porta do quarto
- Calce as luvas de procedimento
- Proteja a cama com plástico
- Oriente/auxilie/coloque o paciente em decúbito lateral sobre o lado da colostomia ou em pé. Se o paciente tiver condições, pode ser levado ao banheiro
- Proteja a roupa do paciente sob a colostomia com papel-toalha ou compressa
- Coloque a comadre sobre a cama direcionando a abertura da bolsa coletora para a comadre, ou posicione o paciente no vaso sanitário
- Abra a bolsa coletora e deixe a presilha disponível para ser utilizada novamente
- Esvazie a bolsa fazendo movimentos para baixo, com as mãos sobre a bolsa, para facilitar a saída das fezes
- Afaste a abertura da bolsa com uma das mãos e, com a outra, coloque água dentro da bolsa até a metade
- Feche a abertura da bolsa com uma das mãos, faça movimentos com a outra mão sobre a bolsa para remoção dos resíduos de fezes que tenham aderido à bolsa e drene-os para a comadre

Objetivo
Proporcionar conforto e bem-estar ao paciente.

Aplicação
Aos pacientes internados, ambulatoriais e de pronto atendimento com colostomia ou ileostomia.

Responsabilidade
Enfermeiros, técnicos e auxiliares de enfermagem.

Materiais
Bandeja, carro de curativo, vaselina líquida, saco branco impermeável/plástico para lixo, papel-toalha ou compressa não estéril, luvas de procedimento, comadre ou cuba-rim não estéril e jarro com água.

- Repita a última ação até que a bolsa esteja totalmente livre de resíduos
- Seque a abertura da bolsa com papel-toalha e passe vaselina líquida nas paredes internas
- Pressione a bolsa suavemente contra a parede abdominal para expulsar o ar
- Feche a abertura da bolsa coletora com a presilha, fazendo uma dobra na extremidade da bolsa sobre sua haste interna
- Deixe o paciente em posição confortável
- Recolha o material, mantendo a unidade organizada
- Lave a bandeja com água e sabão, seque com papel-toalha e passe álcool etílico a 70%
- Despeje o conteúdo da comadre no vaso sanitário e lave-a no expurgo
- Encaminhe o material permanente para a higienização e o resíduo para o expurgo para ser descartado em local apropriado
- Higienize as mãos (consulte *Higienização das mãos*, p. 10)
- Cheque na prescrição de enfermagem e anote o procedimento realizado, registrando volume, aspecto e coloração das fezes. Assine e carimbe.

RISCOS

Assistenciais
- Higienização inadequada da bolsa
- Descolamento da bolsa

Ocupacionais
- Contaminação dos profissionais por manipulação inadequada de resíduos gástricos

Ambientais
- Contaminação do meio ambiente por agentes químicos ou biológicos em virtude do descarte de material em lixo comum

Recomendações

- A bolsa coletora deve ser esvaziada sempre que o efluente atingir 1/3 ou, no máximo, metade da sua capacidade, e também para eliminação de gases
- O esvaziamento e a higienização regular da bolsa coletora aumenta sua durabilidade, promove conforto para o paciente e evita constrangimentos
- A utilização de 1 mℓ de vaselina líquida para umedecer as paredes internas da bolsa coletora facilita o esvaziamento da bolsa e evita aderência de resíduos fecais
- A adaptação de filtro de carvão ativado na parte superior da bolsa coletora possibilita a saída dos gases, evitando o abaulamento da bolsa, além de diminuir a exalação de odores característicos
- A bolsa coletora em sistema de duas peças pode ser removida para melhor higienização
- Aspectos a serem observados no efluente: cor, consistência, quantidade e odor

- O efluente de ileostomia e de colostomia direita deve ser quantificado em volume, principalmente nos primeiros dias do pós-operatório, para cálculo de reposição líquida e eletrólitos
- Os equipamentos de proteção individual (EPI) devem ser utilizados de acordo com a indicação determinada para cada paciente conforme as diretrizes preconizadas pelo Serviço de Controle de Infecção Hospitalar (SCIH) e a Norma Reguladora nº 32
- O paciente e pelo menos um membro da família precisam ser orientados a realizar o procedimento.

LAVAGEM INTESTINAL
Descrição e sequência dos passos
- Confirme o paciente e o procedimento na prescrição médica
- Identifique a solução (com etiqueta contendo nome e sobrenome, leito, nome da solução, dose, horário e via de administração)
- Verifique a prescrição médica
- Higienize as mãos (consulte *Higienização das mãos*, p. 10)
- Prepare a solução prescrita para a lavagem e aqueça até a temperatura de 37°C
- Adapte o equipo de soro ao frasco com a solução preparada para a lavagem
- Preencha a câmara de gotejamento e retire o ar da extensão do equipo
- Prepare o material necessário para o procedimento em uma bandeja
- Leve o material para o quarto do paciente
- Promova a privacidade do paciente colocando biombo e/ou fechando a porta do quarto
- Explique o procedimento ao paciente. Se ele estiver com acompanhante, solicite a este que saia do quarto por alguns minutos
- Pendure o frasco da solução em suporte de soro com altura não superior a 70 cm em relação ao leito
- Forre o leito com material impermeável ou plástico
- Ofereça uma camisola descartável e ajude o paciente na troca
- Oriente/auxilie/coloque o paciente em posição de Sims (decúbito lateral esquerdo com membro inferior esquerdo estendido e o direito fletido), cama baixa e sem travesseiro
- Calce as luvas de procedimento
- Lubrifique a sonda retal com vaselina líquida ou lidocaína em gel a 2%
- Afaste a nádega direita do paciente com uma das mãos para visibilizar o ânus e observar se há presença de hemorroidas, fístulas ou lesões perianais
- Introduza suavemente a sonda retal lubrificada, entre 7 e 12 cm no orifício anal
- Abra a pinça do equipo e infunda a solução lentamente; oriente o paciente a respirar pausadamente
- Quando terminar a infusão, feche a pinça do equipo e retire a sonda retal

Objetivos
Estimular o peristaltismo e promover o esvaziamento intestinal para a realização de procedimento diagnóstico ou com finalidade terapêutica.

Aplicação
Aos pacientes internados, ambulatoriais e de pronto-atendimento com prescrição médica.

Responsabilidade
Enfermeiros, técnicos e auxiliares de enfermagem.

Materiais
Bandeja, solução prescrita, soro fisiológico, glicerina, biombo, equipo de soro, suporte de soro, impermeável/plástico, luvas de procedimento, sonda retal (nº 20, 22 ou 24), gaze, lidocaína em gel a 2%, comadre, camisola descartável ou de tecido, toalha de banho e sabonete.

- Solicite ao paciente que respire profundamente, procurando reter a solução pelo tempo que conseguir, contraindo o esfíncter anal
- Ajude o paciente a ir ao banheiro ou ofereça-lhe a comadre, elevando a cabeceira do leito (se não houver contraindicação)
- Oriente o paciente a utilizar o vaso sanitário e chamá-lo para observar o aspecto da eliminação, assim que terminar
- Auxilie o paciente fazer a higiene íntima e vestir o pijama
- Deixe o paciente em uma posição confortável
- Recolha o material, mantendo a unidade em ordem
- Encaminhe o material permanente e o resíduo para o expurgo
- Lave a bandeja com água e sabão, seque-a com papel-toalha e passe álcool a 70%
- Despreze o conteúdo da comadre no vaso sanitário e lave-a no expurgo
- Retire as luvas de procedimento
- Higienize as mãos (consulte *Higienização das mãos*, p. 10)
- Cheque o horário do procedimento. Faça as anotações de enfermagem em impresso próprio, informando o resultado e qualquer intercorrência. Assine e carimbe as anotações.

RISCOS

Assistenciais
- Dor e sangramento no paciente
- Lesão da mucosa anal do paciente
- Resultado insatisfatório

Ocupacionais
- Contaminação dos profissionais por manipulação inadequada dos resíduos orgânicos do paciente

Ambientais
- Contaminação do meio ambiente por agentes químicos ou biológicos em virtude do descarte de material em lixo comum

Recomendações

- Se houver resistência ao introduzir a sonda, avise ao enfermeiro ou ao médico do paciente
- Examine a presença de tumores no canal anal ou no reto, ou outras ocorrências, como hemorroidas e fístulas perianais; nessas situações, realize o procedimento somente com avaliação médica
- Verifique a temperatura adequada e a quantidade de líquido antes de iniciar o procedimento
- Interrompa o procedimento se o paciente informar dor abdominal
- Mantenha a privacidade do paciente
- Se a lavagem intestinal fizer parte do preparo para colonoscopia, faça anotações bem detalhadas sobre o resultado – pode ser necessário repetir o procedimento
- Faça um planejamento para a hidratação dos pacientes, principalmente os idosos.

LAVAGEM INTESTINAL PELA COLOSTOMIA
Descrição e sequência dos passos
- Confirme o paciente e o procedimento a ser realizado
- Faça a identificação da solução (etiqueta contendo nome e sobrenome, leito, nome da solução, dose, horário e via de administração)
- Prepare a solução prescrita para a lavagem intestinal na temperatura em torno de 37°C
- Conecte o equipo ao frasco com a solução preparada para a lavagem intestinal
- Retire todo o ar da extensão do equipo
- Reúna o material na bandeja e leve ao quarto do paciente
- Identifique-se para o paciente e confira seu nome completo na prescrição e na pulseira de identificação
- Explique o procedimento para o paciente e ofereça-lhe uma camisola de tecido ou descartável
- Promova a privacidade do paciente colocando biombo e/ou fechando a porta do quarto
- Pendure o frasco da solução em suporte de soro com altura de, no máximo, 70 cm em relação à cama
- Forre a cama com material impermeável ou plástico
- Oriente/auxilie/coloque o paciente em decúbito dorsal
- Higienize as mãos (consulte *Higienização das mãos*, p. 10)
- Calce as luvas de procedimento
- Remova a bolsa coletora, se o paciente estiver usando sistema de duas peças, e mantenha a placa protetora aderida. Se a bolsa coletora contiver apenas uma peça, faça, com a tesoura, uma abertura de 2 cm na parte superior da bolsa para possibilitar acesso ao estoma
- Identifique a boca da colostomia em que será realizada a lavagem (boca distal)
- Lubrifique o quinto dedo (mínimo) com lidocaína em gel a 2%
- Realize o toque digital introduzindo o dedo lubrificado delicadamente através do estoma, para avaliar sua perviabilidade
- Lubrifique a extremidade da sonda com lidocaína em gel a 2%
- Introduza a sonda aproximadamente 10 cm no estoma com movimentos suaves
- Insufle o balão da sonda conforme orientação do fabricante e observe a coloração do estoma – seu escurecimento é sinal de isquemia
- Tracione a sonda suavemente para avaliar a oclusão da alça pelo balão da sonda
- Em sistema de duas peças, passe a sonda através da bolsa coletora e adapte a bolsa à placa
- Em sistema de uma peça, feche a abertura da parte superior da bolsa com esparadrapo, fixando a sonda na bolsa
- Mantenha a presilha de fechamento da bolsa disponível para ser reutilizada no final do procedimento
- Conecte o equipo à extremidade da sonda

Objetivos
Promover o esvaziamento intestinal para a realização de procedimento diagnóstico ou cirúrgico; evitar distensão abdominal.

Aplicação
Aos pacientes internados e de pronto-atendimento com colostomias em alça ou bocas separadas com prescrição médica.

Responsabilidade
Enfermeiros.

Materiais
Bandeja, soro fisiológico, medicamento prescrito, equipo de soro, suporte de soro, biombo, camisola, luvas de procedimento, tesoura, lidocaína em gel a 2%, sonda Foley nº 20, 22 ou 24, seringa de 10 mℓ, ampola de água destilada, esparadrapo, comadre ou cuba-rim, toalha de banho e sabonete.

- Abra a pinça do equipo de soro e infunda a solução a uma velocidade adequada ao objetivo da lavagem
- Mantenha uma comadre ou cuba-rim abaixo da abertura da bolsa para coletar o líquido que retorna pela boca da colostomia
- Mantenha outra comadre para coletar a eliminação retal
- Desinfle o balão da sonda e remova-a quando terminar de infundir a solução, ou quando a eliminação retal estiver clara (preparo de cólon distal)
- Feche a abertura da bolsa coletora (sistema de duas peças), ou troque a bolsa (sistema de uma peça)
- Auxilie o paciente na higiene perianal, se houver eliminação VR
- Deixe o paciente confortável
- Recolha o material, mantendo a unidade em ordem
- Encaminhe o material permanente e o resíduo para o expurgo
- Lave a bandeja com água e sabão, seque com papel-toalha e passe álcool a 70%
- Despeje o conteúdo da comadre no vaso sanitário e lave a comadre no expurgo
- Retire as luvas de procedimento
- Higienize as mãos (consulte *Higienização das mãos*, p. 10)
- Cheque o horário da lavagem da colostomia e faça as anotações de enfermagem em impresso próprio, informando a quantidade de resíduos, a cor do líquido que retornou e se houve intercorrências. Assine e carimbe as anotações.

RISCOS

Assistenciais
- Distensão abdominal no paciente
- Descolamento da bolsa
- Desconforto do paciente
- Resultado insatisfatório (pouco retorno)

Ocupacionais
- Contaminação dos profissionais por manipulação inadequada dos resíduos orgânicos

Ambientais
- Contaminação do meio ambiente por agentes químicos ou biológicos em virtude do descarte de material em lixo comum

Recomendações

- O sistema de duas peças oferece maior conforto na realização do procedimento
- É necessário observar o estoma durante todo o procedimento para detectar sinais de sofrimento no estoma (escurecimento). Nesse caso, o balão da sonda deve ser desinflado imediatamente
- É comum o retorno de parte do líquido pelo estoma, pois a sonda não oclui totalmente a abertura do estoma
- A velocidade de infusão depende do objetivo da lavagem
- Atente para queixas de dor, distensão abdominal e ausência de eliminação VR, o que pode indicar obstrução por fezes ou bário impactados, tumores ou estenose no cólon distal

- Podem ser necessárias grandes quantidades de soro fisiológico até a limpeza efetiva do cólon, principalmente se o paciente tiver realizado exame contrastado recentemente ou se a colostomia foi realizada sem preparo prévio do cólon.

Específicas para cólon distal

- O procedimento faz parte do preparo do cólon do paciente com colostomia em alça ou em duas bocas para cirurgia e exame endoscópico
- A identificação do cólon distal da colostomia em alça é feita pela observação – não há eliminação de fezes – e pelo toque, identificando o sentido da alça
- Para realização de exame endoscópico (colonoscopia), não se deve usar glicerina, pois ela causa opacificação da lente do colonoscópio.

Específicas para cólon proximal

- Não está indicada em colostomias à direita
- Pode ser indicada em situações clínicas específicas, como esvaziamento de fecaloma ou em pacientes com megacólon. Não esqueça que o líquido infundido sairá pela mesma boca, o que só será possível se o balão for desinsuflado
- Para limpeza mecânica de cólon proximal, o preparo anterógrado é preferível (com solução de manitol VO)
- A lavagem da colostomia também é indicada para controle intestinal por pacientes com colostomia terminal definitiva esquerda, sendo realizada pelo próprio paciente após treinamento e com equipamento específico para esse fim (irrigador com extensão e cone na extremidade).

7 Eliminações Urinárias

INSTALAÇÃO DE DISPOSITIVO PARA INCONTINÊNCIA URINÁRIA EM HOMENS

Descrição e sequência dos passos

- Confirme o paciente e o procedimento a ser realizado
- Reúna o material na bandeja e leve para o quarto do paciente
- Explique o procedimento ao paciente/acompanhante
- Promova a privacidade do paciente com biombos ou fechando a porta do quarto
- Posicione o paciente em decúbito dorsal
- Higienize as mãos (consulte *Higienização das mãos*, p. 10)
- Calce as luvas de procedimento
- Faça a higiene íntima do paciente (consulte *Higiene íntima*, p. 19), seque bem o local e, se necessário, retire o excesso de pelos próximo ao local de fixação do dispositivo
- Retire o material utilizado durante a higiene
- Troque as luvas de procedimento
- Desenrole o dispositivo para incontinência urinária ao longo do pênis
- Fixe a porção proximal do dispositivo com adesivo hipoalergênico próximo à base do pênis
- Adapte o dispositivo para incontinência na extensão da bolsa coletora fixando-o na coxa do paciente
- Retire as luvas de procedimento
- Deixe o paciente confortável
- Recolha o material do quarto, mantendo o local organizado
- Despreze os materiais descartáveis, conforme padronizado no expurgo
- Lave a bandeja com água e sabão, seque com papel-toalha e passe álcool a 70%
- Higienize as mãos (consulte *Higienização das mãos*, p. 10)
- Cheque e anote o procedimento realizado no prontuário do paciente. Assine e carimbe.

Objetivo
Fazer controle de diurese em pacientes com incontinência urinária ou com alteração do nível de consciência.

Aplicação
Aos pacientes adultos incontinentes internados, de pronto-atendimento ou ambulatoriais com prescrição médica e/ou de enfermagem.

Responsabilidade
Enfermeiros, técnicos e auxiliares de enfermagem.

Materiais
Bandeja, luvas de procedimento, água, sabão, gaze, toalha, dispositivo para incontinência urinária masculino, adesivo hipoalergênico e bolsa coletora.

RISCOS

Assistenciais
- Troca acidental de paciente
- Não realização do procedimento
- Reação alérgica ao látex
- Incidentes relacionados ao garroteamento da base do pênis
- Não conformidades relacionadas à omissão

Ocupacionais
- Contaminação do profissional por agentes biológicos

Ambientais
- Contaminação do meio ambiente por agentes biológicos

Recomendações

- Não garroteie o pênis ao instalar o dispositivo ou realizar a fixação
- Observe diariamente a pele do paciente e observe a presença de lesões
- Troque o dispositivo diariamente, após o banho, ou sempre que necessário.

LAVAGEM DE SONDA VESICAL

Descrição e sequência dos passos

- Confirme o paciente e o procedimento a ser realizado
- Reúna o material na bandeja e leve para o quarto do paciente
- Explique o procedimento ao paciente e ao acompanhante
- Promova a privacidade do paciente colocando biombo e/ou fechando a porta do quarto
- Higienize as mãos (consulte *Higienização das mãos*, p. 10)
- Posicione o paciente em decúbito dorsal
- Remova a fixação do cateter
- Realize novamente a higienização das mãos (consulte *Higienização das mãos*, p. 10)
- Abra o material de cateterismo vesical
- Abra o material descartável (seringa, gaze estéril) sobre o campo
- Coloque álcool a 70% ou clorexidina alcoólica na gaze estéril
- Coloque a solução fisiológica na cúpula
- Calce as luvas cirúrgicas estéreis
- Aspire a solução fisiológica (aproximadamente 40 mℓ) com a seringa de 60 mℓ
- Faça antissepsia da conexão do cateter/coletor de sistema fechado com auxílio da pinça Pean e gazes estéreis embebidas em álcool a 70% ou clorexidina alcoólica
- Desconecte o cateter da bolsa coletora e despreze o coletor
- Conecte a seringa de 60 mℓ ao cateter
- Aspire o conteúdo no intuito de remover coágulos ou muco, se houver
- Injete lentamente a solução fisiológica e aspire todo o volume (injetado e retido)
- Despeje o volume aspirado na cuba-rim

Objetivos

Desobstruir e manter pérvio o cateter vesical.

Aplicação

Aos pacientes adultos internados, ambulatoriais e de pronto-atendimento com prescrição médica.

Responsabilidade

Enfermeiros, médicos, técnicos e auxiliares de enfermagem.

Materiais

Bandeja, biombo, material de cateterismo vesical (cuba-rim, cúpula, pinça Pean e gaze), álcool a 70% ou clorexidina alcoólica, 1 seringa de bico longo de 60 mℓ, gaze estéril, frasco de solução fisiológica 0,9%, luvas cirúrgicas e de procedimento, adesivo hipoalergênico.

- Repita o procedimento quantas vezes forem necessárias, para garantir a perviedade da sonda
- Adapte o cateter a um novo coletor de sistema fechado
- Prenda o cateter no abdome (para homem) ou na coxa (para mulher), com adesivo hipoalergênico
- Retire as luvas estéreis
- Deixe o paciente confortável
- Recolha o material do quarto, mantendo a unidade organizada
- Despreze os materiais descartáveis, conforme padronizado no expurgo
- Lave a bandeja com água e sabão, seque com papel-toalha e passe álcool a 70%
- Higienize as mãos (consulte *Higienização das mãos*, p. 10)
- Cheque a prescrição médica e anote o procedimento realizado, registrando no prontuário do paciente o volume, o aspecto e a coloração da urina. Assine e carimbe.

RISCOS

Assistenciais
- Troca acidental de paciente
- Não realização do procedimento
- Reação alérgica ao látex
- Incidentes relacionados a sangramento
- Não conformidades relacionadas às anotações: ilegibilidade, omissão

Ocupacionais
- Contaminação do profissional por agentes biológicos

Ambientais
- Contaminação do meio ambiente por agentes biológicos

Recomendações

- Em pacientes com cateter, primeiro realize as manobras de desobstrução:
  - Compressão da junção do cateter com o coletor (inserção do Y) sem desconectar o sistema
  - Ordenha da extensão do coletor
- Solicite ao médico a prescrição do volume a ser injetado, a fim de evitar complicações
- Em pacientes acamados e com sonda vesical, proceda com a higiene íntima após cada evacuação
- Na ausência de seringa de 60 mℓ, dê preferência à seringa de 10 mℓ, com rosca.

Objetivos

Esvaziar a bexiga em casos de retenção urinária, coletar material para exame e instilar medicamentos.

Aplicação

Aos pacientes internados, ambulatoriais e de pronto-atendimento com indicação médica.

Responsabilidade

Enfermeiros e médicos.

Materiais

Bandeja, biombo, material para higiene íntima com clorexidina degermante, cuba-rim, cúpula, pinça Pean, gaze ou bola de algodão, solução de clorexidina tópica, solução de clorexidina degermante, sonda uretral nº 12 ou 14 F, luva estéril, lidocaína gel a 2% e cálice graduado.

SONDAGEM VESICAL DE ALÍVIO EM HOMEM

Descrição e sequência dos passos

- Confirme o paciente e o procedimento a ser realizado
- Reúna o material na bandeja e leve para o quarto do paciente
- Explique o procedimento ao paciente e ao acompanhante
- Promova a privacidade do paciente colocando biombo e/ou fechando a porta do quarto
- Posicione o paciente em decúbito dorsal
- Higienize as mãos (consulte *Higienização das mãos*, p. 10)
- Calce as luvas de procedimento
- Faça a higiene íntima do paciente com clorexidina degermante (consulte *Higiene íntima*, p. 19)
- Retire o material utilizado na higiene íntima
- Retire as luvas de procedimento
- Higienize as mãos (consulte *Higienização das mãos*, p. 10)
- Abra o material de cateterismo sobre o leito entre as pernas do paciente, deixando uma das pontas próxima à região glútea
- Abra o material descartável, com técnica estéril, sobre o campo (sonda uretral, gaze estéril)
- Coloque a clorexidina tópica na cúpula
- Coloque a lidocaína a 2% em uma seringa no volume de 10 a 20 mℓ
- Calce as luvas estéreis
- Faça antissepsia com clorexidina tópica, iniciando do meato uretral para a base do pênis, trocando o algodão ou a gaze a cada etapa
- Posicione o pênis do paciente perpendicularmente ao corpo
- Injete lentamente a lidocaína a 2% no orifício uretral
- Introduza lentamente a sonda uretral no meato urinário até a drenagem da urina
- Colete todo o volume urinário na cuba-rim
- Ao término do fluxo urinário, retire delicadamente a sonda e seque a região com as gazes
- Despreze o material em saco de lixo auxiliar e retire as luvas estéreis
- Higienize as mãos (consulte *Higienização das mãos*, p. 10)
- Deixe o paciente confortável
- Recolha o material do quarto, mantendo a unidade organizada
- Encaminhe o material permanente e o saco de lixo auxiliar para o expurgo
- Calce as luvas de procedimento
- Meça o volume urinário no cálice graduado e despreze a urina
- Lave a bandeja com água e sabão, seque com papel-toalha e passe álcool a 70%
- Retire as luvas de procedimento
- Higienize as mãos (consulte *Higienização das mãos*, p. 10)
- Cheque a prescrição médica e anote o procedimento realizado registrando no prontuário do paciente o volume, o aspecto e a coloração da urina. Assine e carimbe.

RISCOS

Assistenciais
- Falha na identificação do paciente e do procedimento
- Troca acidental de paciente
- Não realização do procedimento
- Reação alérgica ao látex
- Lesão do trato urinário
- Infecção do trato urinário
- Não conformidades relacionadas às anotações: ilegibilidade, omissão

Ocupacionais
- Contaminação do profissional por agentes biológicos

Ambientais
- Contaminação do meio ambiente por agentes biológicos

Recomendações

- O tamanho da sonda deve ser avaliado pelo enfermeiro conforme o meato ureteral. As sondas mais utilizadas para cateterismo vesical de alívio em homens são as de nº 12 e 14
- No caso de resistência na introdução da sonda, interrompa o procedimento e comunique ao médico para conduta
- O enfermeiro deve avaliar o uso de anticoagulantes e antecedentes urológicos como doenças da próstata, traumas uretrais e cirurgias prévias.

SONDAGEM VESICAL DE ALÍVIO EM MULHER

Descrição e sequência de passos

- Confirme a paciente e o procedimento a ser realizado
- Reúna o material na bandeja e leve para o quarto da paciente
- Explique o procedimento à paciente/ao acompanhante
- Promova a privacidade da paciente colocando biombo e/ou fechando a porta do quarto
- Posicione a paciente em decúbito dorsal
- Higienize as mãos (consulte *Higienização das mãos*, p. 10)
- Calce as luvas de procedimento
- Faça a higiene íntima da paciente com clorexidina degermante (consulte *Higiene íntima*, p. 19)
- Retire o material utilizado na higiene íntima
- Retire as luvas de procedimento
- Higienize as mãos novamente (consulte *Higienização das mãos*, p. 10)
- Abra o material de cateterismo sobre o leito entre as pernas da paciente, deixando uma das pontas próxima à região glútea
- Abra o material descartável, com técnica estéril, sobre o campo (sonda uretral, gaze estéril)
- Coloque a clorexidina tópica na cúpula
- Coloque a lidocaína gel a 2% na gaze estéril, para lubrificar a sonda
- Calce as luvas estéreis
- Realize a antissepsia com clorexidina tópica, iniciando pelo meato urinário, orifício vaginal, pequenos lábios e grandes lá-

Objetivos

Esvaziar a bexiga em casos de retenção urinária, coletar material para exames e instilar medicamentos.

Aplicação

Às pacientes internadas, ambulatoriais e de pronto-atendimento com indicação médica.

Responsabilidade

Enfermeiros e médicos.

Materiais

Bandeja, biombo, material para higiene íntima com clorexidina degermante, cuba-rim, cúpula, pinça Pean, gaze ou bola de algodão, solução de clorexidina tópica, solução de clorexidina degermante, sonda uretral nº 12 ou 14 F, luva estéril, lidocaína gel a 2% e cálice graduado.

bios, com movimentos da parte superior para a parte inferior da vulva, trocando a gaze ou algodão em cada etapa
- Afaste os grandes lábios com o dedo indicador e o polegar da mão dominante, para visualizar o orifício uretral
- Introduza lentamente a sonda uretral já lubrificada no meato urinário até a drenagem da urina
- Colete todo o volume urinário na cuba-rim
- Ao término do fluxo urinário, retire delicadamente a sonda e seque a região com as gazes
- Despreze o material em saco de lixo auxiliar e retire as luvas estéreis
- Deixe a paciente confortável
- Recolha o material do quarto, mantendo a unidade organizada
- Encaminhe o material permanente e o saco de lixo auxiliar para o expurgo
- Calce as luvas de procedimento
- Meça o volume urinário no cálice graduado e despreze a urina
- Lave a bandeja com água e sabão, seque com papel-toalha e passe álcool a 70%
- Retire as luvas de procedimento
- Higienize as mãos (consulte *Higienização das mãos*, p. 10)
- Cheque a prescrição médica e anote o procedimento realizado registrando no prontuário da paciente o volume, o aspecto e a coloração da urina. Assine e carimbe.

RISCOS

Assistenciais
- Falha na identificação da paciente e do procedimento
- Troca acidental de paciente
- Não realização do procedimento
- Reação alérgica ao látex
- Lesão do trato urinário
- Infecção do trato urinário
- Não conformidades relacionadas às anotações: ilegibilidade, omissão

Ocupacionais
- Contaminação do profissional por agentes biológicos

Ambientais
- Contaminação do meio ambiente por agentes biológicos

Recomendações

- O tamanho da sonda deve ser avaliado pelo enfermeiro conforme o meato ureteral. As sondas mais utilizadas para cateterismo vesical de alívio em mulheres são as de nº 12 e 14
- No caso de resistência na introdução da sonda, interrompa o procedimento e comunique ao médico para conduta
- O enfermeiro deve avaliar a paciente em relação ao uso de anticoagulantes e antecedentes urológicos, como traumas uretrais e cirurgias prévias.

SONDAGEM VESICAL DE DEMORA EM HOMEM
Descrição e sequência dos passos

- Confirme o paciente e o procedimento a ser realizado
- Higienize as mãos (consulte *Higienização das mãos*, p. 10)
- Reúna o material na bandeja e leve para o quarto do paciente
- Explique o procedimento ao paciente e ao acompanhante
- Promova a privacidade do paciente colocando biombo e/ou fechando a porta do quarto
- Posicione o paciente em decúbito dorsal
- Calce as luvas de procedimento
- Faça a higiene íntima (consulte *Higiene íntima*, p. 19)
- Retire o material utilizado na higiene íntima
- Retire as luvas de procedimento
- Higienize as mãos, novamente (consulte *Higienização das mãos*, p. 10)
- Abra o material de cateterismo sobre o leito, entre as pernas do paciente, deixando uma das pontas próxima à região glútea
- Abra o material descartável, com técnica estéril, sobre o campo (sonda Foley, seringas, agulhas, gaze estéril e sistema coletor fechado)
- Coloque a clorexidina tópica na cúpula
- Calce as luvas estéreis
- Teste o *cuff* (balonete) e a válvula da sonda utilizando seringa de 10 mℓ e água destilada, no volume recomendado conforme o número da sonda
- Conecte a sonda no coletor de urina de sistema fechado
- Coloque a lidocaína gel a 2% na seringa (15 a 20 mℓ) com a ajuda de um colega
- Faça antissepsia do meato urinário para a base do pênis, trocando o algodão ou a gaze em cada etapa
- Posicione o pênis perpendicularmente ao corpo do paciente, introduza o bico da seringa no meato urinário e injete o lubrificante anestésico lentamente
- Introduza a sonda Foley no meato urinário até a extremidade distal ou até observar a drenagem de urina
- Encha o *cuff* da sonda vesical de demora, utilizando a seringa previamente cheia (de acordo com a especificação do fabricante). Em geral, o volume está impresso na extensão distal da sonda utilizada para insuflar o balão
- Fixe a sonda na região suprapúbica com adesivo hipoalergênico
- Retire as luvas estéreis
- Prenda o coletor na parte inferior do leito, após rotulá-lo com a data
- Deixe o paciente confortável
- Recolha o material do quarto, mantendo a unidade organizada
- Encaminhe o material permanente e o resíduo para o expurgo
- Lave a bandeja com água e sabão, seque com papel-toalha e passe álcool a 70%

Objetivos
Controlar o volume urinário e possibilitar a eliminação em pacientes imobilizados, inconscientes ou com obstrução, em pós-operatório de cirurgias urológicas.

Aplicação
Aos pacientes adultos internados, ambulatoriais e de pronto-atendimento com indicação médica.

Responsabilidade
Enfermeiros e médicos.

Materiais
Bandeja, biombo, material para higiene íntima, cuba-rim, cúpula, pinça Pean, gaze ou bola de algodão, solução de clorexidina tópica, solução de clorexidina degermante, sonda Foley nº 16, 18 ou 20 F, seringas de 10 e 20 mℓ, 2 agulhas 40 mm × 12 mm, luvas estéreis, coletor de urina de sistema fechado, lidocaína gel a 2%, água destilada e adesivo hipoalergênico.

- Higienize as mãos (consulte *Higienização das mãos*, p. 10)
- Cheque a prescrição médica e anote o procedimento realizado registrando no prontuário do paciente o volume, o aspecto e a coloração da urina. Assine e carimbe.

RISCOS

Assistenciais
- Falha na identificação do paciente e do procedimento
- Troca acidental de paciente
- Não realização do procedimento
- Reação alérgica ao látex
- Lesão do trato urinário
- Infecção do trato urinário
- Não conformidades relacionadas às anotações: ilegibilidade, omissão

Ocupacionais
- Contaminação do profissional por agentes biológicos

Ambientais
- Contaminação do meio ambiente por agentes biológicos

Recomendações

- Em pacientes com sonda vesical de demora, faça higienização cuidadosa do meato uretral com água e sabão neutro 1 vez/dia
- Em pacientes acamados e com sonda vesical, faça higiene íntima após cada evacuação
- As sondas Foley mais utilizadas para cateterismo vesical em homens são as de nº 16, 18 ou 20 F
- Observe e anote o volume, a coloração e o aspecto da urina
- Para retirar a sonda vesical de demora, é necessário desinsuflar o *cuff*. Após retirada da sonda, recomenda-se observar e anotar o horário, o volume e o aspecto da primeira micção espontânea
- O sistema de drenagem deve ser obrigatoriamente "fechado" e trocado toda vez que for manipulado inadequadamente. Não há um intervalo ideal para a troca da sonda, mas recomenda-se sua retirada o mais precocemente possível.

SONDAGEM VESICAL DE DEMORA EM MULHER

Descrição e sequência de passos

- Confirme a paciente e o procedimento a ser realizado
- Reúna o material na bandeja e leve para o quarto da paciente
- Explique o procedimento à paciente e ao acompanhante
- Promova a privacidade da paciente colocando biombo e/ou fechando a porta do quarto
- Posicione a paciente em decúbito dorsal
- Higienize as mãos (consulte *Higienização das mãos*, p. 10)
- Calce as luvas de procedimento
- Faça a higiene íntima (consulte *Higiene íntima*, p. 19)
- Retire o material utilizado na higiene íntima
- Retire as luvas de procedimento
- Higienize as mãos (consulte *Higienização das mãos*, p. 10)
- Abra o material de cateterismo sobre o leito, entre as pernas da paciente, deixando uma das pontas próxima à região glútea
- Abra o material descartável, com técnica estéril, sobre o campo (sonda Foley, seringas, agulhas, gaze estéril e sistema coletor fechado)
- Coloque a clorexidina tópica na cúpula
- Coloque a lidocaína gel a 2% utilizando as gazes estéreis como apoio
- Calce as luvas estéreis
- Aspire a água destilada na seringa e teste o *cuff* (balonete) da sonda vesical de demora (de acordo com a especificação do fabricante). Em geral, o volume está impresso na extensão distal da sonda utilizada para insuflar o balão (Figura 7.1)
- Adapte a sonda Foley ao coletor de urina de sistema fechado (Figura 7.2)
- Realize a antissepsia com clorexidina tópica, com auxílio de pinça Pean e gazes ou bolas algodão estéreis, iniciando pelo meato urinário, orifício vaginal, pequenos lábios e grandes lábios, com movimentos da parte superior para a parte inferior da vulva, trocando a gaze ou algodão em cada etapa (Figuras 7.3 e 7.4)
- Afaste os grandes lábios com o dedo indicador e o polegar da mão dominante, para visualizar o orifício uretral
- Lubrifique a sonda utilizando as gazes de apoio
- Introduza a sonda delicadamente no meato uretral até observar a drenagem de urina
- Encha o *cuff* da sonda vesical de demora, utilizando a seringa previamente cheia (de acordo com a especificação do fabricante)
- Tracione a sonda delicadamente
- Prenda a sonda na face interna da coxa, com adesivo hipoalergênico
- Retire as luvas estéreis
- Prenda o coletor de urina de sistema fechado na parte inferior do leito, após etiquetá-lo com a data
- Deixe a paciente confortável
- Recolha o material do quarto, mantendo a unidade organizada

Objetivos

Controlar o volume urinário e possibilitar a eliminação da urina em pacientes imobilizadas, inconscientes ou com obstrução, em pós-operatório de cirurgias urológicas ou ginecológicas.

Aplicação

Às pacientes internadas, ambulatoriais ou de pronto-atendimento com indicação médica.

Responsabilidade

Enfermeiros e médicos.

Materiais

Bandeja, biombo, material para higiene íntima com clorexidina degermante, material de cateterismo vesical (cuba-rim, cúpula, pinça Pean e gaze ou bolas de algodão estéreis), solução de clorexidina tópica, 1 seringa de 10 mℓ, sondas Foley nº 12, 14 ou 16 F, coletor de urina de sistema fechado, 2 agulhas de 40 mm × 12 mm, luvas estéreis, lidocaína gel a 2%, água destilada e adesivo hipoalergênico.

- Encaminhe o material permanente e o resíduo para o expurgo
- Lave a bandeja com água e sabão, seque com papel-toalha e passe álcool a 70%
- Higienize as mãos (consulte *Higienização das mãos*, p. 10)
- Cheque a prescrição médica e anote no prontuário da paciente o procedimento realizado, o volume, o aspecto e a coloração da urina. Assine e carimbe.

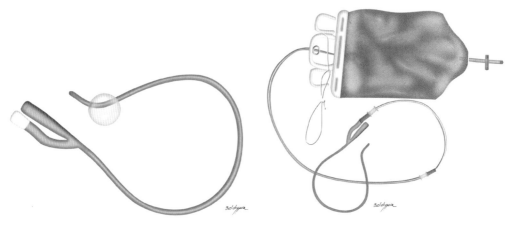

Figura 7.1 Teste o *cuff* (balonete) e a válvula.

Figura 7.2 Adapte a sonda Foley ao coletor de urina fechado.

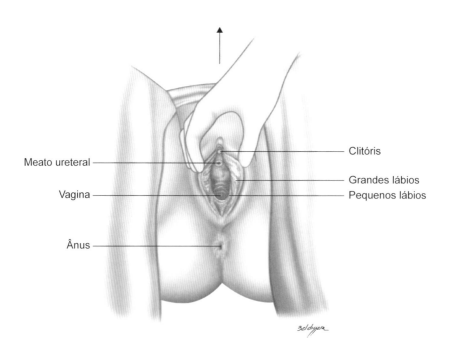

Figura 7.3 Separe os pequenos lábios com o polegar e o indicador da mão esquerda, expondo o vestíbulo da vagina.

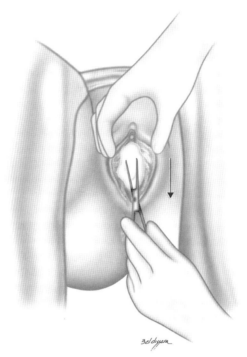

Figura 7.4 Faça a antissepsia local, dando atenção especial ao meatro ureteral. Troque a gaze ou o algodão a cada etapa.

RISCOS

Assistenciais
- Falha na identificação da paciente e do procedimento
- Troca acidental de paciente
- Não realização do procedimento
- Reação alérgica ao látex
- Lesão do trato urinário
- Infecção do trato urinário
- Não conformidades relacionadas às anotações: ilegibilidade, omissão

Ocupacionais
- Contaminação do profissional por agentes biológicos

Ambientais
- Contaminação do meio ambiente por agentes biológicos

Recomendações

- Em pacientes com sonda vesical de demora, faça cuidadosa higienização do meato ureteral com água e sabão neutro, 1 vez/dia
- Em paciente acamadas e com sonda vesical, faça a higiene íntima após cada evacuação
- As sondas mais utilizadas para cateterismo vesical em mulheres são as de nº 12, 14 ou 16 F
- Observe e anote o volume, a coloração e o aspecto da urina
- Para retirar a sonda vesical de demora, é necessário desinsuflar o *cuff*. Após a retirada da sonda, recomenda-se observar e anotar o horário, o volume e o aspecto da primeira micção espontânea

Objetivos
Verificar e registrar o volume urinário, avaliar a função renal e observar as condições do aspecto da urina.

Aplicação
Aos pacientes internados com indicação médica e/ou de enfermagem.

Responsabilidade
Enfermeiros, técnicos e auxiliares de enfermagem.

Materiais
Cálice graduado, luvas de procedimento, comadre, papagaio/urinol, óculos de proteção.

- O sistema de drenagem deve ser obrigatoriamente "fechado" e trocado somente com a sonda, quando manipulado inadequadamente. Não há um intervalo ideal para a troca da sonda, mas recomenda-se sua retirada o mais precocemente possível.

VERIFICAÇÃO DE DIURESE

Descrição e sequência dos passos

- Confirme o paciente e o procedimento a ser realizado
- Reúna o material na bandeja e leve para o quarto do paciente
- Explique o procedimento ao paciente e ao acompanhante
- Higienize as mãos (consulte *Higienização das mãos*, p. 10)
- Calce as luvas de procedimento
- Em caso de diurese espontânea, despeje o conteúdo do papagaio ou da comadre no cálice graduado
- Em caso de utilização de sonda vesical, abra o clampe do tubo de drenagem do coletor de sistema fechado e observe a drenagem no cálice graduado. O tubo não deve tocar no cálice graduado. Ao final da drenagem, encaixe o tubo no local apropriado, no coletor, sistema fechado
- Coloque o cálice em superfície plana e meça o volume
- Recolha o material do quarto e encaminhe ao banheiro ou expurgo
- Despeje a urina em local apropriado, lave o cálice com água e sabão, seque com papel-toalha e passe álcool a 70%
- Retire as luvas de procedimento
- Higienize as mãos (consulte *Higienização das mãos*, p. 10)
- No caso de coleta ou controle de urina 24 h, guarde-a em um frasco apropriado com tampa e identificação
- Cheque a prescrição de enfermagem e anote o procedimento realizado registrando no prontuário do paciente o volume, o aspecto e o odor da urina. Assine e carimbe.

RISCOS

Assistenciais
- Falha na identificação do paciente e do procedimento
- Troca acidental de paciente
- Não realização do procedimento
- Contaminação do tubo do coletor de urina
- Não conformidades relacionadas às anotações: ilegibilidade, omissão

Ocupacionais
- Contaminação do profissional por agentes biológicos

Ambientais
- Contaminação do meio ambiente por agentes biológicos

Recomendações

- No caso de pacientes conscientes, a equipe de enfermagem deve orientar quanto à necessidade de guardar o volume miccional na comadre ou no papagaio e solicitar a presença de um profissional de enfermagem para medir o volume de urina sempre que necessário

- O controle do débito urinário de pacientes que deambulam deve ser feito a cada micção
- Nos pacientes com sonda vesical de demora, o controle deve ser realizado pelo menos a cada 6 h
- Nos paciente com sonda vesical de demora, recomenda-se verificar o volume urinário por meio do cálice graduado, em virtude de modificações que podem ocorrer no formato das bolsas coletoras plásticas, o que pode acarretar erro de medida
- Em casos de coleta de urina de 24 h, deve-se anotar o volume e o aspecto da urina e colocá-la em frasco apropriado a cada micção. Se ocorrer perda de urina, o episódio deve ser comunicado e registrado, e o processo reiniciado.

RETIRADA DE SONDA VESICAL DE DEMORA
Descrição e sequência dos passos
- Confirme o paciente e o procedimento a ser realizado
- Reúna o material e leve ao quarto do paciente
- Explique o procedimento ao paciente/acompanhante
- Posicione o biombo e feche a porta do quarto
- Higienize as mãos (consulte *Higienização das mãos*, p. 10)
- Calce as luvas de procedimento
- Posicione o paciente em decúbito dorsal e certifique-se de que o saco coletor esteja vazio (caso não esteja, esvazie-o)
- Retire a fixação da sonda e cubra a região de forma que somente a área ao redor da sonda fique exposta
- Se houver sujidade ou crostas ao redor da sonda, realize higiene local
- Conecte a seringa na via que tem a válvula de insuflação do balão e aspire todo o volume
- Retire a sonda devagar, até que saia completamente
- Seque a região com gazes
- Despreze os materiais descartáveis e as luvas de procedimento em saco plástico para resíduos
- Higienize as mãos e calce as luvas de procedimento (consulte *Higienização das mãos*, p. 10)
- Auxilie o paciente a se vestir e/ou coloque a fralda descartável
- Deixe o paciente confortável
- Recolha o material do quarto, mantendo a unidade organizada
- Encaminhe o material para o expurgo e descarte os resíduos na lixeira para lixo infectante
- Lave a bandeja com água e sabão, seque com papel-toalha e passe álcool a 70%
- Retire as luvas de procedimento e descarte-os como lixo infectante
- Higienize as mãos (consulte *Higienização das mãos*, p. 10)
- Cheque no prontuário. Anote o volume de urina retirado da bolsa. Assine e carimbe.

Objetivo
Retirar a sonda vesical de demora.

Aplicação
Aos pacientes com indicação médica de retirada da sonda vesical de demora.

Responsabilidade
Enfermeiros, médicos, técnicos e auxiliares de enfermagem.

Materiais
Biombo, bandeja, luvas de procedimento, gaze, seringa de 20 mℓ, saco impermeável para resíduos, material para higiene íntima e óculos de proteção.

RISCOS

Assistenciais
- Falha na identificação do paciente e do procedimento
- Troca acidental de paciente
- Não realização do procedimento
- Não conformidades relacionadas às anotações: ilegibilidade, omissão
- Trauma na uretra

Ocupacionais
- Contaminação do profissional por agentes biológicos

Ambientais
- Contaminação do meio ambiente por agentes biológicos

Recomendações

- Se houver resistência na retirada da sonda, aspire novamente o balão e verifique se existe algum volume residual. Caso continue, interrompa o procedimento e comunique ao médico para conduta
- Após a retirada da sonda, observe e anote a primeira micção espontânea
- Oriente o paciente sobre a possibilidade de retenção urinária ou de ardência ao urinar.

IRRIGAÇÃO VESICAL CONTÍNUA

Objetivo
Instilar solução para lavagem contínua da bexiga.

Aplicação
Aos pacientes que tenham prescrição médica de irrigação vesical.

Responsabilidade
Enfermeiros, técnicos e auxiliares de enfermagem.

Materiais
Bandeja, luvas de procedimento, máscara, óculos de proteção, luva estéril, gaze estéril, biombo, suporte de soro, clorexidina alcoólica, frasco de solução fisiológica 0,9%, equipo de macrogotas, impresso para registro e cálice graduado.

Descrição e sequência dos passos

- Confirme o paciente e o procedimento a ser realizado
- Reúna o material e leve ao quarto do paciente
- Explique o procedimento ao paciente e ao acompanhante
- Posicione o biombo e feche a porta do quarto
- Higienize as mãos e calce as luvas de procedimento (consulte *Higienização das mãos*, p. 10)
- Esvazie o coletor de urina de sistema fechado
- Registre o volume na planilha de controle de irrigação vesical
- Higienize as mãos (consulte *Higienização das mãos*, p. 10)
- Coloque o frasco de SF 0,9% no suporte de soro (prefira frascos com volume maior, como 1.000 mℓ)
- Coloque a clorexidina alcoólica nas gazes
- Higienize as mãos e calce luvas estéreis (consulte *Higienização das mãos*, p. 10)
- Faça antissepsia na conexão entre a terceira via da sonda e a tampa de oclusão da via, com gazes embebidas em clorexidina alcoólica
- Desconecte o oclusor da terceira via da sonda e retire a tampa do equipo do soro
- Conecte o equipo na terceira via da sonda
- Controle o gotejamento
- Retire as luvas estéreis
- Higienize as mãos e calce as luvas de procedimento (consulte *Higienização das mãos*, p. 10)
- Auxilie o paciente a se vestir e/ou coloque a fralda descartável

- Deixe o paciente confortável
- Recolha o material do quarto, mantendo a unidade organizada
- Encaminhe o material para o expurgo e despreze os resíduos em local apropriado
- Lave a bandeja com água e sabão, seque com papel-toalha e passe álcool a 70%
- Descarte as luvas estéreis como lixo infectante
- Higienize as mãos (consulte *Higienização das mãos*, p. 10)
- Cheque em prontuário, anote o procedimento registrando a hora, o aspecto e a coloração da urina. Registre o volume instalado na planilha de controle de irrigação vesical. Assine e carimbe.

RISCOS

Assistenciais
- Falha na identificação do paciente e do procedimento
- Troca acidental de paciente
- Não realização do procedimento
- Não conformidades relacionadas às anotações: ilegibilidade, omissão
- Contaminação do sistema fechado
- Obstrução da sonda por gotejamento inadequado

Ocupacionais
- Contaminação do profissional por agentes biológicos

Ambientais
- Contaminação do meio ambiente por agentes biológicos

Recomendações

- Para instalar a irrigação vesical, é necessário que o paciente esteja com uma sonda vesical de três vias
- A troca do frasco de SF 0,9% deve ser feita antes do término do frasco anterior, para evitar obstrução da sonda
- A diurese deve ser desprezada da bolsa coletora quando o volume estiver com 2/3 da capacidade total e ao término do frasco de SF 0,9%, considerando a necessidade de fazer o balanço entre o volume infundido e o drenado
- O preenchimento da planilha de controle de irrigação vesical inclui o volume infundido e o volume drenado. Deve ser calculada a diurese parcial e registrado o volume de diurese no plantão
- Deve-se atentar para sinais de obstrução como distensão abdominal, dor e não drenagem na bolsa coletora. Comunique ao médico, realize medidas para desobstrução e registre o ocorrido
- Em caso de suspensão da irrigação vesical, o procedimento deve ser estéril e, após a assepsia da conexão, deve ser colocado um oclusor
- O equipo de soro deve ser trocado de acordo com as recomendações do serviço de controle de infecção hospitalar (SCIH).

Parte 4

Cuidados Respiratórios

Maria Isabel Sampaio Carmagnani
Ieda Aparecida Carneiro
Flávio Trevisani Fakih

8 Aspiração das Vias Respiratórias

ASPIRAÇÃO DE OROFARINGE E NASOFARINGE
Descrição e sequência dos passos
- Confirme o paciente e o procedimento a ser realizado
- Reúna o material em uma bandeja e leve ao quarto
- Certifique-se de que o paciente não está recebendo dieta por sonda nesse horário
- Explique o procedimento ao paciente e ao acompanhante
- Promova a privacidade do paciente
- Higienize as mãos (consulte *Higienização das mãos*, p. 10)
- Verifique a pressão arterial (consulte *Verificação da pressão arterial*, p. 125)
- Desligue a máscara ou cateter de oxigênio, se estiver em uso
- Coloque o paciente na posição semi-Fowler ou sentado, ereto, com a cabeça em hiperextensão (se não houver contraindicação)
- Coloque a bandeja na mesa de cabeceira, abra e disponha os materiais que serão utilizados
- Despeje a água destilada na cuba, abra o frasco de solução fisiológica, escolha a sonda de número adequado e deixe-a sobre a bandeja
- Adapte o vacuômetro ou aspirador ao frasco coletor
- Ajuste a pressão da fonte de aspiração entre 110 e 150 mmHg
- Higienize as mãos (consulte *Higienização das mãos*, p. 10)
- Coloque o avental descartável, os óculos protetores e a máscara descartável, e calce as luvas de procedimento
- Abaixe a grade da cama do lado em que vai se posicionar
- Abra o invólucro da sonda de aspiração sem retirá-la da embalagem
- Conecte o intermediário da sonda na extensão do aspirador
- Desligue o oxigênio, se o paciente estiver utilizando
- Lubrifique a ponta da sonda com a solução colocada na bandeja (cerca de 7 cm).

Objetivos
Manter as vias respiratórias superiores sem secreções. Complementar a aspiração das vias respiratórias inferiores. Provocar tosse para mobilizar secreções das vias respiratórias inferiores e superiores.

Responsabilidade
Enfermeiros, técnicos e auxiliares de enfermagem.

Aplicação
Pacientes adultos com acúmulo de secreções nas vias superiores, com tosse ineficaz ou dificuldade para tossir.

Materiais
Bandeja, um par de luvas para aspiração (estéril: plástica ou cirúrgica), 1 pacote de gaze estéril, sonda de aspiração nº 12 ou 14 (Figura 8.1), frasco de água destilada, uma cuba, fonte de vácuo ou aspirador portátil, sistema coletor de aspiração descartável, solução fisiológica, lenços de papel, saco de lixo pequeno, equipamentos de proteção individual (EPI: óculos de proteção, avental e máscara descartável), papel-toalha, esfigmomanômetro e estetoscópio.

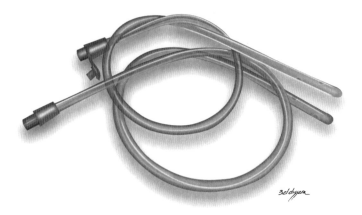

Figura 8.1 Sondas de aspiração.

Aspiração de orofaringe

- Pegue a sonda estéril com a mão dominante e utilize a outra mão para clampear a borracha do intermediário
- Introduza a sonda na boca do paciente ao longo da linha da gengiva, até a faringe (cerca de 12 cm)
- Retire a sonda, aplicando pressão, fazendo movimentos rotatórios até que a secreção seja removida (tome cuidado para que a ponta da sonda não faça invaginação na mucosa oral)
- Dê intervalos de pelo menos 1 min para o paciente tossir; ofereça-lhe lenços de papel para limpar as secreções. Se ele apresentar náuseas, suspenda o procedimento
- Lave a sonda com água destilada e limpe a ponta com gaze
- Aspire a boca com movimentos suaves, retirando a secreção
- Lave a sonda e a extensão do aspirador até que estejam limpos
- Retire as luvas e higienize as mãos
- Limpe o rosto do paciente e ajude-o fazer a higiene oral
- Reposicione o oxigênio conforme a prescrição
- Observe sinais de desconforto respiratório e meça a pressão arterial.

Aspiração de nasofaringe

- Remova o oxigênio, se o paciente estiver utilizando
- Introduza a sonda por uma das narinas cerca de 16 cm, da ponta do nariz à base da orelhas, e retirando-a com movimentos rotatórios e aplicando vácuo
- Dê intervalos de pelo menos 1 min para o paciente tossir, ofereça-lhe lenços de papel e um saco de lixo pequeno para o descarte dos lenços
- Repita o procedimento até reduzir a quantidade de secreção. Se o paciente sentir náuseas ou mal-estar, retire a sonda e ligue o oxigênio
- Retire a sonda enrolando-a ao redor dos dedos da mão dominante; retire a luva, invertendo-a de modo que a sonda fique

dentro da luva. Retire a outra luva da mesma maneira, colocando-as no saco de lixo
- Higienize as mãos
- Desligue o aspirador, limpe o rosto do paciente com lenços de papel ou com uma toalha de rosto. Se necessário, faça higiene oral
- Ligue o oxigênio conforme a prescrição médica (mantenha a cabeceira elevada)
- Mantenha o local organizado
- Calce as luvas de procedimento e recolha o material
- Encaminhe-os ao expurgo, despreze os resíduos
- Deixe o quarto em ordem
- Retire as luvas e descarte-as
- Lave a bandeja com água e sabão, seque com papel-toalha e faça desinfecção com álcool etílico a 70%
- Higienize as mãos (consulte *Higienização das mãos*, p. 10)
- Faça as anotações de enfermagem em impresso próprio, informando o horário, quantidade (estimada) de secreção aspirada e seu aspecto. Anote a frequência respiratória, a pressão arterial e se houve intercorrências. Assine e carimbe as anotações.

RISCOS

Assistenciais
- Lesão nas mucosas (narinas, faringe e cavidade bucal)
- Vômitos

Ocupacionais
- Acidentes e contaminação do profissional por agentes químicos e biológicos

Ambientais
- Contaminação do meio ambiente por agentes químicos e biológicos

Recomendações

- As aspirações orofaríngeas e nasofaríngeas são indicadas para pacientes com dificuldade para tossir ou expelir secreções e para completar a aspiração das vias respiratórias inferiores
- Conforme a recomendação do Centers for Disease Control and Prevention (CDC), as vias respiratórias superiores devem ser aspiradas antes das inferiores, pois, ao aspirar o tubo, o reflexo da deglutição é estimulado e boa parte da secreção que estava acumulada na parte superior do balonete acaba escorrendo para dentro dos brônquios. Esta é considerada uma medida não farmacológica de controle de infecções.

Objetivos
Remover as secreções traqueobrônquicas e melhorar a ventilação pulmonar.

Aplicação
Aos pacientes adultos, sem ventilação mecânica, com prescrição médica.

Responsabilidade
Enfermeiros.

Materiais
Um par de luvas para aspiração (estéril: plástica ou cirúrgica), 1 pacote de gaze estéril, sonda de aspiração nº 12 ou 14, fonte de vácuo ou aspirador portátil, sistema coletor de aspiração descartável, água destilada, lubrificante hidrossolúvel, cuba, bandeja, equipamento de proteção individual (EPI: óculos de proteção, avental e máscara descartável), papel-toalha, lenços de papel, saco de lixo pequeno, esfigmomânometro, estetoscópio, oxímetro de pulso, cabo do sensor e sensor.

ASPIRAÇÃO NASOTRAQUEAL
Descrição e sequência dos passos

- Confirme o paciente e o procedimento a ser realizado
- Higienize as mãos (consulte *Higienização das mãos*, p. 10)
- Reúna o material em uma bandeja e leve ao quarto do paciente
- Explique o procedimento ao paciente e ao acompanhante
- Faça ausculta nos pulmões e traqueia com o estetoscópio
- Verifique a pressão arterial (consulte *Verificação da pressão arterial*, p. 125)
- Instale um oxímetro de pulso (consulte *Verificação e cuidados com oximetria de pulso*, p. 135)
- Coloque o paciente na posição de semi-Fowler ou sentado, ereto, com a cabeça em hiperextensão (se não houver contraindicação)
- Coloque a bandeja na mesa de cabeceira, dispondo os materiais que serão utilizados; abra a ampola do lubrificante, despeje a água esterilizada em uma cuba. Abra o invólucro da sonda, mantendo-a na embalagem para não contaminar
- Adapte o vacuômetro ou aspirador ao frasco coletor
- Coloque a máscara descartável, os óculos protetores, as luvas de procedimento e o avental descartável
- Abaixe a grade da cama do lado em que vai se posicionar
- Faça hiperoxigenação durante 30 a 60 s antes da aspiração e nos intervalos (utilize o suporte ventilatório prescrito ou a bolsa inflável conectada em oxigênio)
- Regule a pressão do aspirador/vacuômetro (entre 110 e 150 mmHg)
- Coloque papel-toalha no tórax do paciente
- Higienize as mãos e calce a luva estéril na mão dominante (consulte *Higienização das mãos*, p. 10)
- Cubra a parte distal da sonda com o lubrificante hidrossolúvel (6 a 8 cm)
- Segure a sonda com a mão dominante e a extensão de látex com a mão não dominante e fixe a sonda
- Introduza delicadamente a sonda em uma das narinas; solicite que o paciente inspire profundamente (não aplique pressão no vacuômetro enquanto está introduzindo a sonda). Aguarde ocorrer a estimulação do reflexo da tosse; se houver resistência, remova um pouco a sonda e torne a introduzi-la quando o paciente inspirar
- Aplique pressão enquanto retira a sonda em movimentos circulares, não ultrapasse 15 s
- Estimule o paciente a tossir e a expelir as secreções após cada aspiração (ofereça lenços de papel se ele estiver expectorando)
- Repita a aspiração por duas ou três vezes, com intervalos de 30 s; forneça oxigênio nesses períodos
- Limpe a sonda e a extensão de látex com água estéril nos intervalos de cada aspiração
- Verifique a saturação de oxigênio no monitor e observe sinais de ansiedade, aflição ou asfixia no paciente. Na presença desses

sinais, retire a sonda, forneça oxigênio, verifique a pressão arterial e solicite a presença do médico de plantão
- Aspire as secreções da boca do paciente somente ao final, fazendo sucção suave
- Lave a extensão do aspirador com solução estéril e despreze a sonda, enrolando-a na mão e puxando a luva sobre ela; desligue a fonte de aspiração
- Higienize as mãos e calce luvas de procedimento (consulte *Higienização das mãos*, p. 10)
- Limpe o rosto do paciente e faça higiene oral (consulte *Higienização da cavidade oral*, p. 16)
- Instale o oxigênio via cateter ou máscara, se estiver prescrito
- Faça ausculta da traqueia e pulmões e verifique a pressão arterial
- Desligue o oxímetro e retire do dedo do paciente o cabo com o sensor, se a saturação de oxigênio estiver de acordo com a normalidade
- Levante a grade lateral da cama
- Deixe o paciente confortável, em posição de semi-Fowler (cabeceira elevada em 30° ou mais)
- Mantenha o local organizado
- Calce as luvas de procedimento, recolha o material, encaminhe-o ao expurgo e despreze os resíduos
- Retire as luvas e descarte-as
- Lave a bandeja com água e sabão, seque com papel-toalha e faça desinfecção com álcool etílico a 70%
- Higienize as mãos (consulte *Higienização das mãos*, p. 10)
- Faça as anotações de enfermagem em impresso próprio, informando o horário, a quantidade (estimada) de secreção aspirada e seu aspecto. Anote a saturação de oxigênio, a frequência respiratória, a pressão arterial e se houve intercorrências. Assine e carimbe suas anotações.

RISCOS

Assistenciais
- Infecção, por manipulação inadequada
- Hipoxemia e hipotensão arterial
- Arritmia cardíaca
- Broncoespasmo

Ocupacionais
- Acidentes e contaminação do profissional por agentes químicos e biológicos

Ambientais
- Contaminação do meio ambiente por agentes químicos e biológicos

Recomendações

- A aspiração nasotraqueal requer algumas condições e cuidados. É importante que o paciente esteja hidratado, para que a secreção esteja mais fluida, e que ele tenha compreendido as orientações e colabore com as solicitações do enfermeiro. Pode ocorrer fechamento da glote, impedindo a passagem da sonda,

mas não force-a: faça uma pausa e solicite que o paciente inspire novamente, o que facilitará sua introdução
- Quando estiver prescrita inalação, faça o procedimento antes da aspiração. Programe-a em horários distantes das refeições
- Quando realizar a aspiração nasotraqueal, mantenha o carrinho de parada cardiorrespiratória no local do procedimento. Esteja muito atento às reações do paciente; pode ocorrer broncospasmo e hipoxemia, que podem levar a óbito se o paciente não for atendido imediatamente
- Não existe contraindicação absoluta para aspiração da traqueia, porém, algumas patologias ou situações representam maior risco: pressão intracraniana elevada, pós-operatórios de cirurgias cranianas de fossa posterior, crises de broncospasmo e plaquetopenia grave. Cabe ao médico do paciente julgar o risco-benefício
- O procedimento deve ser realizado, preferencialmente, com a ajuda de outro profissional
- O frasco coletor de secreção de vias respiratórias descartável deve ser trocado quando atingir cerca de 2/3 de sua capacidade. Quando for utilizado o frasco de vidro, esvazie-o sempre que atingir 2/3 de sua capacidade e substitua-o por outro frasco

ASPIRAÇÃO DA CÂNULA ENDOTRAQUEAL

Descrição e sequência dos passos

- Confirme o paciente e o procedimento
- Reúna o material na bandeja e leve ao quarto do paciente
- Explique o procedimento ao paciente e ao acompanhante
- Certifique-se de que o paciente não está recebendo dieta enteral
- Promova a privacidade do paciente
- Faça ausculta nos pulmões e na traqueia com o estetoscópio
- Verifique a pressão arterial (consulte *Verificação da pressão arterial*, p. 125)
- Instale um oxímetro de pulso (consulte *Verificação e cuidados com oximetria de pulso*, p. 135)
- Higienize as mãos (consulte *Higienização das mãos*, p. 10)
- Coloque avental e máscara descartável, óculos de proteção e luvas de procedimento
- Abaixe a grade da cama do lado em que vai se posicionar
- Posicione o paciente em decúbito dorsal, com elevação da cabeceira em 30 a 40°
- Proteja o tórax do paciente com papel-toalha
- Faça hiperoxigenação durante 30 a 60 s antes da aspiração, de acordo com o suporte ventilatório a que o paciente estiver submetido
- Abra o material, com técnica estéril, sobre a mesa auxiliar
- Abra o invólucro da sonda e encaixe a extremidade com adaptador à extensão do sistema coletor de aspiração, já conectado ao vácuo, mantendo a extremidade com orifícios protegida com o invólucro

---

Objetivo
Manter as vias respiratórias desobstruídas, proporcionando conforto ventilatório e diminuindo o risco de infecção.

Aplicação
Pacientes adultos entubados, com ou sem ventilação mecânica.

Responsabilidade
Enfermeiros, técnicos e auxiliares de enfermagem.

Materiais
Bandeja, sondas de aspiração nº 12 ou 14, luvas de procedimento, luvas estéreis, água destilada (250 mℓ), cuba esterilizada, fonte de vácuo ou aspirador portátil, sistema coletor de aspiração descartável ou frasco de aspiração, óculos de proteção lateral, avental e máscara descartável, álcool etílico a 70%, gaze estéril, estetoscópio, esfigmomanômetro, oxímetro de pulso, cabo, sensor e papel-toalha.

- Ligue e ajuste a pressão do vácuo (de 110 a 150 mmHg)
- Calce a luva estéril na mão dominante
- Segure o tubo firmemente, para que não exteriorize, e desconecte-o do circuito ventilatório (se o paciente estiver em ventilação mecânica)
- Feche o vácuo da sonda com o polegar (ou dobre o látex extensor) e introduza a sonda através do tubo até sua extensão completa somada a seu adaptador
- Abra o vácuo com o polegar (ou reduza a dobra do látex extensor) e retire a sonda em movimentos circulares, propiciando aspiração de secreção existente, entre 10 e 15 s
- Ofereça o máximo aporte de oxigênio (se paciente em ventilação mecânica, conecte ao ventilador)
- Deixe o paciente descansar 20 a 30 s antes de fazer outra aspiração
- Repita o procedimento de aspiração quantas vezes forem necessárias para a higiene brônquica
- Reajuste a fração de oferta de oxigênio ao nível estabelecido antes do procedimento
- Verifique a saturação do oxigênio, a frequência respiratória e a pressão arterial. Realize a ausculta pulmonar
- Aspire a boca do paciente se houver secreções e faça higiene oral (consulte *Higienização da cavidade oral*, p. 16)
- Retire as luvas e descarte-as junto com os materiais descartáveis em saco plástico próprio para resíduos
- Deixe o paciente confortável, em posição de semi-Fowler (cabeceira elevada 30° ou mais)
- Levante a grade lateral da cama
- Mantenha o local organizado
- Calce as luvas de procedimento para recolher o material
- Recolha o material, encaminhe-o ao expurgo e despreze os resíduos
- Retire as luvas e descarte-as
- Lave a bandeja com água e sabão, seque com papel-toalha e faça desinfecção com álcool etílico a 70%
- Higienize as mãos (consulte *Higienização das mãos*, p. 10)
- Faça as anotações de enfermagem em impresso próprio, informando o horário, a quantidade (estimada) de secreção aspirada e seu aspecto. Anote também a saturação de oxigênio, a frequência cardíaca e respiratória, a pressão arterial e as intercorrências. Assine e carimbe suas anotações.

RISCOS

Assistenciais
- Hipoxemia
- Hipotensão
- Alterações do ritmo cardíaco
- Saída acidental do tubo
- Lesão na traqueia e pneumonia por falhas na manipulação das sondas de aspiração ou por utilização de material inadequado

Ocupacionais
- Acidentes e contaminação do profissional por agentes químicos e biológicos

Ambientais
- Contaminação do meio ambiente por agentes químicos e biológicos

Recomendações

- Sempre que possível, realize o procedimento com o auxílio de outro profissional
- A aspiração em pacientes com ventilação mecânica pode ser aberta ou fechada:
  - Aberta: a cada aspiração, usa-se um cateter novo, desconectando-se o paciente do ventilador para realizar o procedimento
  - Fechada: utiliza-se o mesmo cateter, protegido por uma bainha plástica, e não se desconecta o paciente do ventilador. Vantagem: menor risco de hipoxemia, arritmias e contaminação. Causa menos distúrbios fisiológicos (aumento da PA e da FC e queda da saturação). A sonda pode ser trocada a cada 24 h ou mais, de acordo com o fabricante, em vez de uma a cada aspiração, sem aumentar o risco de infecção respiratória (confirme o prazo correto com o fabricante do produto)
- O tamanho da sonda de aspiração não deve exceder 50% do orifício do tubo traqueal
- As sondas traqueais devem ser maleáveis, com três orifícios na extremidade distal, dispostos lateralmente e na ponta, a fim de evitar a aspiração da mucosa da traqueia
- Para evitar hipoxemia, deve-se realizar hiperoxigenação durante 30 a 60 s, antes da aspiração, de acordo com o suporte ventilatório do paciente. Se o paciente não estiver em ventilação mecânica, utilize uma bolsa inflável (Ambu®) conectada em oxigênio
- Não introduza a sonda além do comprimento do tubo, para não provocar lesão na mucosa da traqueia
- Mantenha o monitoramento de oximetria de pulso e avalie as reações do paciente, como dor ou desconforto respiratório, taquicardia e arritmias. Quedas da saturação de oxigênio e da pressão arterial estão associadas à aspiração
- Evite instilar solução fisiológica durante a aspiração traqueal; essa prática não é recomendada rotineiramente
- Conforme a recomendação do Centers for Disease Control and Prevention (CDC), as vias respiratórias superiores devem ser

aspiradas antes das inferiores, pois, ao aspirar o tubo, o reflexo da deglutição é estimulado e boa parte da secreção acumulada na parte superior do balonete acaba escorrendo para dentro dos brônquios. Esta é considerada uma medida não farmacológica de controle de infecções
- Para melhor eficácia na aspiração, a cabeça do paciente deve ser lateralizada para a direita para aspiração do brônquio esquerdo, e ao contrário, para aspiração do brônquio direito, com cuidado para não deslocar a cânula endotraqueal (Figura 8.2)
- Não há contraindicações absolutas para a aspiração, mas algumas patologias são consideradas de risco: pressão intracraniana elevada, neurocirurgias de fossa posterior ou tronco cerebral e broncospasmo. Essas situações devem ser avaliadas pelo médico
- O frasco coletor de secreção de vias respiratórias descartável deve ser trocado quando atingir cerca de 2/3 de sua capacidade. Quando utilizado o frasco de vidro, esvazie-o sempre que atingir 2/3 de sua capacidade e substitua-o por outro.

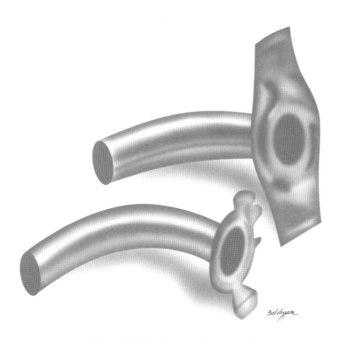

Figura 8.2 Cânula traqueal e mandril.

Objetivo
Manter as vias respiratórias desobstruídas.

Aplicação
Aos pacientes internados e de pronto-atendimento, portadores de uma traqueostomia em ventilação mecânica ou não, com prescrição médica e/ou de enfermagem.

Responsabilidade
Enfermeiros, técnicos e auxiliares de enfermagem.

Materiais
Bandeja, sonda de aspiração nº 12, 14 ou 16, luvas de procedimento, luvas de toque estéril, gaze estéril, vacuômetro ou aspirador, frasco de aspiração, máscara cirúrgica descartável, avental descartável e óculos de proteção lateral, gazes, ampolas de soro fisiológico, álcool etílico a 70%, estetoscópio, esfigmomanômetro, oxímetro de pulso e papel-toalha.

ASPIRAÇÃO DA CÂNULA DE TRAQUEOSTOMIA

Descrição e sequência dos passos

- Confirme o paciente e o procedimento a ser realizado
- Higienize as mãos (consulte *Higienização das mãos*, p. 10)
- Reúna o material na bandeja e leve para o quarto do paciente
- Explique o procedimento ao paciente
- Certifique-se de que o paciente não esteja recebendo dieta enteral
- Promova a privacidade do paciente fechando a porta do quarto
- Adapte o vacuômetro, o frasco coletor e a sonda de aspiração, sem retirá-la completamente da embalagem
- Coloque máscara descartável, avental e óculos de proteção lateral
- Posicione o paciente em posição de semi-Fowler
- Higienize as mãos (consulte *Higienização das mãos*, p. 10)
- Calce as luvas de procedimento
- Verifique a pressão do aspirador (manter entre 110 e 150 mmHg)
- Calce a luva de toque estéril na mão que irá segurar o cateter de aspiração ou segure o cateter envolvido em uma gaze estéril
- Solicite que o paciente faça uma inspiração profunda (quando possível), e realize uma hiperoxigenação de acordo com o suporte ventilatório prescrito pelo médico
- Introduza a sonda, sem aplicar sucção, por cerca de 12 a 14 cm (2 a 3 cm além do comprimento da cânula)
- Aplique a sucção fazendo movimentos rotatórios enquanto retira o cateter da traqueia
- Não aplique sucção por mais de 15 s seguidos
- Deixe o paciente descansar 20 a 30 s antes de repetir o procedimento, se necessário
- Observe a quantidade e as características da secreção
- Despreze a sonda enrolando-a em uma das mãos e puxando a luva sobre a sonda
- Realize a ausculta pulmonar e observe frequência respiratória e saturação do oxigênio
- Faça uma higiene com gazes e soro fisiológico ao redor da traqueostomia e troque as gazes embaixo das abas da cânula e o cadarço, se estiver sujo
- Retire as luvas de procedimento
- Deixe o paciente em posição confortável
- Recolha o material do quarto, mantendo a unidade organizada
- Lave a bandeja com água e sabão, seque com papel-toalha e passe álcool etílico a 70%
- Higienize as mãos (consulte *Higienização das mãos*, p. 10)
- Faça as anotações de enfermagem em impresso próprio, informando horário, quantidade (estimada) de secreção aspirada e seu aspecto. Anote intercorrências, assine e carimbe.

RISCOS

Assistenciais
- Saída acidental da cânula
- Lesão da pele ao redor da traqueostomia
- Lesão na traqueia
- Infecção por falha na manipulação ao aspirar
- Broncospasmo
- Hipotensão

Ocupacionais
- Acidentes e contaminação do profissional por agentes químicos e biológicos

Ambientais
- Contaminação do meio ambiente por agentes químicos e biológicos

Recomendações

- A realização da traqueostomia pode ocorrer na sala de emergência, na unidade de terapia intensiva (UTI) – para substituir o tubo pela cânula de traqueostomia em pacientes que estão em ventilação mecânica há mais de 2 semanas – ou no centro cirúrgico – em razão de traumas ou doenças da cabeça e pescoço. Parte desses pacientes portará estoma traqueal para o resto da vida
- Existem vários modelos de cânulas de traqueostomia. Quando o paciente está em ventilação mecânica, a cânula tem um balonete (*cuff*) que fica insuflado, permitindo a aplicação de pressão positiva sem perda de volume corrente e impedindo a broncoaspiração. A pressão do balonete é mensurada por um aparelho manual chamado cuffômetro, e a pressão deve ser mantida em 25 cmH_2O. O controle deve ser feito várias vezes ao dia, se necessário. Pressões menores que 20 cmH_2O podem provocar broncoaspiração, e pressões maiores que 30 cmH_2O diminuem a perfusão da traqueia
- As cânulas de metal são as mais utilizadas para pacientes que não precisam mais de ventilação artificial, sobretudo naqueles com traqueostomia definitiva. Nesse caso, além da aspiração, é possível retirar a cânula interna, ou a subcânula, lavá-la em água corrente e recolocá-la, diminuindo a quantidade de secreção – podendo ser manipulada pelo próprio paciente após a alta hospitalar
- A aspiração da traqueostomia deve ser realizada sempre que houver sinais sugestivos da presença de secreção, como sons detectados na ausculta pulmonar e secreção visível na cânula
- Observe o paciente durante o procedimento, oxigenando-o, se necessário. Se não estiver em ventilação mecânica, faça inalação com solução fisiológica a 0,9% antes de aspirar, para fluidificar as secreções
- Utilize fluido estéril ao lavar a sonda de aspiração
- Descarte as sondas de PVC após o uso
- Em adultos, a pressão para aspiração recomendada é de 110 a 150 mmHg
- Observe a presença de cianose, queda da saturação, presença de sangramento e alterações no nível de consciência antes, durante e após o procedimento

Objetivo
Prevenir o deslocamento ou saída acidental cânula de traqueostomia ou do tubo traqueal.

Aplicação
Aos pacientes internados, portadores de cânula de traqueostomia ou tubo endotraqueal, em ventilação mecânica ou não.

Responsabilidade
Enfermeiros e técnicos de enfermagem.

Materiais
Cadarço, tesoura, gaze não estéril, cuba-rim, luva de procedimento, água morna, sabonete líquido e saco plástico para lixo.

- O frasco de aspiração e o intermediário devem ser lavados a cada plantão e sempre que houver necessidade de aspirar secreção e realizar ausculta.

FIXAÇÃO DA CÂNULA DE TRAQUEOSTOMIA E DO TUBO ENDOTRAQUEAL

Descrição e sequência dos passos

Cânula de traqueostomia

- Confirme o paciente e o procedimento a ser realizado
- Reúna o material na bandeja e leve-a ao quarto do paciente
- Explique o procedimento ao paciente e ao acompanhante
- Higienize as mãos (consulte *Higienização das mãos*, p. 10)
- Calce as luvas de procedimento
- Abaixe a grade da cama do lado em que vai se posicionar
- Posicione o paciente em decúbito dorsal com a cabeceira elevada a 30°
- Retire as gazes e coloque no saco de lixo; mantenha o cadarço até colocar o outro
- Limpe a área ao redor da traqueostomia com água morna, gaze e sabonete líquido
- Segue com gaze e retire as luvas de procedimento
- Higienize as mãos (consulte *Higienização das mãos*, p. 10)
- Seque com gaze e corte o cadarço
- Passe o cadarço na parte posterior do pescoço e mantenha-o centralizado
- Passe uma ponta do cadarço na abertura lateral da cânula em ambos os lados (entrando pela abertura posterior e saindo pela anterior)
- Ajuste o cadarço deixando cerca de 1 cm de folga
- Junte as duas pontas e faça um laço na região posterior do pescoço ou na região lateral
- Coloque gaze embaixo da parte lateral direita e esquerda da cânula para proteção da pele
- Deixe o paciente em posição confortável
- Levante a grade lateral da cama
- Calce as luvas de procedimento e recolha o material
- Encaminhe ao expurgo e despreze os resíduos
- Retire as luvas de procedimento
- Lave a bandeja com água e sabão, seque com papel-toalha e faça desinfecção com álcool etílico a 70%
- Retire as luvas de procedimento e coloque-as no saco de lixo
- Higienize as mãos (consulte *Higienização das mãos*, p. 10)
- Faça as anotações de enfermagem em impresso próprio, informando o horário, o aspecto da pele ao redor da traqueostomia e se houve intercorrências. Assine e carimbe.

Tubo endotraqueal

- Confirme o paciente e o procedimento a ser realizado
- Reúna o material na bandeja e leve para o quarto do paciente

- Explique o procedimento ao paciente e ao acompanhante
- Promova a privacidade do paciente, utilizando biombo ou fechando a porta do quarto
- Higienize as mãos (consulte *Higienização das mãos*, p. 10)
- Calce as luvas de procedimento
- Abaixe a grade da cama do lado em que vai se posicionar
- Corte o cadarço do tamanho adequado
- Segure o tubo para evitar seu deslocamento, posicionando-o na altura da arcada dentária
- Dobre o cadarço ao meio formando uma alça, passe essa alça em volta do tubo na altura da arcada dentária e faça três nós sem ocluir a sua luz
- Passe uma das tiras ao redor da cabeça do paciente e amarre as duas pontas
- Verifique se a fixação está adequada e retire a anterior, desprezando-a no saco de lixo
- Coloque gaze ao redor do cadarço e em cima das orelhas para não machucar a pele
- Deixe o paciente em posição confortável
- Levante a grade lateral da cama
- Retire as luvas de procedimento e coloque-as no saco de lixo
- Higienize as mãos (consulte *Higienização das mãos*, p. 10)
- Mantenha o quarto organizado
- Calce as luvas de procedimento e recolha o material
- Encaminhe ao expurgo e despreze os resíduos
- Retire as luvas de procedimento
- Lave a bandeja com água e sabão, seque com papel-toalha e faça desinfecção com álcool etílico a 70%
- Higienize as mãos (consulte *Higienização das mãos*, p. 10)
- Faça as anotações de enfermagem em impresso próprio, informando o horário e a posição do tubo orotraqueal na altura da arcada dentária. Assine e carimbe suas anotações.

RISCOS

Assistenciais
- Deslocamento ou saída acidental da cânula ou do tubo orotraqueal
- Lesões nas regiões labial, no pavilhão auricular e no pescoço provocadas pela compressão do cadarço

Ocupacionais
- Acidentes e contaminação do profissional por agentes químicos e biológicos

Ambientais
- Contaminação do meio ambiente por agentes químicos e biológicos

Recomendações

- A troca do cadarço deve ser realizada 1 vez/dia e sempre que for necessário
- Em pacientes com tubo orotraqueal, deve-se realizar a troca do cadarço após higiene oral
- Os pacientes entubados ou com cânula de traqueostomia devem ser bem orientados a não puxar o cadarço.

9 Drenagem Torácica

AUXÍLIO NA DRENAGEM TORÁCICA
Descrição e sequência dos passos
- Confirme o paciente e o procedimento a ser realizado
- Higienize as mãos (consulte *Higienização das mãos*, p. 10)
- Reúna o material na bandeja e leve para sala de procedimentos/quarto do paciente
- Oriente o paciente e o acompanhante quanto ao procedimento
- Posicione o paciente na posição dorsolateral, empregando um coxim de apoio e expondo o lado a ser drenado
- Auxilie na paramentação da equipe
- Abra o material descartável, em mesa auxiliar, com técnica estéril, sobre o campo estéril
- Coloque a clorexidina alcoólica nas gazes dentro da cúpula
- Auxilie na antissepsia ampla do hemitórax a ser drenado com clorexidina alcoólica
- Auxilie durante a aplicação de anestésico e durante a drenagem na orientação e contenção do paciente
- Preencha o frasco de drenagem com água estéril até que a extremidade do dreno fique submersa (aproximadamente 4 cm)
- Entregue o frasco de drenagem ao médico para que ele conecte o sistema de drenagem ao dreno
- Observe se há oscilação ou saída de sangue ou líquido pelo dreno e borbulhas pela saída de ar
- Mantenha o sistema sob o leito, seguro com suporte apropriado, em nível sempre abaixo do tórax do paciente, para não virar
- Deixe o paciente em posição confortável
- Recolha o material do quarto, mantendo a unidade organizada
- Encaminhe o material permanente e o resíduo para o expurgo
- Lave a bandeja com água e sabão, seque com papel-toalha e passe álcool a 70%
- Higienize as mãos (consulte *Higienização das mãos*, p. 10)
- Anote o auxílio ao procedimento realizado em relação ao aspecto e à quantidade do líquido drenado no prontuário do paciente.

Objetivo
Auxiliar o médico durante o procedimento cirúrgico de drenagem torácica para descompressão da cavidade pleural causada por entrada de ar (pneumotórax), sangue (hemotórax) ou líquido (derrame pleural).

Aplicação
Aos pacientes internados e de pronto-atendimento com pneumotórax ou hemotórax.

Responsabilidade
Médicos, enfermeiros, técnicos e auxiliares de enfermagem.

Materiais
Mesa auxiliar, bandeja, 1 LAP (aventais, compressas e campos estéreis, campo fenestrado), gazes esterilizadas, caixa de pequena cirurgia, cúpula, luvas cirúrgicas, clorexidina alcoólica, 2 seringas de 10 mℓ, 1 agulha: 30 mm × 7 mm; 40 mm × 12 mm e 13 mm × 4,5 mm; 1 *kit* de dreno torácico, frasco de solução anestésica sem vasoconstritor, 2 fios de sutura nylon 3-0, 1 lâmina de bisturi nº 11 ou 15, água esterilizada, adesivo hipoalergênico, um pedaço de fita adesiva para anotar a drenagem no frasco, óculos de proteção.

RISCOS

Assistenciais
- Troca acidental de paciente
- Infecção no local de inserção
- Lesões em estruturas torácicas
- Sangramento local

Ocupacionais
- Contaminação do profissional por agentes biológicos

Ambientais
- Contaminação do meio ambiente por agentes biológicos

Recomendações

- Após a drenagem, ao mobilizar o paciente fora do leito, abra a pinça e pince o dreno quando o paciente estiver posicionado, deixando o frasco de drenagem cerca de 60 a 90 cm abaixo do nível da caixa torácica
- Evite pinçar o dreno desnecessariamente, pelo risco de pneumotórax hipertensivo
- Verifique se o sistema está bem fechado e se as conexões estão seguras
- Ao término de cada plantão, deve-se observar e medir o volume do líquido drenado, analisando seu aspecto. O frasco de drenagem deve ser preenchido com soro fisiológico ou água esterilizada até atingir aproximadamente 4 cm do tubo de drenagem
- O selo d'água deve ser trocado a cada 24 h ou com maior frequência, se houver necessidade
- Observe o paciente e comunique a presença de qualquer sinal ou sintoma de desconforto respiratório
- Realize a fixação do dreno (com adesivo hipoalergênico)
- Troque diariamente o curativo do local de inserção do dreno e observe o aspecto da pele ao redor, verificando se há presença de secreção.

AUXÍLIO NA RETIRADA DE DRENO TORÁCICO

Descrição e sequência dos passos

- Confirme o paciente e o procedimento a ser realizado
- Reúna o material na bandeja e leve para a sala de procedimentos ou quarto do paciente
- Explique o procedimento ao paciente/acompanhante
- Promova a privacidade colocando biombo e/ou fechando a porta do quarto
- Posicione o paciente em decúbito lateral ou dorsal, expondo o lado da drenagem torácica
- Higienize eas mãos (consulte *Higienização das mãos*, p. 10)
- Abra o material solicitado sobre a mesa auxiliar em campo estéril
- Auxilie na antissepsia com clorexidina alcoólica no local de inserção do dreno
- Auxilie na retirada da sutura utilizando a lâmina de bisturi
- Oriente o paciente a inspirar profundamente e prender a respi-

---

Objetivo

Auxiliar o médico na retirada de dreno torácico.

Aplicação

Aos pacientes internados e de pronto-atendimento com pneumotórax ou hemotórax.

Responsabilidade

Enfermeiros, técnicos e auxiliares de enfermagem.

Materiais

Bandeja, gaze esterilizada, caixa de pequena cirurgia, luvas de procedimento, clorexidina alcoólica, 1 lâmina de bisturi nº 11 ou 15, adesivo hipoalergênico, mesa auxiliar, biombo.

ração durante a retirada do dreno
- Aguarde o médico tracionar o dreno com movimento circular
- Aplique imediatamente o curativo oclusivo
- Mantenha o curativo ocluído por 48 h
- Deixe o paciente em posição confortável
- Retire o material do quarto, mantendo a unidade organizada
- Lave a bandeja com água e sabão, seque com papel-toalha e passe álcool a 70%
- Higienize as mãos (consulte *Higienização das mãos*, p. 10)
- Anote o auxílio ao procedimento realizado em relação a sangramento ou drenagem residual no prontuário do paciente.

RISCOS

Assistenciais
- Infecção no local de inserção
- Lesões em estruturas torácicas
- Sangramento local

Ocupacionais
- Contaminação do profissional por agentes biológicos

Ambientais
- Contaminação do meio ambiente por agentes biológicos

Recomendações

- Deve-se manter o curativo oclusivo por 48 h para minimizar a possibilidade de entrada de ar através da parede torácica
- Verifique o curativo neste período e comunique ao médico caso apresente líquido residual drenado
- Observe e controle o padrão respiratório do paciente e comunique a presença de alterações dos sinais e saturação de O_2.

INSTALAÇÃO DE DISPOSITIVO PARA ASPIRAÇÃO CONTÍNUA EM DRENAGEM TORÁCICA

Descrição e sequência dos passos

- Confirme o paciente e o procedimento a ser realizado
- Higienize as mãos (consulte *Higienização das mãos*, p. 10)
- Explique o procedimento ao paciente/acompanhante
- Prepare o dispositivo com válvula de aspiração, colocando água esterilizada de modo que a ponta da haste longa fique imersa
- Conecte a extensão ao dispositivo com válvula de aspiração e a outra extremidade no frasco do dreno
- Instale o dispositivo com válvula de aspiração na rede de vácuo do painel de gazes
- Ajuste a aspiração segundo o valor prescrito de pressão negativa
- Observe se há oscilação no frasco do paciente e oscilação no dispositivo com válvula de aspiração
- Deixe o paciente em posição confortável
- Retire o material do quarto, mantendo a unidade organizada
- Lave a bandeja com água e sabão, seque com papel-toalha e passe álcool a 70%

Objetivo

Instalar dispositivo que possibilite a descompressão da cavidade pleural quando grandes volumes de ar ou líquido precisem ser drenados.

Aplicação

Aos pacientes internados e de pronto-atendimento com drenagem de tórax.

Responsabilidade

Enfermeiros, técnicos e auxiliares de enfermagem.

Materiais

Dispositivo com válvula de aspiração, frasco de água destilada, pacote de curativo, extensão de látex ou silicone, vacuômetro.

- Higienize as mãos (consulte *Higienização das mãos*, p. 10)
- Anote o procedimento realizado no prontuário do paciente.

RISCOS

Assistenciais
- Desconforto do paciente quanto ao desajuste da pressão aplicada ao dispositivo
- Falha na identificação do paciente e do procedimento
- Troca acidental de paciente
- Não realização do procedimento
- Não conformidades relacionadas às anotações: ilegibilidade, omissão

Ocupacionais
- Contaminação do profissional por agentes biológicos

Ambientais
- Contaminação do meio ambiente por agentes biológicos

Recomendações

- A pressão de aspiração não deve ultrapassar 20 a 25 cmH$_2$O
- A ordenha de dreno está indicada para casos em que haja drenagem de conteúdo hemático com formação de coágulos
- A ordenha pode ser realizada com o auxílio de uma pinça de ordenha ou com as mãos, com o colabamento do sistema com gaze embebida em álcool: uma mão colaba o sistema próximo ao dreno e permanece fixa, e a outra desliza pelo látex, promovendo a sucção para retirada do coágulo.

TROCA DE FRASCO DE DRENAGEM TORÁCICA

Descrição e sequência dos passos

- Confirme o paciente e o procedimento a ser realizado
- Oriente o paciente/acompanhante sobre o procedimento
- Reúna todo material na bandeja e leve para o quarto do paciente
- Higienize as mãos (consulte *Higienização das mãos*, p. 10)
- Calce as luvas de procedimento
- Prepare o frasco coletor novo
- Coloque água esterilizada no frasco novo até assegurar a imersão de 4 cm do seu fundo
- Prenda a fita adesiva em posição vertical no frasco e marque o nível de água com um traço, anotando a data e a hora da troca
- Pince o dreno próximo ao tórax, com a pinça Kelly do pacote de curativos
- Retire o copo do frasco e coloque o novo copo do frasco preparado imediatamente, observando se está bem fechado
- Retire a pinça com o frasco de drenagem abaixo do nível do paciente
- Observe se há oscilação e drenagem e, se necessário, faça ordenha na extensão
- Posicione o frasco de modo a evitar a formação de alças (cotovelos) e coloque-o sob a cama, 60 a 90 cm abaixo do nível do tórax, devidamente protegido contra quedas acidentais pelo suporte protetor

Objetivos

Evitar refluxo do líquido, evitar infecção e medir o volume drenado.

Aplicação

Aos pacientes internados com dreno de tórax.

Responsabilidade

Enfermeiros, técnicos e auxiliares de enfermagem.

Materiais

Bandeja, *kit* de drenagem de tórax (frasco e extensão), frasco de água destilada, pedaço de fita adesiva de mais ou menos 30 cm, luvas de procedimento, pacote de pinças para curativo, suporte para posicionamento do dreno.

- Meça o volume drenado
- Retire as luvas de procedimento
- Recolha o material do quarto, mantendo a unidade organizada
- Encaminhe o material permanente e os resíduos para expurgo
- Lave a bandeja com água e sabão, seque com papel-toalha e passe álcool a 70%
- Higienize as mãos (consulte *Higienização das mãos*, p. 10)
- Cheque a prescrição médica e anote o procedimento realizado, registrando o volume, o aspecto e a coloração do líquido drenado no prontuário do paciente.

RISCOS

Assistenciais
- Entrada de ar pelo dreno durante o procedimento
- Falha na identificação do paciente e do procedimento
- Não realização do procedimento
- Não conformidades relacionadas às anotações: ilegibilidade, omissão

Ocupacionais
- Contaminação do profissional por agentes biológicos

Ambientais
- Contaminação do meio ambiente por agentes biológicos

Recomendações
- Evite trocar o sistema coletor de drenagem torácica
- Utilize técnica asséptica
- Utilize água estéril para refazer o selo d'água.

TROCA DE SELO D'ÁGUA DO FRASCO DE DRENAGEM TORÁCICA

Descrição e sequência dos passos
- Confirme o paciente e o procedimento a ser realizado
- Higienize as mãos (consulte *Higienização das mãos*, p. 10)
- Reúna o material na bandeja e leve para o quarto do paciente
- Oriente o paciente e o acompanhante sobre o procedimento
- Calce as luvas de procedimento
- Meça a quantidade de líquido no frasco coletor
- Pince a extensão do dreno próximo ao tórax, com pinça Kocher ou Kelly
- Prepare e abra o frasco de água destilada
- Desconecte o frasco coletor do dreno de tórax e proteja a ponta do frasco, evitando contaminação
- Despeje o líquido do frasco coletor do dreno na comadre
- Lave o frasco com água destilada
- Coloque água destilada novamente no frasco coletor do dreno até assegurar a imersão de 4 cm da ponta do frasco
- Conecte o frasco novamente ao sistema, observando se está bem vedado
- Prenda, a fita adesiva em posição vertical, e marque o novo nível de água com um traço, anotando a data e a hora da troca

Objetivos
Evitar refluxo do líquido, evitar infecção e medir o volume drenado.

Aplicação
Aos pacientes internados com dreno de tórax.

Responsabilidade
Enfermeiros, técnicos e auxiliares de enfermagem.

Materiais
Bandeja, frasco de água destilada, pedaço de fita adesiva de mais ou menos 30 cm, luvas de procedimento, pacote de pinças para curativo Kocher ou Kelly, comadre.

- Retire a pinça e posicione o frasco de drenagem abaixo do nível do paciente
- Observe se há oscilação e drenagem e, se necessário, faça ordenha na extensão
- Posicione o frasco, para evitar formação de alças (cotovelos), e coloque-o sob a cama, 60 a 90 cm abaixo do nível do tórax e devidamente protegido contra quedas acidentais, para dar suporte ao dreno
- Retire as luvas de procedimento
- Recolha o material do quarto, mantendo a unidade organizada
- Encaminhe o material permanente e os resíduos para o expurgo
- Lave a bandeja com água e sabão, seque com papel-toalha e passe álcool a 70%
- Higienize as mãos (consulte *Higienização das mãos*, p. 10)
- Cheque a prescrição médica e anote o procedimento realizado, registrando o volume e o aspecto do líquido drenado no prontuário do paciente. Assine e carimbe suas anotações.

RISCOS

Assistenciais
- Entrada de ar pelo dreno durante o procedimento
- Falha na identificação do paciente e do procedimento
- Não realização do procedimento
- Não conformidades relacionadas às anotações: ilegibilidade, omissão

Ocupacionais
- Contaminação do profissional por agentes biológicos

Ambientais
- Contaminação do meio ambiente por agentes biológicos

Recomendações

- Evita-se trocar o sistema coletor de drenagem torácica. Mensura-se e esvazia-se o frasco quando necessário, ou pelo menos a cada 24 h, e reutiliza-se para o mesmo paciente, e desde que seja adotada técnica asséptica e se utilizada água estéril para refazer o selo d'água.

10 Precauções

PRECAUÇÕES RESPIRATÓRIAS PARA AEROSSÓIS
Descrição e sequência dos passos

- Leia atentamente a prescrição médica e o prontuário do paciente e verifique se há confirmação ou suspeita de infecção por microrganismos disseminados por aerossóis
- Observe a identificação de "Precauções para aerossóis" na porta do quarto
- Higienize as mãos antes de entrar no quarto (consulte *Higienização das mãos*, p. 10)
- Coloque máscara N95 ou PFF2 (Figuras 10.1 e 10.2) antes de entrar no quarto:
    - Posicione corretamente os elásticos, um na região superior e outro na região inferior da cabeça, para que a máscara fique bem firme
    - Ajuste a haste metálica da máscara à parte superior do nariz (osso nasal), de modo a evitar o escape de ar
- Higienize as mãos antes de sair do quarto (consulte *Higienização das mãos*, p. 10)
- Após sair do quarto, retire a máscara e mantenha-a em local seco e limpo até a próxima utilização, lembrando que o uso da máscara é individual.

Objetivo
Prevenir a transmissão de microrganismos por aerossóis (partículas de tamanho menor ou igual a 5 micra), que permanecem suspensas no ar e podem ser dispersas a longas distâncias.

Aplicação
Aos profissionais de saúde durante a assistência a pacientes com infecção, suspeita ou confirmada, por microrganismos transmitidos por aerossóis e que necessitam de isolamento respiratório, como varicela, sarampo e tuberculose.

Responsabilidade
Enfermeiros, técnicos e auxiliares de enfermagem.

Material
Máscara tipo N95 ou PFF2 (proteção facial filtro 2).

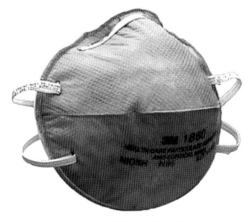

Figura 10.1 Máscara tipo N95.

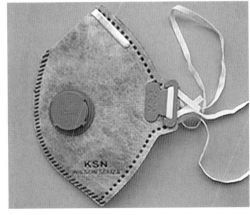

Figura 10.2 Máscara tipo PFF2.

RISCOS

Ocupacionais
- Contaminação do profissional por microrganismos disseminados por aerossóis

Recomendações

- Mantenha o paciente em quarto privativo, com pressão negativa, e filtragem do ar por meio de filtros de alta eficiência (caso seja reabsorvido para o ambiente). Devem ocorrer de 6 a 12 trocas de ar/hora. Mantenha as portas sempre fechadas. Caso não haja quartos com essas características, mantenha o paciente em quarto privativo, com as portas fechadas e as janelas abertas, de modo a permitir uma boa ventilação
- As máscaras PFF2 ou N95 podem ser reutilizadas pelo mesmo profissional por período não superior a 30 dias, desde que se mantenham íntegras, secas e limpas. Utilize a PFF2 durante a assistência a pacientes entubados, pois, pela válvula expiratória, continua ocorrendo eliminação de microrganismos no ambiente
- O transporte do paciente deve ser limitado e, quando necessário, ele deve sair do quarto usando máscara cirúrgica
- As visitas devem ser restritas e orientadas pelo enfermeiro quanto às precauções para gotículas. O familiar ou acompanhante que entrar no quarto também deverá utilizar máscara cirúrgica
- Em algumas doenças, há necessidade de associar diferentes tipos de precauções, por exemplo: em herpes zóster (em pacientes imunossuprimidos ou disseminados) e varicela, associar precaução de contato com precaução respiratória para aerossóis
- Os EPI devem ser utilizados de acordo com a indicação determinada para cada paciente, conforme as diretrizes preconizadas pelo SCIH e em conformidade com a Norma Regulamentadora nº 32 (NR32)
- A porta do quarto deve estar identificada corretamente com o tipo e os meios de precaução para aerossóis (Figura 10.3).

PRECAUÇÕES PARA AEROSSÓIS

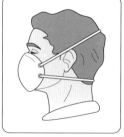

Máscara nº 95

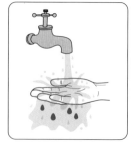

Higiene das mãos

Figura 10.3 Identificação do quarto com precauções para aerossóis.

PRECAUÇÕES RESPIRATÓRIAS PARA GOTÍCULAS
Descrição e sequência dos passos
- Leia atentamente a prescrição médica e o prontuário do paciente e verifique se há confirmação ou suspeita de infecção do paciente por microrganismos disseminados por gotículas
- Observe a identificação de "Precauções para gotículas" na porta do quarto (Figura 10.4)
- Higienize as mãos antes de entrar no quarto (consulte *Higienização das mãos*, p. 10)
- Coloque a máscara cirúrgica quando a proximidade com o paciente for menor que 1 m
- Higienize as mãos antes de sair do quarto (consulte *Higienização das mãos*, p. 10)
- Retire a máscara após sair do quarto e descarte-a em lixo comum (saco preto).

Objetivo
Prevenir transmissão de microrganismos por gotículas (gotículas com partículas de tamanho maior ou igual a 5 micra), que podem ser geradas por tosse, espirro ou conversação.

Aplicação
Aos profissionais de saúde, durante a assistência a pacientes com infecção, suspeita ou confirmada, por microrganismos transmitidos por gotículas e que necessitam de isolamento respiratório, como meningite meningocócica, rubéola, caxumba etc.

Responsabilidade
Enfermeiros, técnicos e auxiliares de enfermagem.

Material
Máscara cirúrgica.

PRECAUÇÕES PARA GOTÍCULAS

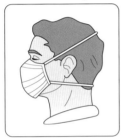
Máscara cirúrgica

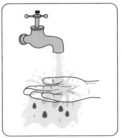
Higiene das mãos

Figura 10.4 Identificação do quarto com precauções para gotículas.

RISCOS
Ocupacionais
- Contaminação do profissional por microrganismos disseminados por gotículas

Recomendações
- Mantenha o paciente em quarto privativo individual ou, se não for possível, em quarto com outro(s) paciente(s) infectado(s) pelo mesmo microrganismo (coorte), mantendo a distância mínima de 1 m entre os leitos
- O transporte do paciente deve ser limitado e, quando necessário, ele deve sair do quarto usando máscara cirúrgica
- As visitas devem ser restritas e orientadas pelo enfermeiro quanto às precauções para gotículas. O familiar ou acompanhante que entrar no quarto também deverá utilizar máscara cirúrgica
- Os EPI devem ser utilizados de acordo com a indicação determinada para cada paciente, conforme as diretrizes preconizadas pelo SCIH e em conformidade com a NR32
- A porta do quarto deve estar identificada corretamente com o tipo e os meios de precaução para gotículas.

11 Oxigenoterapia

OXIGENOTERAPIA POR CATETER NASAL
Descrição e sequência dos passos
Preparo
- Leia atentamente a prescrição médica e verifique a prescrição de oxigenoterapia por meio de cateter nasal
- Faça a etiqueta de identificação, contendo as informações da oxigenoterapia (data e hora de instalação do cateter; fluxo de oxigênio, em ℓ/min) e do paciente (nome completo e leito)
- Faça a desinfecção da bandeja com álcool a 70%
- Reúna o material na bandeja e confira a prescrição médica
- Cole a etiqueta de identificação no frasco de umidificador
- Leve a prescrição medica e a bandeja com o material para o quarto do paciente e coloque-a na mesa auxiliar previamente limpa.

Administração
- Higienize as mãos (consulte *Higienização das mãos*, p. 10)
- Confira o nome do paciente (comparando a prescrição médica, a etiqueta de identificação do nebulizador e a pulseira de identificação)
- Apresente-se ao paciente, pergunte seu nome completo e oriente-o sobre o procedimento a ser realizado
- Eleve a cabeceira do leito (entre 30 e 45°)
- Higienize as mãos (consulte *Higienização das mãos*, p. 10)
- Calce as luvas de procedimento
- Conecte o fluxômetro no ponto de oxigênio correspondente ao leito
- Abra o frasco umidificador, coloque a solução prescrita, entre os limites máximo e mínimo indicados no frasco, e feche-o
- Conecte o frasco umidificador ao fluxômetro
- Conecte o tubo extensor ao frasco umidificador
- Coloque o paciente na posição mais adequada ao procedimento
- Limpe as narinas do paciente com gaze umedecida em solução fisiológica 0,9%
- Abra o invólucro do cateter nasal e conecte-o ao tubo extensor
- Abra a válvula da fonte de oxigênio e, então, abra o fluxômetro, regulando o fluxo de oxigênio (ℓ/min), conforme a prescrição

Objetivo
Fornecer aporte de oxigênio umidificado.

Aplicação
Aos pacientes com prescrição médica de oxigênio por cateter nasal.

Responsabilidade
Enfermeiros, técnicos e auxiliares de enfermagem.

Materiais
Bandeja, frasco umidificador, tubo extensor, cateter nasal simples (nº 6, 8 ou 10) ou cateter tipo óculos, fluxômetro, solução prescrita, solução fisiológica 0,9% 10 mℓ, fita adesiva hipoalergênica, gaze estéril, luvas de procedimento e etiqueta ou fita adesiva.

médica. Verifique se há borbulhamento do líquido no interior do frasco umidificador
- Certifique-se de que não há vazamentos de oxigênio pelas conexões
- Instale o cateter nasal no paciente:
  - Se cateter nasal simples:
    - Introduza a ponta do cateter (4 a 5 cm) em uma das narinas
    - Fixe o cateter no nariz ou na face com fita adesiva hipoalergênica
  - Se cateter tipo óculos:
    - Introduza os "pinos" do cateter nas narinas
    - Ajuste o cateter ao redor das orelhas e sob o mento
- Pergunte ao paciente se ele se sente confortável e observe-o por alguns minutos
- Verifique pressão arterial, pulso, frequência respiratória e saturação de oxigênio
- Deixe o paciente confortável, de acordo com sua necessidade
- Recolha o material restante e coloque-o na bandeja
- Retire as luvas de procedimento e coloque-as na bandeja
- Higienize as mãos (consulte *Higienização das mãos*, p. 10)
- Cheque o horário da instalação do cateter nasal na respectiva prescrição médica
- Encaminhe os resíduos para o expurgo
- Descarte os resíduos, com saco branco leitoso, na lixeira para lixo infectante
- Lave a bandeja com água e sabão, seque com papel-toalha e faça a desinfecção com álcool a 70%
- Higienize as mãos (consulte *Higienização das mãos*, p. 10)
- Faça as anotações de enfermagem em impresso próprio, informando o horário de instalação do cateter nasal, o fluxo de oxigênio (ℓ/min), os sinais vitais, a saturação de oxigênio e qualquer intercorrência (reações, queixas etc.). Assine e carimbe as anotações.

RISCOS

Assistenciais
- Troca acidental de paciente
- Administração de solução nebulizadora e/ou de volume de oxigênio diferentes dos prescritos pelo médico
- Atraso ou omissão da administração da oxigenoterapia
- Incidentes relacionados a falhas de monitoramento do paciente
- Lesão de pele decorrente de fixação inadequada do cateter
- Contaminação do paciente por agentes biológicos, em razão de falhas no manuseio do equipamento ou de seu uso além do prazo de validade estabelecido, a partir de sua instalação
- Não conformidades relacionadas às anotações: ilegibilidade, omissão, incompletude e falta de clareza

Ocupacionais
- Contaminação do profissional por agentes biológicos

Ambientais
- Contaminação do meio ambiente por agentes biológicos

Recomendações

- O uso de oxigênio deve ser feito sob prescrição médica
- A equipe de enfermagem deve observar e anotar os seguintes sinais sobre os pacientes que estão recebendo oxigênio:
  - Nível de consciência
  - Frequência e padrão respiratório
  - Perfusão periférica
  - Saturação de oxigênio
  - Frequência cardíaca
  - Pressão arterial
- Oriente o paciente quanto à importância da respiração nasal
- O fluxo recomendado é de 1 a 6 ℓ/min. O aumento do fluxo poderá causar desconforto e cefaleia
- A fixação do cateter nasal simples deve ser trocada diariamente
- Deve-se fazer revezamento nas narinas em caso de cateter nasal simples
- O cateter de oxigênio é de uso individual e não demanda troca programada, devendo ser mantido protegido em embalagem plástica junto ao leito do paciente; realizar desinfecção com álcool a 70% a cada reuso e descartá-lo na alta do paciente
- Caso seja necessário repor solução no frasco, desprezar o líquido e realizar novo preenchimento após a higienização do frasco
- O frasco/extensão do umidificador, quando utilizado com água, deve ser trocado a cada 24 h; quando utilizado sem água, deve ser trocado se apresentar sujidade ou, no máximo, a cada 7 dias
- Faça a assepsia de ampolas com álcool a 70%
- Os equipamentos de proteção individual (EPI) devem ser utilizados de acordo com a indicação determinada para cada paciente, conforme as diretrizes do Serviço de Controle de Infecção Hospitalar (SCIH) e em conformidade com a Norma Regulamentadora 32 (NR32).

Objetivos

Umidificar as vias respiratórias, fluidificar secreções da membrana mucosa do trato respiratório e facilitar sua expulsão, e auxiliar no tratamento medicamentoso de doenças do trato respiratório.

Aplicação

Aos pacientes com prescrição médica de oxigenoterapia por inalação.

Responsabilidade

Enfermeiros, técnicos e auxiliares de enfermagem.

Materiais

Bandeja, inalador, tubo extensor, fluxômetro, solução fisiológica 0,9% (10 mℓ), luvas de procedimento, etiqueta ou fita adesiva e lenços de papel.

OXIGENOTERAPIA POR INALAÇÃO

Descrição e sequência dos passos

Preparo

- Leia atentamente a prescrição médica e verifique a prescrição de oxigenoterapia por inalação (se houver prescrição de medicamentos por via inalatória, consulte *Preparo e administração de medicamentos por via inalatória*, p. 165)
- Faça a etiqueta de identificação contendo as informações da inalação (data e hora de instalação e o fluxo de oxigênio em ℓ/min) e do paciente (nome completo e leito)
- Faça a desinfecção da bandeja com álcool a 70%
- Reúna o material na bandeja e confira a prescrição médica
- Cole a etiqueta de identificação no reservatório do inalador
- Leve a prescrição médica e a bandeja com o material para o quarto do paciente e coloque-a na mesa auxiliar previamente limpa.

Administração

- Higienize as mãos (consulte *Higienização das mãos*, p. 10)
- Confira o nome do paciente (comparado a prescrição médica, a etiqueta de identificação do inalador e a pulseira de identificação do paciente)
- Apresente-se ao paciente, pergunte seu nome completo e oriente-o sobre o procedimento
- Peça ao paciente para sentar-se ou eleve o decúbito do leito, entre 45 e 90°
- Higienize as mãos (consulte *Higienização das mãos*, p. 10)
- Calce as luvas de procedimento
- Conecte o fluxômetro à fonte de oxigênio correspondente ao leito
- Conecte o tubo extensor ao fluxômetro
- Abra o reservatório do inalador, adicione a solução fisiológica 0,9% (10 mℓ) e feche-o
- Conecte a máscara de inalação ao reservatório do inalador
- Conecte a outra extremidade do tubo extensor ao reservatório do inalador
- Abra o fluxômetro (até atingir o fluxo de oxigênio prescrito em ℓ/min) e verifique se há saída de névoa pelo inalador
- Certifique-se de que não há vazamentos de oxigênio pelas conexões
- Entregue o inalador ao paciente e oriente-o a segurá-lo, mantendo a máscara junto à face (sobre o nariz e a boca) e a respirar tranquilamente (Figura 11.1). Caso ele não consiga segurá-lo corretamente, fixe a máscara no rosto do paciente com cadarço
- Verifique a posição correta da cabeça e do inalador
- Deixe o paciente confortável, de acordo com sua necessidade
- Retire as luvas de procedimento e descarte-as, junto aos demais resíduos, na lixeira para lixo infectante (com saco branco leitoso)
- Higienize as mãos (consulte *Higienização das mãos*, p. 10)
- Ao término da inalação:

- Higienize as mãos (consulte *Higienização das mãos*, p. 10)
- Calce as luvas de procedimento
- Feche o fluxômetro e retire o inalador da face do paciente
- Coloque o inalador na bandeja (o fluxômetro e o tubo extensor poderão permanecer instalados para a próxima inalação)
- Ofereça lenços de papel para o paciente, secar a face e o nariz
- Deixe o paciente confortável, de acordo com sua necessidade
- Retire as luvas de procedimento e coloque-as na bandeja
- Higienize as mãos (consulte *Higienização das mãos*, p. 10)
- Cheque o horário da inalação na respectiva prescrição médica
* Encaminhe o material utilizado e os resíduos para o expurgo
* Calce as luvas de procedimento
* Acondicione o material utilizado em local adequado (até que seja encaminhado para desinfecção) e descarte os resíduos na lixeira para lixo infectante (com saco branco leitoso)
* Lave a bandeja com água e sabão, seque com papel-toalha e faça a desinfecção com álcool a 70%
* Retire as luvas de procedimento e descarte-as na lixeira para lixo infectante (com saco branco leitoso)
* Higienize as mãos (consulte *Higienização das mãos*, p. 10)
* Faça as anotações de enfermagem em impresso próprio, informando o horário em que foi realizada a inalação e qualquer intercorrência (reações, queixas etc.). Assine e carimbe as anotações.

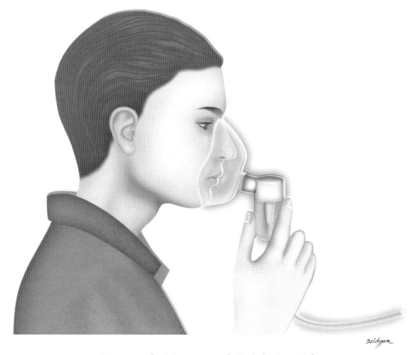

Figura 11.1 Posicionamento do inalador junto à face.

RISCOS

Assistenciais
- Troca acidental de paciente
- Administração de solução inaladora e/ou de volume de oxigênio diferentes dos prescritos pelo médico
- Atraso ou omissão da administração da oxigenoterapia
- Incidentes relacionados a falhas de monitoramento do paciente
- Lesão de pele decorrente de fixação inadequada da máscara
- Contaminação do paciente por agentes biológicos, em razão de falhas no manuseio do equipamento ou de seu uso além do prazo de validade estabelecido, a partir da instalação
- Não conformidades relacionadas às anotações: ilegibilidade, omissão, incompletude e falta de clareza

Ocupacionais
- Contaminação do profissional por agentes biológicos

Ambientais
- Contaminação do meio ambiente por agentes biológicos

Recomendações

- As máscaras de inalação precisam estar bem ajustadas à face para se obter o resultado desejado
- Em unidades de internação e unidades de terapia intensiva (UTI), o inalador ou nebulizador pode ser reutilizado por até 24 h
- Em caso de uso intermitente da inalação, o inalador deve ser protegido em embalagem plástica, identificado (com o nome completo do paciente, o leito e a data de instalação) e mantido junto ao leito. Realize sua limpeza com água e sabão e friccione com álcool a 70% antes de cada uso
- Em caso de contaminação e/ou sujidade visível, o inalador deve ser encaminhado para a desinfecção de alto nível
- Após o primeiro uso, o inalador não deve retornar ao posto de enfermagem. Nesse caso, separe, identifique e encaminhe a ampola de solução fisiológica 0,9% (10 mℓ) ao quarto do paciente
- Faça a assepsia de ampolas com álcool a 70%
- Os EPI devem ser utilizados de acordo com a indicação determinada para cada paciente, conforme as diretrizes do SCIH e em conformidade com a NR32.

OXIGENOTERAPIA POR MÁSCARA DE NEBULIZAÇÃO
Descrição e sequência dos passos
Preparo

- Leia atentamente a prescrição médica e verifique a prescrição de oxigenoterapia por meio de máscara de nebulização
- Faça a etiqueta de identificação contendo as informações da nebulização (data e hora de instalação; fluxo de oxigênio em ℓ/min) e do paciente (nome completo e leito)
- Faça a desinfecção da bandeja com álcool a 70%
- Higienize as mãos (consulte *Higienização das mãos*, p. 10)
- Reúna o material na bandeja e confira a prescrição médica
- Cole a etiqueta de identificação no frasco de nebulização
- Leve a prescrição médica e a bandeja com o material para o quarto do paciente e coloque-a na mesa auxiliar previamente limpa.

Administração

- Confira o nome do paciente (comparando a prescrição médica, a etiqueta de identificação do nebulizador e a pulseira de identificação do paciente)
- Apresente-se ao paciente, pergunte seu nome completo e oriente-o sobre o procedimento a ser realizado
- Eleve a cabeceira do leito (entre 30 e 45°)
- Higienize as mãos (consulte *Higienização das mãos*, p. 10)
- Calce as luvas de procedimento
- Conecte o fluxômetro na fonte de oxigênio correspondente ao leito
- Abra o reservatório do nebulizador, coloque a solução nebulizadora prescrita até o limite indicado e feche-o
- Conecte o nebulizador ao fluxômetro
- Adapte o cadarço na máscara
- Conecte uma extremidade da traqueia ao frasco nebulizador e a outra extremidade à máscara
- Coloque o paciente na posição mais adequada ao procedimento
- Segure a traqueia e a máscara do nebulizador, abra a válvula da fonte de oxigênio e, então, abra o fluxômetro, regulando o fluxo de oxigênio (em ℓ/min), conforme a prescrição médica. Verifique se há borbulhamento do líquido no interior do nebulizador
- Certifique-se de que não há vazamentos de oxigênio pelas conexões
- Posicione delicadamente a máscara na face do paciente e ajuste o cadarço de fixação
- Pergunte ao paciente se ele está confortável e observe-o por alguns minutos
- Verifique pressão arterial, pulso, frequência respiratória e saturação de oxigênio
- Deixe o paciente confortável, de acordo com sua necessidade
- Recolha o material restante e coloque-o na bandeja
- Retire as luvas de procedimento e coloque-as na bandeja

Objetivo
Fornecer aporte de oxigênio umidificado.

Aplicação
Aos pacientes com prescrição médica de oxigenoterapia por máscara de nebulização.

Responsabilidade
Enfermeiros, técnicos e auxiliares de enfermagem.

Materiais
Bandeja, frasco de nebulização, traqueia, máscara de nebulização, fluxômetro, solução nebulizadora prescrita, cadarço, luvas de procedimento e etiqueta ou fita adesiva.

- Higienize as mãos (consulte *Higienização das mãos*, p. 10)
- Cheque o horário da instalação da nebulização na respectiva prescrição médica
- Encaminhe os resíduos para o expurgo
- Descarte os resíduos na lixeira para lixo infectante (com saco branco leitoso)
- Lave a bandeja com água e sabão, seque com papel-toalha e faça a desinfecção com álcool a 70%
- Higienize as mãos (consulte *Higienização das mãos*, p. 10)
- Faça as anotações de enfermagem em impresso próprio, informando o horário de instalação da nebulização, o fluxo de oxigênio (em ℓ/min), os sinais vitais, a saturação de oxigênio e qualquer intercorrência (reações, queixas etc.). Assine e carimbe as anotações.

RISCOS

Assistenciais
- Troca acidental de paciente
- Administração de solução nebulizadora e/ou de volume de oxigênio diferentes dos prescritos pelo médico
- Atraso ou omissão da administração da oxigenoterapia
- Incidentes relacionados a falhas de monitoramento do paciente
- Lesão de pele decorrente de fixação inadequada da máscara
- Contaminação do paciente por agentes biológicos, em razão de falhas no manuseio do equipamento ou de seu uso além do prazo de validade estabelecido, a partir de sua instalação
- Não conformidades relacionadas às anotações: ilegibilidade, omissão, incompletude e falta de clareza

Ocupacionais
- Contaminação do profissional por agentes biológicos

Ambientais
- Contaminação do meio ambiente por agentes biológicos

Recomendações

- As máscaras de nebulização precisam estar bem ajustadas à face para se obter o resultado desejado
- É indicada para pacientes que necessitam de concentrações precisas, seguras e controladas de oxigênio
- Em casos de insuficiência respiratória, deve-se deixar preparado o material para intubação endotraqueal. Em algumas situações, a oxigenoterapia pode ser usada de modo intermitente, como em pacientes que se recuperam de anestesia ou naqueles com traqueostomia recente, com o objetivo de fornecer aporte de oxigênio e fluidificar as secreções
- A máscara, o frasco de nebulização, a traqueia e o cadarço devem ser trocados a cada 24 h
- Em caso de uso intermitente da nebulização, a máscara deve ser protegida em embalagem plástica, junto ao leito. Realize sua limpeza com água e sabão e friccione com álcool a 70% a cada uso
- Faça a assepsia de frascos e ampolas com álcool a 70%

- Caso seja necessário repor solução nebulizadora, despreze a solução restante, realize a higienização do frasco e faça o preenchimento com a solução prescrita
- Os EPI devem ser utilizados de acordo com a indicação determinada para cada paciente, conforme as diretrizes do SCIH e em conformidade com a NR32.

OXIGENOTERAPIA POR MÁSCARA DE VENTURI
Descrição e sequência dos passos
Preparo
- Leia atentamente a prescrição médica e verifique a prescrição de oxigenoterapia por meio de máscara de Venturi
- Faça a etiqueta de identificação contendo as informações da oxigenoterapia (data e hora de instalação; fluxo em ℓ/min e porcentagem de oxigênio) e do paciente (nome completo e leito)
- Faça a desinfecção da bandeja com álcool a 70%
- Higienize as mãos (consulte *Higienização das mãos*, p. 10)
- Reúna o material na bandeja e confira a prescrição médica
- Cole a etiqueta de identificação no umidificador
- Leve a prescrição médica e a bandeja com o material para o quarto do paciente e coloque-a na mesa auxiliar previamente limpa.

Administração
- Higienize as mãos (consulte *Higienização das mãos*, p. 10)
- Confira o nome do paciente (comparando a prescrição médica, a etiqueta de identificação do umidificador e a pulseira de identificação do paciente)
- Apresente-se ao paciente, pergunte seu nome completo e oriente-o sobre o procedimento a ser realizado
- Eleve a cabeceira do leito (entre 30 e 45°)
- Higienize as mãos (consulte *Higienização das mãos*, p. 10)
- Calce as luvas de procedimento
- Conecte o fluxômetro à fonte de oxigênio correspondente ao leito
- Abra o umidificador, coloque a água destilada estéril (se prescrito) até o limite indicado e feche-o
- Conecte o umidificador ao fluxômetro
- Adapte o cadarço na máscara
- Conecte a traqueia à máscara
- Conecte o diluidor de oxigênio (correspondente ao percentual de oxigênio prescrito) à outra extremidade da traqueia (Figura 11.3)
- Conecte o suporte de diluidor ao diluidor de oxigênio
- Conecte uma das extremidades do tubo extensor ao bico do diluidor de oxigênio e, a outra, ao umidificador
- Abra o fluxômetro e regule o fluxo de oxigênio (em ℓ/min), de acordo com o diluidor de oxigênio utilizado e conforme prescrição médica (se houver água no umidificador, verifique se há borbulhamento)

Objetivo
Fornecer aporte de oxigênio em concentrações precisas e controladas.

Aplicação
Aos pacientes com prescrição médica de oxigenoterapia por máscara de Venturi.

Responsabilidade
Enfermeiros, técnicos e auxiliares de enfermagem.

Materiais
Bandeja, umidificador, fluxômetro, água destilada estéril (se prescrito), cadarço, luvas de procedimento, etiqueta ou fita adesiva e o "*kit* Venturi": máscara de Venturi, traqueia, tubo extensor, diluidores de oxigênio – para diferentes porcentagens de oxigênio, suporte do diluidor (Figura 11.2).

- Certifique-se de que não há vazamento de oxigênio pelas conexões
- Coloque o paciente na posição mais adequada ao procedimento
- Posicione delicadamente a máscara na face do paciente e ajuste o cadarço de fixação
- Pergunte ao paciente se ele está confortável e observe-o por alguns minutos
- Verifique pressão arterial, pulso, frequência respiratória e saturação de oxigênio
- Deixe o paciente confortável, de acordo com sua necessidade
- Recolha o material restante e coloque-o na bandeja
- Retire as luvas de procedimento e coloque-as na bandeja
- Higienize as mãos
- Cheque o horário da instalação da máscara de Venturi na respectiva prescrição médica
- Encaminhe os resíduos para o expurgo
- Descarte os resíduos no lixo infectante (com saco branco leitoso)
- Lave a bandeja com água e sabão, seque com papel-toalha e faça a desinfecção com álcool a 70%
- Higienize as mãos (consulte *Higienização das mãos*, p. 10)
- Faça as anotações de enfermagem em impresso próprio, informando o horário de instalação da máscara de Venturi, o fluxo (em ℓ/min) e a porcentagem de oxigênio administrado, os sinais vitais, a saturação de oxigênio e qualquer intercorrência (reações, queixas etc.). Assine e carimbe as anotações.

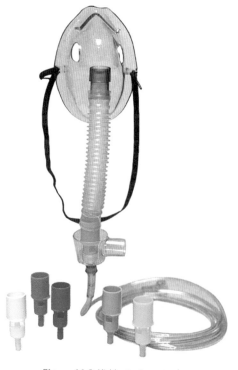

Figura 11.2 *Kit* Venturi montado.

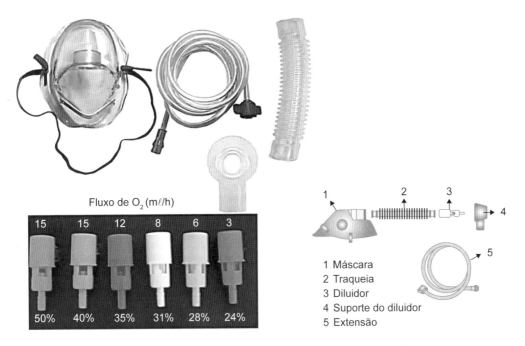

Figura 11.3 Diluidores de O₂ (com o fluxo e o percentual de oxigênio correspondentes) e partes componentes do "*kit* Venturi".

RISCOS

Assistenciais
- Troca acidental de paciente
- Administração de volume e/ou concentração de oxigênio diferentes dos prescritos pelo médico
- Atraso ou omissão da administração da oxigenoterapia
- Incidentes relacionados a falhas de monitoramento do paciente
- Lesão de pele decorrente de fixação inadequada da máscara
- Contaminação do paciente por agentes biológicos em razão de falhas no manuseio do equipamento ou de seu uso além do prazo de validade estabelecido a partir de sua instalação
- Não conformidades relacionadas às anotações: ilegibilidade, omissão, incompletude e falta de clareza

Ocupacionais
- Contaminação do profissional por agentes biológicos

Ambientais
- Contaminação do meio ambiente por agentes biológicos

Recomendações

- A máscara de Venturi possibilita o fluxo de oxigênio, misturado ao ar ambiente, em concentrações específicas, predefinidas pelo médico: fluxo de oxigênio de 3 a 15 ℓ/min e FiO₂ de 0,24 a 0,50 (24 a 50%)
- É indicada para pacientes que necessitam de concentrações precisas, seguras e controladas de oxigênio. A máscara precisa estar bem ajustada à face para se obter o resultado desejado

- Os diluidores de oxigênio são apresentados nas cores laranja, rosa, verde, branca, amarela e azul e variam de acordo com o fluxo e a concentração de oxigênio. Deve-se atentar para a marcação de fluxo e a concentração em cada válvula (ver Figura 11.3)
- Em casos de insuficiência respiratória, deve-se deixar preparado material para entubação endotraqueal. Em algumas situações, a oxigenoterapia pode ser usada de modo intermitente, como em pacientes que se recuperam de anestesia ou naqueles com traqueostomia recente, com o objetivo de fornecer aporte de oxigênio e fluidificar as secreções
- O "*kit* Venturi" deve ser trocado a cada 24 h. O umidificador e o tubo extensor, quando utilizados com água, devem ser trocados a cada 24 h e, quando utilizados sem água, trocados se apresentarem sujidade ou, no máximo, a cada 7 dias
- Em caso de uso intermitente, a máscara de Venturi deve ser protegida em embalagem plástica junto ao leito. Realize sua limpeza com água e sabão e friccione com álcool a 70% a cada uso
- Caso seja necessário repor a água no frasco, despreze o líquido restante, realize a higienização do frasco e faça o preenchimento com a água estéril
- Faça a assepsia de frascos e ampolas com álcool a 70%
- Os EPI devem ser utilizados de acordo com a indicação determinada para cada paciente, conforme as diretrizes do Serviço de Controle de Infecção Hospitalar (SCIH) e em conformidade com a Norma Reguladora nº 32 (NR32).

12 Toracocentese

AUXÍLIO NA TORACOCENTESE
Descrição e sequência dos passos
- Confirme o paciente e o procedimento a ser realizado
- Higienize as mãos (consulte *Higienização das mãos*, p. 10)
- Reúna o material na bandeja, na mesa auxiliar, e leve para a sala de procedimentos ou quarto do paciente
- Oriente o paciente e acompanhante sobre o procedimento
- Coloque o paciente em posição sentada, na beira do leito ou maca, com o corpo inclinado para frente sobre a mesa auxiliar, com os braços apoiados e cruzados à frente para afastar as escápulas. Na impossibilidade da colaboração do paciente para permanecer nessa posição, coloque-o em decúbito lateral
- Organize o material sobre superfície limpa e abra o material estéril
- Auxilie na paramentação da equipe com os aventais, os óculos, as máscaras e as luvas de procedimento
- Auxilie durante a antissepsia da pele do paciente no local da punção, com clorexidina alcoólica
- Após a punção: o médico conectará uma extremidade do equipo (que deve estar com a pinça fechada) ao cateter intravenoso ou à agulha de Cope, e o auxiliar do procedimento conectará a outra extremidade ao frasco a vácuo
- Abra a pinça vagarosamente para evitar desconforto ao paciente pela saída rápida de grande quantidade de líquido
- Se necessário, troque o frasco durante a drenagem
- Após o término da drenagem, o médico retirará o cateter intravenoso periférico ou a agulha de Cope, manterá a compressão do local por alguns minutos e colocará gaze estéril no local da punção
- Faça um curativo compressivo utilizando o adesivo hipoalergênico
- Deixe o paciente confortável
- Recolha o material, mantendo a unidade organizada
- Encaminhe o material permanente e os resíduos para expurgo
- Lave a bandeja com água e sabão, seque-a com papel-toalha e passe álcool a 70%

Objetivo
Auxiliar o médico durante o procedimento cirúrgico de descompressão da cavidade pleural causada por entrada de ar (pneumotórax), sangue (hemotórax) ou líquido (derrame pleural).

Aplicação
Aos pacientes internados com indicação médica.

Responsabilidade
Médicos, enfermeiros, técnicos e auxiliares de enfermagem.

Materiais
Bandeja, 1 LAP (aventais, compressas e campos estéreis), 1 pacote de curativo, 1 conjunto de agulha de Cope, 1 equipo macrogotas, 2 frascos a vácuo, clorexidina alcoólica, adesivo hipoalergênico, gaze, 1 cateter intravenoso nº 14 ou 16, 2 seringas de 20 mℓ, 2 seringas de 10 mℓ, 1 agulha: 40 mm × 12 mm, 30 mm × 7 mm; 13 mm × 4,5 mm; 1 frasco-ampola de lidocaína sem vasoconstritor, luvas estéreis, 1 mesa auxiliar, óculos de proteção.

- Higienize as mãos (consulte *Higienização das mãos*, p. 10)
- Anote o auxílio ao procedimento realizado no prontuário do paciente, em relação ao aspecto e à quantidade do líquido drenado.

RISCOS

Assistenciais
- Troca acidental de paciente
- Infecção no local de inserção
- Lesões em estruturas torácicas
- Sangramento local

Ocupacionais
- Contaminação do profissional por agentes biológicos

Ambientais
- Contaminação do meio ambiente por agentes biológicos

Recomendações

- A coleta de líquido pleural para exame deve ser realizada pelo médico, logo após punção, e o líquido pode ser encaminhado ao laboratório em recipientes apropriados
- Verifique os sinais vitais do paciente antes do procedimento e atente para qualquer queixa durante e após sua realização
- Complicações leves incluem ansiedade, dispneia, tosse, dor e hematoma subcutâneo
- Evite abrir o frasco a vácuo, para evitar acidentes
- Durante a desconexão do equipo adaptado ao frasco, a pinça deve estar fechada.

Parte 5

Parâmetros Clínicos

Nathalia Perazzo Tereran
Maria Isabel Sampaio Carmagnani

13 Verificação de Parâmetros Clínicos

VERIFICAÇÃO DE FREQUÊNCIA RESPIRATÓRIA
Descrição e sequência dos passos
- Confirme o paciente e o procedimento a ser realizado
- Higienize as mãos (consulte *Higienização das mãos*, p. 10)
- Reúna os materiais na bandeja e leve ao quarto do paciente
- Identifique-se e em seguida confira o nome completo do paciente na prescrição e na pulseira de identificação
- Oriente-o de que verificará seus sinais vitais, sem explicar o procedimento (a frequência respiratória pode ser alterada se ele souber que está sendo checada)
- Higienize as mãos (consulte *Higienização das mãos*, p. 10)
- Posicione o paciente confortavelmente
- Observe os movimentos respiratórios (subida e descida do tórax). Em pacientes conscientes, coloque a mão no seu pulso radial, como se fosse controlá-lo (aqueça as mãos, se necessário, friccionando-as), e observe os movimentos respiratórios sem que o paciente perceba
- Conte a frequência respiratória (inspiração e expiração) por 1 min e observe também o ritmo e a profundidade da respiração. Repita o procedimento, se necessário
- Higienize as mãos (consulte *Higienização das mãos*, p. 10)
- Anote o valor em ficha de anotações de controle para registro de sinais vitais
- Recolha o material do quarto
- Cheque e registre o horário e valor em impresso próprio. Em caso de alterações, comunique ao enfermeiro/médico imediatamente.

Objetivo
Verificar a frequência respiratória do paciente.

Aplicação
Aos pacientes internados, ambulatoriais e de pronto-atendimento com prescrição médica e/ou de enfermagem de verificação de frequência respiratória.

Responsabilidade
Enfermeiros, técnicos e auxiliares de enfermagem.

Materiais
Relógio com ponteiro de segundos, caneta e papel.

RISCOS
Assistenciais
- Verificação da frequência respiratória em paciente errado
- Verificação incorreta da frequência respiratória
- Não verificação da frequência respiratória

Recomendações

- Para que a verificação da frequência respiratória seja feita de maneira correta, é necessário que o paciente esteja tranquilo e em silêncio
- Se as respirações forem superficiais e de difícil detecção, observe o apêndice xifoide, local em que a respiração é mais aparente
- Em bebês ou crianças, deve-se avaliar a respiração sem que estejam chorando, pois isso pode alterar a condição respiratória
- Os equipamentos de proteção individual (EPI) devem ser utilizados de acordo com a indicação determinada para cada paciente conforme as diretrizes do Serviço de Controle de Infecção Hospitalar (SCIH).

Valores de referência

- Para frequência respiratória, os valores são:
  - Adultos:
    - 12 a 22 rpm (eupneia)
    - \> 22 rpm (taquipneia)
    - < 12 rpm (bradipneia)
  - Crianças:
    - 20 a 25 rpm (eupneia)
    - RN: 30 a 60 rpm (eupneia).

Nomenclatura

- rpm: respirações por minuto
- Dispneia: refere-se à sensação subjetiva de falta de ar relatada pelo paciente. Pode ou não estar associada à taquipneia.

VERIFICAÇÃO DO PESO CORPÓREO

Descrição e sequência dos passos

- Confirme o paciente e o procedimento a ser realizado e certifique-se que ele terá condições clínicas de se manter equilibrado sobre a balança
- Certifique-se que a balança está calibrada
- Identifique-se e em seguida confira o nome completo do paciente na prescrição e na pulseira de identificação
- Explique o procedimento
- Higienize as mãos (consulte *Higienização das mãos*, p. 10)
- Encaminhe o paciente próximo à balança
- Coloque uma folha de papel-toalha na base da balança
- Solicite ao paciente que retire roupas pesadas e calçados
- Ajude o paciente a subir na balança
- Leia o valor apontado na balança e anote em ficha de anotações de controle para registro de sinais vitais
- Auxilie o paciente a descer da balança, calçar os sapatos e se vestir
- Remova o papel-toalha da balança
- Higienize as mãos (consulte *Higienização das mãos*, p. 10)

Objetivo

Verificar o peso corpóreo do paciente.

Aplicação

Aos pacientes internados, ambulatoriais e de pronto-atendimento com prescrição médica e/ou de enfermagem para verificação de peso corpóreo.

Responsabilidade

Enfermeiros, técnicos e auxiliares de enfermagem.

Materiais

Balança, folha de papel-toalha, caneta e papel.

- Cheque e registre o horário e o valor em impresso próprio. Em caso de alterações, comunique ao enfermeiro/médico imediatamente.

RISCOS

Assistenciais
- Verificação do peso corpóreo em paciente errado
- Verificação incorreta do peso
- Não verificação do peso
- Queda do paciente

Recomendações

- O procedimento deve ser realizado preferencialmente pela manhã, com o paciente em jejum
- Em balança eletrônica: ler o valor no painel digital
- Em balança mecânica: ajustar os cursores e verificar o peso
- A cada 12 meses, a balança deve ser encaminhada ao setor de engenharia para ser calibrada
- Em pacientes sem condições clínicas para manter-se em pé, deve-se discutir com o médico outras formas de avaliação de estimativa de peso; ou fazê-lo com balanças auxiliadas por elevadores (utilizada em terapias intensivas)
- Os nutricionistas também avaliam o peso por meio de medidas como circunferência do braço e altura do joelho
- Os EPI devem ser utilizados de acordo com a indicação determinada para cada paciente, conforme as diretrizes do SCIH
- Em hemodiálise, o termo "peso seco" ou "ideal" é muito utilizado, pois é o peso que deve ser atingido ao término de cada sessão de hemodiálise.

VERIFICAÇÃO DA PRESSÃO ARTERIAL

Descrição e sequência dos passos

- Confirme o paciente e o procedimento a ser realizado
- Higienize as mãos (consulte *Higienização das mãos*, p. 10)
- Reúna os materiais na bandeja e leve ao quarto do paciente
- Identifique-se e em seguida confira o nome completo do paciente na prescrição e na pulseira de identificação
- Informe ao paciente que você verificará sua pressão arterial
- Higienize as mãos (consulte *Higienização das mãos*, p. 10)
- Selecione o manguito de tamanho adequado ao braço
- Realize assepsia com algodão embebido em álcool a 70% nas olivas e no diafragma do estetoscópio
- Posicione o paciente confortavelmente
- Se necessário, remova a manga da blusa do braço do paciente no qual será colocado o manguito
- Posicione o braço na altura do coração (nível do ponto médio do esterno ou 4º espaço intercostal), apoiado com a palma da mão voltada para cima e o cotovelo ligeiramente fletido
- Coloque o manguito, sem deixar folgas, acima da fossa cubital, cerca de 2 a 3 cm

Objetivo
Verificar a pressão arterial do paciente.

Aplicação
Aos pacientes internados, ambulatoriais e de pronto-atendimento com prescrição médica e/ou de enfermagem para verificação da pressão arterial.

Responsabilidade
Enfermeiros, técnicos e auxiliares de enfermagem.

Materiais
Bandeja, esfigmomanômetro e estetoscópio previamente higienizados, algodão, álcool a 70%, caneta e papel.

- Centralize o meio da parte compressiva do manguito sobre a artéria braquial
- Coloque o visor do manômetro aneroide de modo que fique fácil de visualizar
- Solicite ao paciente que não fale durante a mensuração
- Palpe a artéria braquial e coloque o estetoscópio sobre a região (Figuras 13.1 e 13.2)
- Insufle o manguito até ultrapassar 20 a 30 mmHg o nível estimado da pressão sistólica (ponto de desaparecimento do pulso radial)
- Proceda à deflação lentamente
- Determine a pressão sistólica na ausculta do primeiro som, que é um som fraco seguido de batidas regulares, e, em seguida, aumente ligeiramente a velocidade de deflação. Determine a pressão diastólica ao desaparecimento do som
- Ausculte cerca de 20 a 30 mmHg abaixo do último som para confirmar seu desaparecimento e depois proceda à deflação rápida e completa
- Se os batimentos persistirem até o nível zero, determine a pressão diastólica ao abafamento dos sons
- Retire delicadamente o manguito e deixe o paciente confortável
- Espere 1 a 2 min antes de novas mensurações
- Informe o valor de pressão arterial medido ao paciente
- Realize assepsia com álcool a 70% no manguito, nas olivas e no diafragma do estetoscópio
- Higienize as mãos (consulte *Higienização das mãos*, p. 10)
- Registre o valor obtido em ficha de anotações de controle
- Recolha o material do quarto
- Higienize as mãos (consulte *Higienização das mãos*, p. 10)
- Cheque e registre o horário, o valor inteiro e o membro onde foi aferida a pressão arterial em impresso próprio. Em caso de alterações, comunique o enfermeiro/médico imediatamente.

Recomendações

- É proibido o uso de aparelho de pressão com coluna de mercúrio
- Mantenha o paciente em repouso de pelo menos 5 min em ambiente calmo antes de medir a pressão arterial. Evite que ele esteja com a bexiga cheia. Certifique-se de que o paciente não praticou exercícios físicos 60 a 90 min antes e não ingeriu bebidas alcoólicas, café ou alimentos e não fumou 30 min antes da medição
- Existem fatores que afetam os valores e devem ser considerados: ansiedade, dor, estresse, ingestão de cafeína, fumo, idade, sexo, posição corpórea, drogas, exercícios, doença e febre
- Não meça a pressão no braço quando houver punção venosa na fossa cubital, líquidos sendo infundidos, fístula arteriovenosa, mastectomia, lesões de pele no braço (p. ex., queimaduras), plegia e cateterismo
- Em pacientes críticos a pressão arterial é realizada com manguitos conectados aos monitores, onde o valor é apresentado

- Os métodos automáticos são aceitáveis para medida de pressão arterial em pediatria, principalmente em recém-nascidos e lactentes nos quais a ausculta é difícil, ou quando são necessárias medidas mais frequentes, como nos pacientes em terapia intensiva. Entretanto, esses métodos indiretos não são totalmente fidedignos na determinação da pressão diastólica e necessitam de calibração frequente. Por isso, o método recomendado para determinação da pressão arterial em crianças é o auscultatório. São necessárias várias medidas (pelo menos duas) em ocasiões diferentes para classificar a pressão arterial em crianças e adolescentes
- É fundamental a adequação do tamanho dos manguitos em crianças e obesos: a largura da bolsa de borracha do manguito deve corresponder a 40% do braço, e seu comprimento deve envolver 80 a 100% do braço (para adultos e crianças)
- A higiene do manguito deve ser feita com álcool a 70%
- A cada 12 meses, o aparelho de medição da pressão arterial deve ser encaminhado para calibração no setor de engenharia clínica
- Para pacientes em precaução de contato, é recomendado manter um aparelho de pressão exclusivo
- Os EPI devem ser utilizados de acordo com a indicação determinada para cada paciente, conforme as diretrizes do SCIH.

Valores de referência

- Normotenso (adultos):
  - Sistólica: 90 a 130 mmHg
  - Diastólica: 60 a 85 mmHg
- Normotenso (crianças):
  - Sistólica: 60 a 90 mmHg
  - Diastólica: 30 a 60 mmHg.

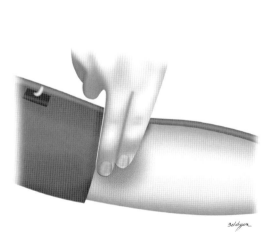

Figura 13.1 Palpação da artéria braquial.

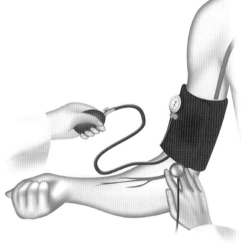

Figura 13.2 Colocação do estetoscópio sobre a artéria braquial.

Objetivo
Verificar a pressão venosa central (PVC) do paciente por meio de equipo para PVC.

Aplicação
Aos pacientes internados com prescrição médica e/ou de enfermagem para verificação de PVC.

Responsabilidade
Enfermeiros, técnicos e auxiliares de enfermagem.

Materiais
Bandeja, suporte de soro, equipo para PVC, solução fisiológica de 250 mℓ, fita adesiva, torneira de três vias, régua de nível e luvas de procedimento.

VERIFICAÇÃO DE PRESSÃO VENOSA CENTRAL
Descrição e sequência dos passos

- Confirme o paciente e o procedimento a ser realizado e certifique-se de ele que tem cateter venoso central
- Higienize as mãos (consulte *Higienização das mãos*, p. 10)
- Reúna os materiais na bandeja e leve ao quarto do paciente
- Identifique-se e em seguida confira o nome completo do paciente na prescrição e na pulseira de identificação
- Oriente-o de que irá verificar sua pressão venosa central (PVC)
- Higienize as mãos (consulte *Higienização das mãos*, p. 10)
- Calce as luvas de procedimento
- Conecte o equipo de PVC à solução fisiológica e preencha todo o sistema
- Pendure a solução fisiológica no suporte e fixe o equipo junto à escala graduada
- Retire as luvas de procedimento e descarte-as em lixo apropriado
- Higienize as mãos (consulte *Higienização das mãos*, p. 10)
- Calce as luvas de procedimento
- Realize assepsia nas conexões com álcool a 70%
- Instale o equipo na via proximal do cateter venoso central por meio da torneira de três vias
- Posicione a cabeceira do paciente entre 0 e 30°
- Coloque o paciente em decúbito dorsal, retirando travesseiro e coxins. Alinhe os membros
- Verifique o eixo flebostático ("zero" do paciente), por meio de uma régua de nível de escala graduada, até a linha axilar média do paciente
- Feche as torneiras das outras soluções, deixando aberta apenas a via da PVC para o paciente
- Observe a coluna de água descer até manter uma oscilação estável em derterminado nível (nesse ponto, a oscilação normalmente acompanhará os movimentos respiratórios do paciente)
- Observe o valor do limite inferior da oscilação
- Feche a via da PVC, abrindo para as demais soluções
- Deixe o paciente confortável
- Mantenha o equipamento de PVC montado para as próximas aferições
- Retire a luvas de procedimento e descarte-as em lixo apropriado
- Higienize as mãos (consulte *Higienização das mãos*, p. 10)
- Recolha o material do quarto
- Cheque o procedimento realizado, registrando o valor obtido na folha de anotações de enfermagem do prontuário do paciente.

RISCOS

Assistenciais
- Verificação da pressão venosa central em paciente errado
- Verificação incorreta da pressão venosa central
- Não verificação da pressão venosa central

Recomendações

- Ao identificar o "zero" do paciente na fita, registre esse valor na própria fita, como ponto de referência na medição
- A cada verificação da PVC deve ser feita uma nova medida para identificar o "zero"
- Alguns fatores interferem no resultado da verificação: isquemia, septicemia e ventilação mecânica
- Valores normais para PVC ou pressão de átrio direito (PAD): 8 a 12 cmH$_2$O
- Evitar o uso da PVC na mesma via do medicamento vasoativo, pois esta não pode ser interrompida e não pode ocorrer *bolus*.

VERIFICAÇÃO DA FREQUÊNCIA CARDÍACA

Descrição e sequência dos passos

- Confirme o paciente e o procedimento a ser realizado
- Higienize as mãos (consulte *Higienização das mãos*, p. 10)
- Reúna os materiais na bandeja e leve ao quarto do paciente
- Identifique-se e em seguida confira o nome completo do paciente na prescrição e na pulseira de identificação
- Oriente-o de que você verificará sua frequência cardíaca
- Higienize as mãos (consulte *Higienização das mãos*, p. 10)
- Posicione o paciente confortavelmente
- Realize a assepsia das olivas e do diafragma do estetoscópio com algodão embebido em álcool a 70%
- Coloque o estetoscópio nos ouvidos e posicione-o no tórax do paciente, no 5º espaço intercostal esquerdo da linha hemiclavicular (Figuras 13.3 e 13.4)
- Ausculte e conte os batimentos cardíacos por 1 min. Repita o procedimento, se necessário
- Higienize as mãos (consulte *Higienização das mãos*, p. 10)
- Realize a assepsia das olivas e do diafragma do estetoscópio com algodão embebido em álcool a 70%
- Higienize as mãos (consulte *Higienização das mãos*, p. 10)
- Anote o valor em ficha de anotações de controle para registro de sinais vitais
- Recolha o material do quarto e guarde o estetoscópio em local seguro
- Cheque e registre o horário e valor em impresso próprio. Em caso de alterações, comunique o enfermeiro/médico imediatamente.

Objetivo
Verificar a frequência cardíaca do paciente.

Aplicação
Aos pacientes internados, ambulatoriais e de pronto-atendimento com prescrição médica e/ou de enfermagem para verificação de frequência cardíaca.

Responsabilidade
Enfermeiros, técnicos e auxiliares de enfermagem.

Materiais
Bandeja, estetoscópio previamente higienizado, relógio com ponteiro de segundos, algodão, álcool a 70%, caneta e papel.

RISCOS

Assistenciais
- Verificação da frequência cardíaca em paciente errado
- Verificação incorreta da frequência cardíaca
- Não verificação da frequência cardíaca

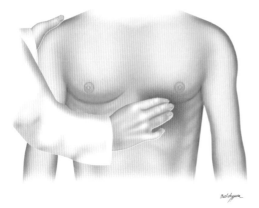
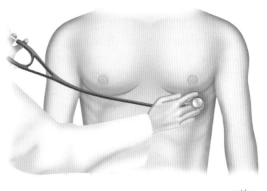

Figura 13.3 Palpação de pulso apical.

Figura 13.4 Detalhe do posicionamento do estetoscópio no 5º espaço intercostal.

Recomendações

- O paciente deve estar tranquilo, sem a influência de fatores de estresse e ruídos que interfiram na contagem
- Os valores de referência para a frequência cardíaca em adultos são: 60 a 100 bpm (normocardia), < 60 bpm (bradicardia), > 100 bpm (taquicardia); sendo bpm: batimentos por minuto
- Os EPI devem ser utilizados de acordo com a indicação determinada para cada paciente, conforme as diretrizes do SCIH
- Para pacientes em precaução de contato, é recomendado manter um estetoscópio exclusivo.

VERIFICAÇÃO DO PULSO PERIFÉRICO

Descrição e sequência dos passos

- Confirme o paciente e o procedimento a ser realizado
- Higienize as mãos (consulte *Higienização das mãos*, p. 10)
- Reúna os materiais na bandeja e leve ao quarto do paciente
- Identifique-se e em seguida confira o nome completo do paciente na prescrição e na pulseira de identificação
- Oriente-o de que verificará seu pulso periférico
- Higienize as mãos (consulte *Higienização das mãos*, p. 10)
- Posicione o paciente confortavelmente
- Aqueça as mãos, friccionando-as
- Coloque as polpas digitais dos dedos médio e indicador sobre uma artéria superficial e comprima-a levemente (os locais mais frequentes são: artéria radial, braquial, poplítea, pediosa, temporal, carótida e femoral; Figuras 13.5 a 13.7)
- Conte as pulsações durante 1 min
- Repita o procedimento, se necessário
- Higienize as mãos (consulte *Higienização das mãos*, p. 10)
- Anote o valor em ficha de anotações de controle de sinais vitais
- Recolha o material do quarto
- Cheque e registre o horário e valor em impresso próprio. Em caso de alterações, comunique ao enfermeiro/médico imediatamente.

Objetivo

Verificar a frequência e o ritmo do pulso do paciente.

Aplicação

Aos pacientes internados, ambulatoriais e de pronto-atendimento com prescrição médica e/ou de enfermagem para verificação de pulso periférico.

Responsabilidade

Enfermeiros, técnicos e auxiliares de enfermagem.

Materiais

Relógio com ponteiro de segundos, caneta e papel.

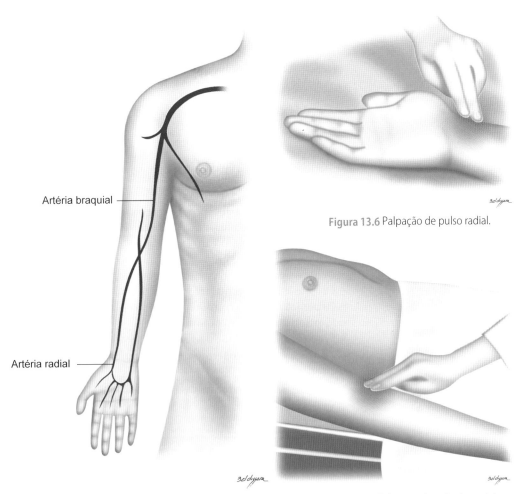

Figura 13.5 Posição anatômica das artérias de eleição, radial e braquial, no membro superior.

Figura 13.6 Palpação de pulso radial.

Figura 13.7 Palpação de pulso braquial.

RISCOS

Assistenciais
- Verificação do pulso periférico em paciente errado
- Verificação incorreta do pulso periférico
- Não verificação do pulso periférico

Recomendações

- Evite verificar o pulso durante situações de estresse para o paciente
- Além da frequência, verifique o ritmo e a amplitude do pulso (cheio ou filiforme)
- Os EPI devem ser utilizados de acordo com a indicação determinada para cada paciente, conforme as diretrizes do SCIH.

Valores de referência

- Os valores de referência para a frequência do pulso periférico são, em batimentos por minuto (bpm):
  - Menores de 7 anos: 80 a 120 bpm (normosfigmia)
  - Maiores de 7 anos: 70 a 90 bpm (normosfigmia)
  - Adolescentes: 80 a 95 bpm (normosfigmia)
  - Adultos:
    - 60 a 100 bpm (normosfigmia)
    - < 60 bpm (bradisfigmia)
    - > 100 bpm (taquisfigmia).

VERIFICAÇÃO DA TEMPERATURA

Descrição e sequência dos passos

- Confirme o paciente e o procedimento a ser realizado
- Higienize as mãos (consulte *Higienização das mãos*, p. 10)
- Reúna os materiais na bandeja e leve ao quarto do paciente
- Identifique-se e em seguida confira o nome completo do paciente na prescrição e na pulseira de identificação
- Oriente-o de que verificará sua temperatura
- Higienize as mãos (consulte *Higienização das mãos*, p. 10)
- Posicione o paciente confortavelmente
- Promova a privacidade do paciente
- Realize a assepsia do termômetro utilizando algodão embebido em álcool a 70%
- Coloque o termômetro digital na região axilar com o sensor em contato direto com a pele do paciente, pedindo para que comprima o braço (caso seja necessário, enxugue a axila)
- Aguarde o termômetro digital apitar. Retire o termômetro e realize a leitura
- Repita o procedimento, se necessário
- Realize a assepsia do termômetro utilizando algodão embebido em álcool a 70% e guarde-o em local apropriado
- Higienize as mãos (consulte *Higienização das mãos*, p. 10)
- Anote o valor em ficha de anotações de controle para registro de sinais vitais
- Recolha o material do quarto e guarde o termômetro em local seguro
- Lave a bandeja com água e sabão, seque-a com papel-toalha e passe álcool a 70%
- Higienize as mãos (consulte *Higienização das mãos*, p. 10)
- Cheque e registre o horário e o valor em impresso próprio. Em caso de alterações, comunique ao enfermeiro/médico imediatamente.

Objetivo
Verificar a temperatura axilar do paciente.

Aplicação
Aos pacientes internados, ambulatoriais e de pronto-atendimento com prescrição médica e/ou de enfermagem para verificação de temperatura.

Responsabilidade
Enfermeiros, técnicos e auxiliares de enfermagem.

Materiais
Bandeja, termômetro digital previamente higienizado, algodão e álcool a 70%, caneta e papel.

RISCOS

Assistenciais
- Verificação da temperatura axilar no paciente errado
- Verificação incorreta da temperatura axilar
- Não verificação da temperatura axilar

Recomendações

- Não utilize os termômetros de mercúrio, pelo risco de exposição dos profissionais ou do ambiente à substância em caso de quebra. Utilize somente o termômetro digital
- A temperatura oral e a retal são alternativas para a verificação da temperatura corporal
  - Verificação da temperatura oral: coloque o termômetro sob a língua do paciente, recomendando que o conserve na posição, mantendo a boca fechada. O termômetro deve ser de uso individual. Não utilize essa técnica em pacientes com delírio, inconscientes, com lesões na boca, problemas nas vias respiratórias, em crianças, após ingestão de alimentos gelados e quentes ou em pacientes taquipneicos
  - Verificação da temperatura retal: calce as luvas de procedimento e coloque o paciente em decúbito lateral esquerdo com a perna direita flexionada (posição de Sims). Lubrifique a ponta do termômetro (utilizando vaselina ou lidocaína) e introduza-o no ânus na direção do umbigo (cerca de 1,5 cm no lactente, 2 cm na criança e 4 cm no adulto). O termômetro deve ser de uso individual. Essa técnica é mais utilizada na pediatria e na maternidade, e é contraindicada em casos de inflamação, obstrução e cirurgia do reto e em pacientes pós-infarto agudo do miocárdio
- As médias das temperaturas encontradas na literatura são, em graus Celsius (°C):
  - Oral: 33,2 a 38,2
  - Retal: 34,4 a 37,8
  - Timpânica: 35,4 a 37,8
  - Axilar: 35,5 a 37
- Alguns fatores intrínsecos influenciam a temperatura, como ovulação, ritmo circadiano, idade, exercício físico, hormônios tireoidianos
- Interpretações das temperaturas:
  - Hipotermia: temperatura central < 35°C
  - Febre: é um aumento na temperatura de > 38°C e uma resposta normal para infecções, inflamações ou terapias com drogas
  - Hipertermia: temperatura central > 40°C. Está associada a danos que resultam em falência do hipotálamo
- Os EPI devem ser utilizados de acordo com a indicação determinada para cada paciente, conforme as diretrizes do SCIH
- Para pacientes em isolamento de contato, é recomendado manter um termômetro exclusivo.

14 Verificação e Cuidados com Oximetria de Pulso

VERIFICAÇÃO E CUIDADOS COM OXIMETRIA DE PULSO

Descrição e sequência dos passos

- Confirme o paciente e o procedimento a ser realizado
- Verifique no prontuário do paciente o resultado da medida da saturação de oxigênio anterior
- Reúna o material na bandeja e leve para o quarto do paciente
- Explique o procedimento ao paciente e ao acompanhante
- Abaixe a grade da cama do lado em que vai se posicionar
- Higienize as mãos (consulte *Higienização das mãos*, p. 10)
- Posicione o paciente em decúbito dorsal com a cabeceira elevada a 30°
- Avalie o local onde será colocado o sensor: dedo, lóbulo da orelha ou na crista do nariz em pacientes adultos; a escolha do dedo indicador é preferencial (insira o dedo do paciente no fim do sensor)
- Acomode o aparelho na mesa de cabeceira (monitor)
- Posicione o cabo ao longo do dedo do paciente. Se necessário, fixe com adesivo
- Retire o esmalte das unhas, se necessário, avalie a integridade da pele e anexos do dedo (presença de lesões, edema e hipotermia). Se o paciente tiver doença vascular periférica, escolha o lóbulo da orelha ou a crista do nariz
- Fixe o sensor no local de escolha e mantenha o lado da unha voltada para o cabo (sensor semelhante a um pregador de roupas)
- Conecte o cabo do sensor ao monitor ou à extensão do cabo
- Ligue o monitor, observe a intensidade e a forma da onda de pulso e aguarde os valores ficarem constantes para realizar a leitura

Objetivo
Monitorar a saturação de oxigênio (SpO_2) no sangue arterial de forma não invasiva.

Aplicação
Pacientes internados, de pronto-atendimento ou em consultório e no domicílio.

Responsabilidade
Enfermeiro, técnico e auxiliar de enfermagem.

Materiais
Algodão, removedor de esmalte, oxímetro de pulso, sensor apropriado para o aparelho, papel e caneta para anotações.

- Verifique o pulso radial do paciente e compare com a frequência do pulso no monitor (se houver diferença, reavalie a posição do sensor)
- Anote os resultados na sua folha de anotações
- Mantenha o paciente em posição confortável, com o braço apoiado abaixo do nível do coração
- Certifique-se de que o paciente compreendeu as orientações sobre o posicionamento do braço, a necessidade de mantê-lo imóvel e que o aparelho está programado para soar o alarme quando o sensor estiver fora do lugar
- Recolha o material do quarto (esmalte e algodão) e o oxímetro, se não estiver prescrito uso contínuo
- Realize a higienização do sensor reutilizável conforme orientação do fabricante
- Higienize as mãos (consulte *Higienização das mãos*, p. 10)
- Faça as anotações de enfermagem em impresso próprio, informando o horário, o valor da frequência do pulso da SpO_2, e os sinais e os sintomas de dessaturação de oxigênio. Assine e carimbe suas anotações.

RISCOS

Assistenciais
- Lesão no dedo ou na orelha por falha no rodízio de locais
- Resultado com valores incorretos, caso o sensor não esteja posicionado adequadamente

Ocupacionais
- Acidentes e contaminação do profissional por agentes químicos e biológicos

Ambientais
- Contaminação do meio ambiente por agentes químicos e biológicos

Recomendações

- A oximetria de pulso é utilizada para avaliar a saturação de oxigênio no sangue de pacientes submetidos à sedação, diagnosticar hipoxemia, fazer ajustes de oxigênio suplementar e para avaliar a tolerância às atividades
- A saturação funcional de oxigênio (SpO_2) é a relação entre a quantidade de hemoglobina oxigenada e a quantidade de hemoglobina disponível para realizar a ligação com o oxigênio no sangue
- Uma sonda ou sensor é colocado na ponta do dedo, lóbulo da orelha ou crista nasal. Ela detecta os valores da saturação do oxigênio monitorando os sinais luminosos gerados pelo oxímetro no sangue pulsátil, do tecido para o sensor
- Os valores normais da SpO_2 são de 95 a 100%. Os valores inferiores a 85% indicam que os tecidos não estão recebendo oxigênio suficiente e que o paciente precisa de avaliação médica. Algumas situações clínicas, como baixa perfusão e alterações da hemoglobina (carboxi-hemoglobina e meta-hemoglobina) e

presença de elementos como iluminação ambiente, esmalte nas unhas e outros, podem alterar a medição da SpO_2
- Coloque o sensor do oxímetro de pulso preferencialmente no braço onde não esteja sendo medida a pressão arterial, para não haver interferência quando o esfigmomanômetro for inflado. A movimentação do braço do paciente é a maior causa de desestabilização do sensor
- O sensor reutilizável deve ser mudado de local a cada 4 h em pacientes com monitoramento contínuo
- Para a limpeza do sensor reutilizável e do cabo, utilize um pano limpo e úmido em uma solução desinfetante de baixa concentração em todas as superfícies expostas; depois, repita a operação com um pano limpo umedecido somente com água. O sensor não pode ser lavado em água corrente.

Parte 6

Procedimentos Intravasculares

Nathalia Perazzo Tereran

15 Punção e Cateter

PUNÇÃO VENOSA PERIFÉRICA
Descrição e sequência dos passos
- Confirme o paciente e o procedimento a ser realizado na prescrição médica/enfermagem
- Higienize as mãos (consulte *Higienização das mãos*, p. 10)
- Prepare o material necessário para o procedimento em uma bandeja
- Leve o material ao quarto do paciente
- Explique o procedimento ao paciente
- Higienize as mãos (consulte *Higienização das mãos*, p. 10)
- Escolha o local de acesso venoso (Figuras 15.1 a 15.3)
- Verifique as condições das veias
- Calce as luvas de procedimento
- Mantenha o algodão embebido em álcool a 70% ou clorexidina alcoólica 0,5% ao alcance das mãos
- Garroteie o local a ser puncionado (em adultos: aproximadamente 5 a 10 cm do local da punção venosa), para propiciar a visualização da veia
- Solicite ao paciente que mantenha o braço imóvel
- Localize o acesso venoso (Figura 15.4)
- Faça a antissepsia da pele, no local da punção, utilizando algodão com álcool a 70% ou clorexidina alcoólica 0,5%
- Tracione a pele para baixo, com o polegar abaixo do local a ser puncionado
- Introduza o cateter venoso na pele, com o bisel voltado para cima, em um ângulo aproximado de 30 a 45° e, após o refluxo de sangue no canhão, mantenha o mandril imóvel, introduza o cateter na veia e, em seguida, remova o mandril (Figura 15.5)
- Retire o garrote
- Conecte o dispositivo selecionado previamente preenchido com solução fisiológica
- Injete a solução fisiológica lentamente (permeabilize o acesso venoso)

Objetivo
Instalar cateter em trajeto venoso periférico para manutenção de uma via de acesso para infusão de soluções ou administração de medicamentos (contínua ou intermitente).

Aplicação
Aos pacientes internados, ambulatoriais e de pronto-atendimento com prescrição médica de soluções ou medicamentos intravenosos.

Responsabilidade
Enfermeiros, técnicos e auxiliares de enfermagem.

Materiais
Bandeja, garrote, álcool a 70% ou clorexidina alcoólica 0,5%, bolas de algodão, cateter intravenoso periférico sobre agulha apropriado para o procedimento, fita adesiva hipoalergênica ou filme transparente, luvas de procedimento, dispositivo a ser conectado ao cateter venoso – de acordo com o objetivo da punção (torneira de três vias, tubo extensor, tubo em "Y"), material para permeabilização do cateter.

- Observe se há sinais de infiltração no local da punção, além de queixas de dor ou desconforto do paciente; se houver, retire o cateter imediatamente
- Fixe o dispositivo com fita adesiva microporosa ou filme transparente (Figura 15.6)
- Retire as luvas de procedimento
- Higienize as mãos (consulte *Higienização das mãos*, p. 10)
- Coloque a data e o horário da punção
- Oriente o paciente sobre os cuidados para a manutenção do cateter
- Deixe o paciente confortável
- Recolha o material do quarto, mantendo a unidade organizada
- Descarte agulhas e perfurantes no recipiente de perfurocortantes e o restante em lixo adequado
- Lave a bandeja com água e sabão, seque com papel-toalha e passe álcool a 70%
- Higienize as mãos (consulte *Higienização das mãos*, p. 10)
- Cheque e anote o procedimento realizado em impresso próprio.

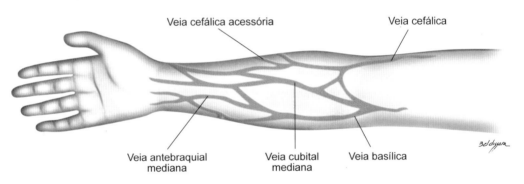

Figura 15.1 Veias para punção venosa em antebraço.

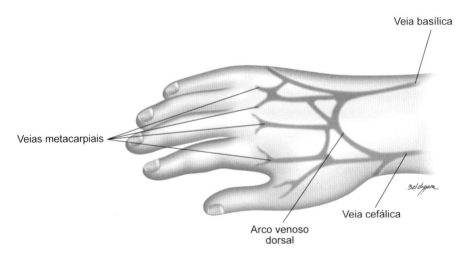

Figura 15.2 Veias para punção venosa no dorso da mão.

Capítulo 15 • Punção e Cateter   143

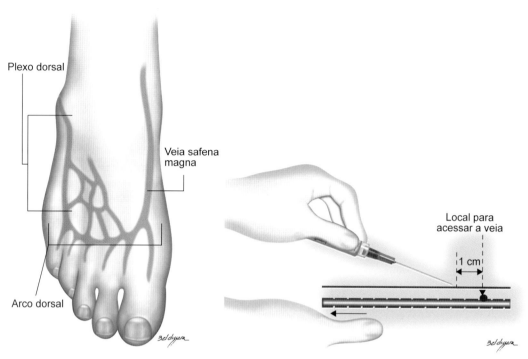

Figura 15.3 Veias para punção venosa no dorso do pé.

Figura 15.4 Punção da pele em relação à veia.

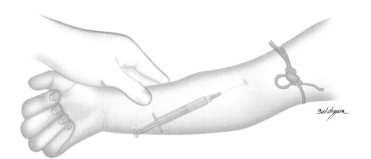

Figura 15.5 Posicionamento para punção venosa.

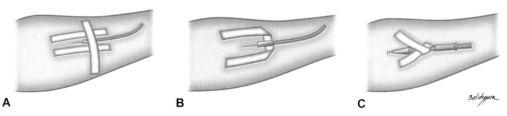

Figura 15.6 A a **C**. Métodos de fixação de dispositivos de acesso venoso periférico.

> **RISCOS**
>
> Assistenciais
> - Sangramento no local da punção
> - Infiltração
> - Saída acidental do cateter
> - Múltiplas tentativas de punção
>
> Ocupacionais
> - Contaminação do profissional
>
> Ambientais
> - Contaminação do ambiente por descarte inadequado de material

Recomendações

- Para a escolha da veia, considere o estado das veias, o tipo de solução a ser infundida e o tempo de infusão. Prefira veias calibrosas na administração de medicamentos irritantes ou muito viscosos, a fim de diminuir o trauma do vaso e facilitar o fluxo. Se possível, escolha o membro superior não dominante para que o paciente possa movimentar-se mais livremente. Evite usar veias antecubitais, pela limitação de movimentos do paciente, a menos que se utilizem dispositivos venosos flexíveis
- Evite a proximidade entre o local da nova punção e o da anterior
- Não puncione veias esclerosadas ou membros paralisados, edemaciados ou com lesões. Tal membro deve estar sinalizado que deve ser preservado
- Não puncione o membro com fístula arteriovenosa. Ele deve estar sinalizado que deve ser preservado
- Não puncione o membro do mesmo lado de uma mastectomia. Ele deve estar sinalizado que deve ser preservado
- Para facilitar o aparecimento de uma veia, pode-se fazer compressa ou bolsa de água morna minutos antes da punção no membro escolhido
- Na retirada do cateter venoso, pressione o local da punção com uma bola de algodão por 1 min ou até parar o sangramento e aplique um curativo adesivo no local da punção
- Após a segunda tentativa sem sucesso de punção venosa, recomenda-se que outro profissional realize o procedimento
- Faça o rodízio das punções a cada 96 h, no máximo, mesmo que a veia pareça íntegra (em crianças, a duração de um acesso venoso é maior, e deve ser avaliado diariamente)

Avaliação de flebite e infiltração e extravasamento

- Verifique a presença de dor, edema, hematoma e hiperemia. Aplique escalas de classificação de sinais de flebite e infiltração e extravasamento (Quadros 15.1 e 15.2)
- Caso ocorram sinais de flebite e infiltração ou extravasamento, retire o cateter venoso imediatamente (mesmo antes de 96 h após a instalação).

Quadro 15.1 Escala de classificação de flebite.

Grau 0	Sem sinais clínicos
Grau 1	Presença de eritema, com ou sem dor local
Grau 2	Presença de dor, com eritema ou edema
Grau 3	Presença de dor, com eritema e/ou edema, com endurecimento e cordão fibroso palpável
Grau 4	Presença de dor, com eritema e/ou edema, com endurecimento e cordão fibroso palpável maior que 2,5 cm de comprimento; drenagem purulenta

Quadro 15.2 Escala de classificação de infiltração e extravasamento.

Grau 0	Sem sinais clínicos
Grau 1	Pele fria e pálida, edema menor que 2,5 cm, em qualquer direção, com ou sem dor local
Grau 2	Pele fria e pálida, edema entre 2,5 e 15 cm em qualquer direção, com ou sem dor local
Grau 3	Pele fria, pálida e translúcida, edema maior que 15 cm em qualquer direção, dor local variando de média a moderada, possível diminuição da sensibilidade
Grau 4	Pele fria, pálida e translúcida, edema maior que 15 cm, dor local variando de moderada a severa, diminuição da sensibilidade e comprometimento circulatório. Ocorre na infiltração de derivados sanguíneos, substâncias irritantes ou vesicantes (extravasamento)

PERMEABILIZAÇÃO DE ACESSO VENOSO PERIFÉRICO COM SOLUÇÃO FISIOLÓGICA

Descrição e sequência dos passos

- Confirme o paciente e o procedimento a ser realizado na prescrição médica ou de enfermagem
- Higienize as mãos (consulte *Higienização das mãos*, p. 10)
- Reúna todo o material em uma bandeja e leve-o ao quarto do paciente
- Oriente o paciente sobre o procedimento
- Higienize as mãos (consulte *Higienização das mãos*, p. 10)
- Calce as luvas de procedimento
- Feche as vias de infusão
- Use gaze embebida em álcool a 70% ou clorexidina alcoólica para a desconexão entre o cateter e o equipo de infusão
- Conecte a seringa com solução para permeabilização
- Injete 5 a 10 mℓ de solução fisiológica com pressão e rapidez (a injeção da solução deve ser interrompida pelo fechamento do clampe, a fim de manter a pressão interna do sistema)
- Desconecte a seringa e feche o dispositivo com oclusor apropriado (comumente conhecido como "tampinha")
- Retire as luvas de procedimento a descarte-as em lixo apropriado
- Higienize as mãos (consulte *Higienização das mãos*, p. 10)
- Oriente o paciente sobre os cuidados para a manutenção do cateter
- Deixe o paciente confortável
- Recolha o material do quarto, mantendo a unidade organizada, e encaminhe ao expurgo
- Descarte agulhas e perfurantes no recipiente de perfurocortantes e o restante em lixo adequado

Objetivo

Manter permeabilidade do cateter venoso periférico para a administração de medicamentos e infusões intermitentes.

Aplicação

Aos pacientes internados, ambulatoriais e de pronto-atendimento, com prescrição médica de medicações intermitentes.

Responsabilidade

Enfermeiros, técnicos e auxiliares de enfermagem.

Materiais

Bandeja, seringa de 10 mℓ contendo solução fisiológica para permeabilização do cateter e protegida com agulha (devidamente identificada), luvas de procedimento, gaze embebida em álcool a 70% ou clorexidina alcoólica.

- Lave a bandeja com água e sabão, seque-a com papel-toalha e passe álcool a 70%
- Higienize as mãos (consulte *Higienização das mãos*, p. 10)
- Registre a permeabilização do cateter em impresso próprio.

RISCOS

Assistenciais
- Infecção
- Saída acidental do cateter

Ocupacionais
- Contaminação do profissional

Ambientais
- Contaminação ambiental

Recomendações

- Verifique a presença de dor e edema (indicam que o líquido injetado está extravasando nos tecidos). Nesse caso, retire o dispositivo imediatamente
- O volume de solução fisiológica pode variar de acordo com o comprimento e o calibre do tubo extensor
- Para a permeabilização do cateter, pode ser utilizada a solução de heparina
- Ao permeabilizar o cateter, avalie sua fixação e, se houver necessidade, troque-a para evitar a saída acidental do cateter
- Observe periodicamente se há sinais de flebite ou infiltração no local da punção, além de queixas de dor ou desconforto do paciente. Aplique escalas de avaliação de sinais de flebite e infiltração (ver Quadros 15.1 e 15. 2).

TROCA DE FIXAÇÃO DO CATETER VENOSO PERIFÉRICO

Descrição e sequência dos passos

- Confirme o paciente e o procedimento a ser realizado conforme a prescrição de enfermagem
- Reúna os materiais na bandeja e leve-os ao quarto do paciente
- Explique o procedimento ao paciente e ao acompanhante
- Promova a privacidade do paciente e colocando o biombo e/ou fechando a porta do quarto
- Higienize as mãos (consulte *Higienização das mãos*, p. 10)
- Posicione o paciente de acordo com o local de inserção do cateter venoso periférico
- Higienize as mãos (consulte *Higienização das mãos*, p. 10)
- Abra o pacote de gazes estéreis; deixe abertos e à mão a ampola de SF ou AD, a clorexidina alcoólica e o adesivo para fixação
- Calce as luvas de procedimento
- Retire a fixação anterior
- Descarte o material em saco plástico
- Segure a gaze pelas pontas de modo que seus dedos não encostem na região central (técnica limpa sem toque)

Objetivo

Prevenção de infecção e de saída acidental do cateter.

Aplicação

Aos pacientes com cateter venoso periférico, internados, ambulatoriais e de pronto-atendimento com prescrição médica.

Responsabilidade

Enfermeiros, técnicos e auxiliares de enfermagem.

Materiais

Bandeja, luvas de procedimento, ampola de 10 mℓ de solução fisiológica (SF) ou água destilada (AD), clorexidina alcoólica, adesivo microporoso hipoalergênico (ou filme transparente), 1 pacote de gaze estéril e saco plástico.

- Embeba a gaze com SF ou AD e limpe o local de inserção do cateter
- Seque com gaze estéril, observando o aspecto da inserção e da pele ao redor
- Embeba outra gaze com clorexidina alcoólica e passe no local de inserção do cateter.

Se fixação com adesivo hipoalergênico
- Corte uma tira fina e centralize embaixo do cateter com a parte adesiva para cima; cruze as duas abas fixando na pele ("borboleta")
- Utilize uma tira larga sobre a tira anterior, cobrindo a inserção do cateter para estabilizá-lo
- Fixe o tubo extensor com uma tira, para evitar tração.

Se oclusão com filme transparente
- Oclua a inserção com o filme transparente
- Retire as luvas de procedimento
- Higienize as mãos (consulte *Higienização das mãos*, p. 10)
- Identifique o curativo com a data e a hora da troca
- Deixe o paciente confortável
- Recolha o material do quarto, mantendo a unidade organizada
- Encaminhe o material para o expurgo e despreze o saco plástico com o resíduo em lixeira infectante
- Lave a bandeja com água e sabão, seque com papel-toalha e passe álcool a 70%
- Higienize as mãos (consulte *Higienização das mãos*, p. 10)
- Cheque e anote o procedimento realizado em impresso próprio.

RISCOS
Assistenciais
- Não realização do procedimento
- Flebite
- Alergia ao adesivo

Ocupacionais
- Contaminação do profissional

Ambientais
- Contaminação do ambiente por descarte inadequado de material

Recomendações
- Inspecione/avalie o local de inserção do cateter diariamente e registre seu aspecto
- A fixação com fita adesiva microporosa, em pacientes adultos, deve ser trocada diariamente
- A fixação com filme transparente pode permanecer por até 96 h (considerando as recomendações do fabricante, as condições clínicas do paciente e o tipo do material do curativo), porém deve ser trocada se houver sujidade, umidade ou se sua integridade estiver prejudicada

- Na presença de dor local, hiperemia, edema ou exsudato, remova o cateter e verifique a conduta de cuidado local de acordo com a avaliação
- A troca da fixação do cateter periférico em pacientes pediátricos deve ser realizada somente quando houver sujidade, soltura da fixação, suspeita de oclusão por dobra do cateter, incômodo da criança ou reação alérgica ao adesivo. O cateter e a pele próxima à inserção deve ser monitorada diariamente pelo enfermeiro, que determinará o dia da troca do cateter, sem haver um tempo determinado para sua permanência
- Em neonatos, recomenda-se a utilização de álcool a 70% em substituição à clorexidina alcoólica.

AUXÍLIO NA INSERÇÃO DE CATETER VENOSO CENTRAL

Descrição e sequência dos passos

- Confirme o paciente e o procedimento a ser realizado conforme prescrição médica e/ou de enfermagem
- Higienize as mãos (consulte *Higienização das mãos*, p. 10)
- Reúna o material na bandeja, leve-a ao quarto do paciente e coloque-a na mesa auxiliar
- Certifique-se de que o paciente foi orientado quanto ao procedimento
- Coloque o biombo para garantir a privacidade do paciente
- Coloque o foco de luz e suporte de soro próximos ao paciente
- Higienize as mãos (consulte *Higienização das mãos*, p. 10)
- Coloque os equipamentos de proteção individual (máscara, protetor ocular e luvas de procedimento)
- Auxilie o médico, abrindo o material solicitado sobre uma superfície limpa e sem contaminação
- Entregue os equipamentos de proteção individual (EPI) ao médico (LAP, máscara, protetor ocular, gorro e luvas estéreis) e a escova para a higienização das mãos
- Posicione o paciente em decúbito dorsal a zero grau, ou em posição de Trendelenburg, com os membros superiores alinhados junto ao corpo (ou em outra posição, conforme orientação médica específica)
- Auxilie o médico na paramentação
- Disponibilize os materiais estéreis no campo estéril (pinças, seringas, agulhas, gazes, fio, lâmina, equipo de soro), adotando técnica asséptica
- Vire a cabeça do paciente para o lado oposto ao da inserção do cateter
- Embeba gazes estéreis em clorexidina – solução degermante e depois solução alcoólica a 0,5% –, sem tocá-las, para que o médico realize a antissepsia no local de inserção do cateter com movimento centrífugo
- Faça a assepsia da ampola de lidocaína com álcool a 70% e segure-a para que o médico aspire
- Abra e entregue o cateter venoso central ao médico, com técnica asséptica

Objetivo

Auxiliar o médico na inserção de cateter em trajeto venoso central (em veia subclávia ou jugular; Figuras 15.7 e 15.8).

Aplicação

Aos pacientes com indicação clínica.

Responsabilidade

Enfermeiros, técnicos e auxiliares de enfermagem.

Materiais

Bandeja, pacote de curativo, pacote LAP (avental, campo e compressas cirúrgicas grandes e estéreis), escova para lavagem das mãos, gorro descartável, luva estéril, luvas de procedimento, máscaras descartáveis, óculos de proteção, cateter venoso central (tipo e tamanho indicados para o paciente), clorexidina em solução degermante, clorexidina em solução alcoólica a 5%, álcool a 70%, seringa de 10 ml, seringa de 20 ml, agulha de 30 × 7 mm, agulha de 40 × 12 mm, fio de mononáilon (tamanho adequado ao paciente), lâmina de bisturi nº 11, 1 frasco com 5 ml de lidocaína 2% sem vasoconstritor, pacote de gaze estéril, gaze estéril (cortada para cateter), fita adesiva hipoalergênica, torneira de três vias, soro fisiológico a 0,9% (250 ml), equipo de soro, suporte de soro e foco de luz.

- Durante a punção e a inserção do cateter, os pacientes que estiverem em ventilação mecânica deverão ter a ventilação interrompida
- Durante a retirada do fio-guia do cateter, solicite ao paciente consciente que realize a manobra de Valsalva (consulte *Manobra de Valsalva*, p. 150)
- Ofereça, quando solicitado pelo médico, o frasco da solução aberto para que ele o conecte ao equipo e preencha-o com a solução
- Após a conexão do equipo ao cateter pelo médico, posicione o frasco da solução abaixo do nível do paciente, certificando-se do refluxo sanguíneo, assim que o médico abrir o sistema. Eleve o frasco em seguida e regule a velocidade do fluxo
- Abra e entregue o fio de sutura e a lâmina de bisturi ao médico, com técnica asséptica
- Observe sinais de desconforto respiratório do paciente
- Observe presença de alterações (hematoma, edema ou sangramento) na região da inserção do cateter
- Forneça ao médico a gaze e o adesivo para o curativo oclusivo do local da inserção do cateter, com técnica asséptica (Figura 15.9)
- Retire o paciente da posição de Trendelenburg, mantenha-o em decúbito dorsal a zero grau por 30 min e oriente-o a manter-se nessa posição (se não houver contraindicações)
- Retire os EPI
- Higienize as mãos (consulte *Higienização das mãos*, p. 10)
- Recolha o material utilizado e deixe o ambiente em ordem
- Oriente o paciente quanto aos cuidados com o cateter durante sua movimentação e deambulação
- Encaminhe o material permanente para o expurgo e acondicione-o em local apropriado
- Descarte o resíduo e o material perfurocortante em recipiente adequado (sem desconectar a agulha da seringa)
- Separe o avental e os campos usados e coloque-os no *hamper*
- Lave a bandeja com água e sabão, seque-a com papel-toalha e higienize-a com álcool a 70%
- Higienize as mãos (consulte *Higienização das mãos*, p. 10)
- Antes da infusão de medicamentos e soluções, providencie uma radiografia de controle com o pedido médico
- Após a certificação pelo médico da posição do cateter e autorização de uso, instale medicamentos e soluções prescritas
- Faça as anotações de enfermagem sobre a realização do procedimento, em impresso próprio, citando qualquer intercorrência.

RISCOS

Assistenciais
- Infecção
- Uso do cateter sem estar locado

Ocupacionais
- Contaminação do profissional

Recomendações

- Na anotação de enfermagem, registre nome e CRM do médico que executou o procedimento, assim como o horário e possíveis intercorrências
- A posição de Trendelenburg, durante a inserção dos cateteres venosos centrais, aumenta a pressão venosa
- Nos pacientes que estiverem em ventilação mecânica, esta deve ser interrompida durante a punção e a inserção do cateter, para evitar acidentes como pneumotórax. A ventilação deve ser reestabelecida o mais breve possível. O tempo de interrupção da ventilação deve ser controlado e, caso haja demora na execução da punção ou da introdução do cateter, o procedimento deve ser interrompido e a ventilação reestabelecida por alguns instantes
- O aumento da pressão intratorácica, promovido pela manobra de Valsalva, reduz o risco de embolia gasosa durante a inserção do cateter venoso central (especificamente no momento da retirada do fio-guia do cateter).

Manobra de Valsalva

- Peça ao paciente consciente que faça uma inspiração profunda e mantenha o ar preso por alguns segundos (pode-se solicitar que faça força de expiração, mas sem soltar o ar, o que aumenta a pressão intratorácica). Em seguida, solicite que ele solte o ar e volte a respirar normalmente

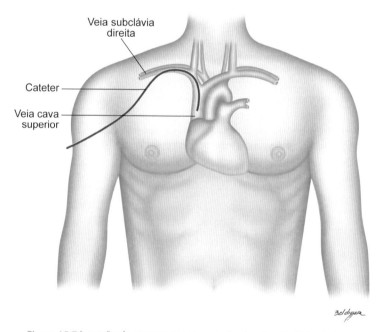

Figura 15.7 Inserção de cateter venoso central pela veia subclávia direita.

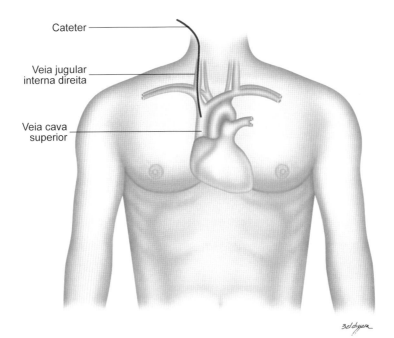

Figura 15.8 Inserção de cateter venoso central pela veia jugular interna direita.

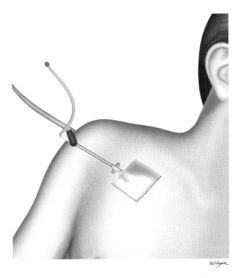

Figura 15.9 Local de inserção e curativo – cateter venoso central em veia subclávia direita.

- A manobra de Valsalva aumenta a pressão intratorácica de seu nível normal (3 a 4 mmHg) para níveis mais elevados (60 mmHg ou mais)
- É contraindicada para pacientes que apresentam hipertensão intracraniana, aneurisma cerebral com risco de ruptura e para aqueles que não estejam conscientes, alertas e cooperativos.

RETIRADA DE CATETER VENOSO CENTRAL

Descrição e sequência dos passos

- Confirme o paciente e o procedimento a ser realizado na prescrição médica/enfermagem
- Higienize as mãos (consulte *Higienização das mãos*, p. 10)
- Reúna o material em uma bandeja e leve-a ao quarto do paciente
- Explique o procedimento ao paciente
- Coloque um biombo para garantir privacidade
- Higienize as mãos (consulte *Higienização das mãos*, p. 10)
- Posicione o paciente em decúbito dorsal a zero grau e em posição de Trendelenburg
- Coloque os EPI (máscara, óculos de proteção e luvas de procedimento)
- Feche todas as vias de infusão
- Abra o material de forma asséptica
- Retire o curativo da inserção do cateter e descarte no saco plástico
- Retire as luvas de procedimento a descarte-as
- Higienize as mãos (consulte *Higienização das mãos*, p. 10)
- Calce as luvas estéreis
- Realize a antissepsia da inserção do cateter com clorexidina alcoólica (com movimento centrífugo)
- Retire o ponto de fixação do cateter com lâmina de bisturi e pinça anatômica (atente para não cortar o cateter)
- Solicite ao paciente consciente que faça força de expiração, mas sem soltar o ar, e mantenha a boca fechada durante a retirada do cateter (manobra de Valsalva)
- Tracione lentamente o cateter, até sua retirada total
- Caso haja indicação, realize a cultura de ponta de cateter (consulte *Coleta de ponta de cateter intravascular para cultura*, p. 218)
- Faça compressão no local por cerca 1 min com a gaze estéril
- Faça um curativo compressivo com gaze e fita adesiva microporosa (ou esparadrapo)
- Retire os EPI
- Higienize as mãos (consulte *Higienização das mãos*, p. 10)
- Informe data e horário do curativo
- Mantenha o paciente em posição de Trendelenburg por 5 min e depois em decúbito dorsal a zero grau por 30 min; oriente-o a manter-se nessa posição (se não houver contraindicações)
- Recolha o material do quarto, mantendo a unidade organizada

Objetivo
Retirar cateter de acesso venoso central com segurança.

Aplicação
Aos pacientes com prescrição médica de retirada do cateter venoso central.

Responsabilidade
Enfermeiros.

Materiais
Bandeja, máscara, óculos de proteção, um par de luvas de procedimento, um pacote de gaze estéril, um par de luvas estéreis um pacote de curativo, uma lâmina de bisturi, clorexidina alcoólica a 0,5%, fita adesiva hipoalergênica e saco plástico para descarte de lixo.

- Descarte o material perfurocortante e resíduos em recipientes adequados
- Lave a bandeja com água e sabão, seque-a com papel-toalha e passe álcool a 70%
- Higienize as mãos (consulte *Higienização das mãos*, p. 10)
- Cheque o horário na prescrição médica
- Avalie o padrão respiratório a cada 10 min durante 30 min
- Faça a anotação de enfermagem citando qualquer intercorrência em impresso próprio. Assine e carimbe suas anotações.

RISCOS

Assistenciais
- Corte acidental do cateter: hematomas e sangramento
- Embolia gasosa após a retirada do cateter

Ocupacionais
- Contaminação do profissional

Ambientais
- Contaminação do meio ambiente (por descarte inadequado de resíduos)

Recomendações

- Somente retire o cateter mediante prescrição médica
- O aumento da pressão intratorácica, promovido pela manobra de Valsalva, reduz o risco de embolia gasosa no momento da retirada do cateter venoso central
- A posição de Trendelenburg, tanto na colocação quanto na retirada do cateter venoso central, aumenta a pressão venosa e reduz o risco de embolia gasosa
- Observe o cateter após sua retirada (deve estar íntegro, com a ponta preservada)
- O orifício da inserção do cateter venoso central deve ser rapidamente fechado com curativo oclusivo, pelo risco de embolia gasosa
- Para retirar o cateter venoso central, o paciente não deve estar sentado ou com a cabeceira elevada, pois as condições que reduzem a pressão venosa central, como cabeceira elevada, ou que aumentam a pressão negativa intratorácica, como a hiperventilação, predispõem à embolia gasosa, incluindo taquicardia e hipovolemia.

Objetivo

Instalar cateter em veia jugular externa para manutenção de uma via de acesso venoso para infusão contínua de soluções e medicamentos, ou para manutenção de uma via de acesso venoso para a administração intermitente de medicamentos.

Aplicação

Aos pacientes internados e de pronto-atendimento.

Responsabilidade

Enfermeiros.

Materiais

Bandeja, álcool a 70%, bolas de algodão ou gazes, cateter venoso apropriado (Jelco), esparadrapo ou fita adesiva hipoalergênica e luvas de procedimento. Conforme a indicação da punção, acrescentar o dispositivo a ser conectado ao cateter venoso (torneira de três vias, tubo extensor, tubo em "Y"), o equipo do sistema de infusão e o frasco da solução ou seringa com solução para permeabilização do cateter.

PUNÇÃO DE VEIA JUGULAR EXTERNA

Descrição e sequência dos passos

- Confirme o paciente e o procedimento a ser realizado na prescrição médica/enfermagem
- Higienize as mãos (consulte *Higienização das mãos*, p. 10)
- Reúna o material em uma bandeja e leve-a ao quarto do paciente
- Explique o procedimento ao paciente e ao acompanhante
- Higienize as mãos (consulte *Higienização das mãos*, p. 10)
- Calce as luvas de procedimento
- Posicione-se na cabeceira do leito do paciente
- Posicione o paciente em decúbito zero ou até 15° e com hiperextensão lateral da cabeça (expondo o lado a ser puncionado)
- Mantenha o algodão embebido em álcool a 70% ao alcance das mãos
- Localize o vaso a ser puncionado por meio de visualização e palpação (pela proximidade entre a artéria carótida e a veia jugular interna, avalie de modo preciso para evitar uma punção acidental; na dúvida, peça auxílio a outro enfermeiro ou médico, ou interrompa a punção)
- Faça a antissepsia da pele, no local e ao redor da punção, utilizando o algodão com álcool
- Tracione a pele para baixo, com o polegar abaixo do local a ser puncionado no sentido distal para proximal
- Introduza o cateter venoso na pele, com o bisel voltado para cima, em um ângulo aproximado de 10°, e mantenha esse ângulo, ou um ângulo menor, à medida que introduz o cateter. Uma vez perfurada a pele, direcione e introduza o cateter na veia com o auxílio do mandril e, após introdução total, remova o mandril
- Observe o refluxo sanguíneo no canhão do Jelco
- Conecte o tubo extensor com o medicamento ou permeabilize com a solução de manutenção do cateter
- Observe se há sinais de infiltração, extravasamento ou hematoma no local da punção, além de queixas de dor ou desconforto anormal do paciente (se houver, retire o cateter imediatamente)
- Fixe o dispositivo com esparadrapo ou adesivo hipoalergênico
- Retire as luvas de procedimento
- Higienize as mãos (consulte *Higienização das mãos*, p. 10)
- Anote a data e a hora de punção no curativo
- Oriente o paciente e o acompanhante sobre os cuidados para a manutenção do cateter
- Deixe o paciente confortável
- Recolha o material do quarto, mantendo a unidade organizada
- Descarte agulhas em caixa de perfurocortante e o restante em lixo adequado
- Lave a bandeja com água e sabão, seque com papel-toalha e passe álcool a 70%

- Higienize as mãos (consulte *Higienização das mãos*, p. 10)
- Cheque e anote o procedimento realizado em impresso próprio.
- Assine e carimbe suas anotações.

RISCOS

Assistenciais
- Hematoma
- Infecção
- Sangramento
- Punção arterial acidental, lesão nervosa, disfonia por lesão de nervo laríngeo

Ocupacionais
- Contaminação do profissional

Ambientais
- Contaminação do ambiente por descarte inadequado de material

Recomendações

- A escolha do acesso venoso em jugular externa deve ser feita em consonância com o médico responsável pelo atendimento do paciente
- Em virtude dos riscos, esse tipo de punção não deve ser a primeira escolha
- A punção deve ser executada por um profissional que tenha conhecimento, competência e habilidade
- Na punção arterial acidental, promova compressão digital por aproximadamente 10 min a fim de evitar hematomas
- Na retirada do cateter venoso, pressione o local da punção com algodão ou gazes, por cerca de 3 min, e aplique um curativo levemente compressivo
- Alguns aspectos são fundamentais:
  - Conhecimento integral da anatomia vascular e das estruturas subjacentes
  - Indicações e escolhas precisas do tipo de cateter, local de punção e das técnicas de inserção vascular
  - Obediência rigorosa a antissepsia, assepsia e preceitos técnicos, além do conhecimento de potenciais complicações
- Em acesso venoso para infusão contínua ou intermitente, é necessário lavar o dispositivo com até 10 mℓ de solução fisiológica, antes e após a injeção de medicamentos
- Troque a fixação do cateter diariamente e avalie sua inserção; caso ocorram sinais de flebite e infiltração/extravasamento, retire o cateter venoso imediatamente
- Não utilize medicamentos vesicantes no acesso venoso da jugular externa
- Tenha cuidado para não pressionar a artéria carótida, o que pode desencadear desmaio do paciente
- Faça a avaliação de flebite e infiltração e extravasamento: verifique a presença de dor, edema, hematoma e hiperemia. Aplique escalas de classificação de sinais de flebite e infiltração/extravazamento.

Parte 7

Administração de Medicamentos

Flávio Trevisani Fakih

16 Preparo e Administração de Medicamentos

VIA DERMATOLÓGICA
Descrição e sequência dos passos
Preparo do medicamento
- Leia atentamente a prescrição médica e verifique os medicamentos que devem ser administrados por via dermatológica
- Verifique se há informações sobre alergia do paciente aos medicamentos prescritos (na prescrição médica, na Sistematização da Assistência de Enfermagem – SAE e com o próprio paciente ou familiar)
- Faça a etiqueta de identificação, contendo as informações do medicamento (nome, dosagem, horário e via de administração – local de aplicação) e do paciente (nome completo e leito)
- Faça a desinfecção da bandeja com álcool a 70%
- Higienize as mãos (consulte *Higienização das mãos*, p. 10)
- Separe o medicamento e confira o nome, a apresentação, a dose necessária (na prescrição médica) e o prazo de validade
- Cole a etiqueta de identificação no medicamento correspondente
- Faça um ponto com caneta ao lado do horário aprazado correspondente (na prescrição médica), para indicar a realização do preparo do medicamento
- Reúna todo o material e o medicamento na bandeja
- Leve a prescrição médica e a bandeja para o quarto do paciente e coloque-a na mesa auxiliar previamente limpa.

Administração do medicamento
- Higienize as mãos (consulte *Higienização das mãos*, p. 10)
- Confira o nome do paciente (comparando a prescrição médica, a etiqueta de identificação do medicamento e a pulseira de identificação do paciente)

Objetivo
Administrar medicamentos por via dermatológica para auxílio no tratamento de doenças inflamatórias, infecciosas, parasitárias, alérgicas e dermatológicas, por ação local ou sistêmica.

Aplicação
Aos pacientes com prescrição médica de medicamentos por via dermatológica.

Responsabilidade
Enfermeiros, técnicos e auxiliares de enfermagem.

Materiais
Bandeja, medicamento prescrito, gaze, luvas de procedimento, espátula e etiqueta ou fita adesiva.

- Apresente-se ao paciente, pergunte seu nome completo e oriente-o sobre o medicamento que será administrado (nome do medicamento e via de administração)
- Verifique se o paciente está portando a pulseira de alerta de alergia (se positivo, verifique se a alergia corresponde ao medicamento a ser administrado e, neste caso, não administre-o e comunique ao enfermeiro e ao médico)
- Higienize as mãos (consulte *Higienização das mãos*, p. 10)
- Calce as luvas de procedimento
- Coloque o paciente na posição mais adequada ao procedimento
- Exponha a área de aplicação e faça higiene local com gaze embebida em solução fisiológica, se necessário (para a remoção de sujidade, secreção ou resíduos de aplicações anteriores)
- Abra a tampa do frasco ou tubo
- Coloque o medicamento em uma gaze, na quantidade suficiente para cobrir a área indicada (se necessário, utilize uma espátula)
- Aplique o medicamento na área indicada e espalhe-o delicadamente até sua absorção (se necessário, enfaixe o local)
- Deixe o paciente confortável, de acordo com sua necessidade
- Recolha o material e coloque-o na bandeja
- Retire as luvas de procedimento e coloque-as na bandeja
- Higienize as mãos (consulte *Higienização das mãos*, p. 10)
- Cheque o horário da administração do medicamento na respectiva prescrição médica
- Encaminhe o medicamento utilizado (frasco, bisnaga, tubo de pomada ou creme) ao posto de enfermagem e guarde-o junto aos demais medicamentos do respectivo paciente (confirme a identificação do medicamento)
- Encaminhe os resíduos para o expurgo
- Descarte os resíduos no lixo infectante (com saco branco leitoso)
- Lave a bandeja com água e sabão, seque com papel-toalha e faça a desinfecção com álcool a 70%
- Higienize as mãos (consulte *Higienização das mãos*, p. 10)
- Faça as anotações de enfermagem em impresso próprio, informando o horário, o medicamento, a dose, a via e o local em que foi realizada a aplicação, assim como qualquer intercorrência (reações, queixas etc.). Assine e carimbe as anotações.

RISCOS

Assistenciais
- Troca acidental de paciente, medicamento, dose, via e horário de administração
- Atraso ou omissão do preparo e da administração de medicamento
- Duplicação do preparo e da administração de medicamento
- Uso de medicamento com prazo de validade expirado ou deteriorado
- Incidentes relacionados a reconstituição/diluição, compatibilidade e estabilidade dos medicamentos
- Danos ao paciente relacionados a falhas na administração de medicamentos
- Contaminação do paciente por agentes biológicos, em virtude de falhas na manipulação de materiais, medicamentos, equipamentos e do paciente (técnica asséptica)
- Reação alérgica ao medicamento
- Incidentes relacionados aos "Medicamentos de Alta Vigilância – MAV", consulte *Medicamentos de Alta Vigilância (ou potencialmente perigosos)*, p. 274
- Incidentes relacionados a falhas de monitoramento
- Não conformidades relacionadas às anotações: ilegibilidade, omissão, incompletude e falta de clareza

Ocupacionais
- Contaminação do profissional por agentes químicos e biológicos

Ambientais
- Contaminação do meio ambiente por agentes químicos e biológicos

Recomendações

- O próprio paciente pode fazer a aplicação do medicamento, desde que tenha fácil acesso à área e que esteja bem orientado pelo enfermeiro quanto ao procedimento
- Os medicamentos de uso dermatológico, exceto os que tratam de feridas, devem ser aplicados na pele íntegra
- Antes de aplicar os medicamentos, limpe completamente a pele, lavando cuidadosamente a área para retirar restos de medicamentos. Se necessário, desbride localmente os resíduos de tecido (as camadas de derme e epiderme poderão ser desbridadas mecanicamente por profissionais de enfermagem, sendo privativo do enfermeiro o desbridamento instrumental, até a fáscia muscular)
- Em caso de uso de bisnagas de cremes e pomadas, despreze uma pequena porção (cerca de 1 cm) e aplique a segunda porção sobre a gaze, sem tocá-la
- Em caso de necessidade de espátulas, não contamine o medicamento com a espátula que já esteve em contato com o paciente
- Recomendações específicas para uso de *patches*: realize tricotomia, se necessário; observe o período de permanência na pele, de acordo com o medicamento e o fabricante; observe eventuais sinais de reação local; faça revezamento dos locais de aplicação (conforme o tipo e o tamanho do *patch* e suas respectivas recomendações), evitando dobras cutâneas e áreas de transpiração excessiva
- Realize as medidas de prevenção de infecção:
  - Retirada de adornos das mãos dos profissionais (anéis, aliança, pulseiras, relógio de pulso), antes de higienizar as mãos

Objetivos

Preparar e administrar medicamentos por sonda enteral – sonda nasogástrica (SNG) ou nasoenteral (SNE), pré ou pós-pilórica –, ou por gastrostomia, em pacientes com impossibilidade, dificuldade ou contraindicação de deglutição.

Aplicação

Aos pacientes portadores de sonda enteral – SNG ou SNE, pré ou pós-pilórica –, ou de gastrostomia, com prescrição médica de medicamento por uma dessas vias.

Responsabilidade

Enfermeiros, técnicos e auxiliares de enfermagem.

Materiais

Bandeja, medicamento prescrito, estetoscópio, seringas de 10 ou 20 mℓ (um para cada medicamento e um para teste e lavagem da sonda), triturador de comprimidos, água (filtrada ou mineral), luvas de procedimento, gazes e etiqueta ou fita adesiva.

- *Higienização das mãos* (antes e após a administração de cremes, pomadas e loções; consulte *Higienização das mãos*, p. 10)
- Utilização de técnica asséptica na manipulação dos frascos e tubos de medicamentos. Se o paciente apresentar um ferimento aberto, deve-se utilizar luvas cirúrgicas estéreis, gazes estéreis e material de curativo
- Uso individual de frascos, bisnagas e tubos de medicamentos dermatológicos.

VIA ENTERAL

Descrição e sequência dos passos

Preparo do medicamento

- Leia atentamente a prescrição médica e verifique os medicamentos que devem ser administrados via enteral
- Verifique se há informações sobre alergia do paciente aos medicamentos prescritos (na prescrição médica, na SAE e com o próprio paciente ou familiar)
- Faça a etiqueta de identificação, contendo as informações do medicamento (o nome, a dosagem, o horário e a via de administração – SNG; SNE; gastrostomia) e do paciente (nome completo e leito)
- Faça a desinfecção da bandeja com álcool a 70%
- Higienize as mãos (consulte *Higienização das mãos*, p. 10)
- Separe o medicamento e confira o nome, a apresentação, a dose necessária (junto à prescrição médica) e o prazo de validade
- Cole a etiqueta de identificação no medicamento correspondente
- Faça um ponto com caneta ao lado do horário aprazado correspondente (na prescrição médica), para indicar a realização do preparo do medicamento
- Reúna todo o material em uma bandeja
- Prepare o medicamento:
  - Solução: aspire a dose prescrita com uma seringa de 10 ou 20 mℓ e complete o volume restante da seringa com água
  - Comprimido: retire da embalagem, coloque-o no triturador, triture-o até tornar-se pó, dilua-o em 10 mℓ de água e aspire-o com uma seringa de 10 ou 20 mℓ
- Transfira a etiqueta de identificação para a seringa que contém o medicamento correspondente
  - Proteja a seringa com a própria embalagem e coloque-a em uma bandeja (não utilize agulha para proteger a seringa)
  - Coloque o medicamento preparado na bandeja
  - Leve a prescrição médica e a bandeja para o quarto do paciente e coloque-a na mesa auxiliar previamente limpa.

Administração do medicamento

- Higienize as mãos (consulte *Higienização das mãos*, p. 10)
- Confira o nome do paciente (comparando a prescrição médica, a etiqueta de identificação do medicamento e a pulseira de identificação do paciente)

- Apresente-se ao paciente, pergunte seu nome completo e oriente-o sobre o medicamento que será administrado (nome do medicamento e via de administração)
- Verifique se o paciente está portando a pulseira de alerta de alergia (se positivo, verifique se a alergia corresponde ao medicamento a ser administrado e, neste caso, não administre-o e comunique ao enfermeiro e ao médico)
- Eleve a cabeceira do leito entre 30 e 45°
- Higienize as mãos (consulte *Higienização das mãos*, p. 10)
- Calce as luvas de procedimento
- Teste posicionamento e permeabilidade:
  - Sonda enteral: abra a sonda, conecte a seringa vazia, aspire e observe se há retorno de resíduo gástrico (em sondas enterais pós-pilóricas, não ocorre ao aspirar). Não havendo retorno, injete 10 mℓ de ar, auscultando o quadrante superior esquerdo do abdome (confirmando o posicionamento da extremidade da sonda)
  - Gastrostomia: abra o cateter, conecte a seringa vazia, aspire e observe se há retorno de resíduo gástrico. Em caso de dúvida, interrompa o procedimento e consulte o enfermeiro ou o médico
- Adapte a seringa que contém o medicamento à sonda
- Injete lentamente toda a medicação (durante aproximadamente 1 min)
- Lave a sonda, administrando 20 a 30 mℓ de água (utilize a própria seringa que continha o medicamento e aplique pressão moderada, a fim de remover resíduos de medicamento do interior da sonda). Esse procedimento deve ser repetido entre cada medicamento a ser administrado
- Deixe a sonda fechada (em caso de SNG em drenagem, mantenha-a fechada por 30 min)
- Deixe o paciente confortável (mantendo o decúbito elevado por aproximadamente 30 min, a fim de facilitar o esvaziamento gástrico)
- Recolha o material e coloque-o na bandeja
- Retire as luvas de procedimento e coloque-as na bandeja
- Higienize as mãos (consulte *Higienização das mãos*, p. 10)
- Cheque o horário da administração do medicamento na respectiva prescrição médica
- Encaminhe os resíduos para o expurgo
- Descarte os resíduos no lixo infectante (com saco branco leitoso)
- Lave a bandeja com água e sabão, seque com papel-toalha e faça a desinfecção com álcool a 70%
- Higienize as mãos (consulte *Higienização das mãos*, p. 10)
- Faça as anotações de enfermagem em impresso próprio, informando o horário, o medicamento, a dose, a via (SNG; SNE; gastrostomia) em que foi realizada a administração, e qualquer intercorrência (reações, queixas etc.). Se houver indicação, inclua o volume total administrado no balanço hídrico do paciente. Assine e carimbe as anotações.

RISCOS

Assistenciais
- Troca acidental de paciente, medicamento, dose, via e horário de administração
- Atraso ou omissão do preparo e da administração de medicamento
- Duplicação do preparo e da administração de medicamento
- Uso de medicamento com prazo de validade expirado ou deteriorado
- Contaminação do paciente por agentes biológicos, em virtude de falhas na manipulação de materiais, medicamentos, equipamentos e do paciente (técnica asséptica)
- Reação alérgica ao medicamento
- Incidentes relacionados a falhas de monitoramento
- Não conformidades relacionadas às anotações: ilegibilidade, omissão, incompletude e falta de clareza

Ocupacionais
- Contaminação do profissional por agentes químicos e biológicos

Ambientais
- Contaminação do meio ambiente por agentes químicos e biológicos

Recomendações

- O termo "via enteral" é utilizado de modo geral para definir acesso ao sistema digestório por sonda orogástrica, nasogástrica, nasoentérica e ostomias de nutrição (gastrostomia e jejunostomia)
- Sempre que possível, utilize medicamentos com apresentação em solução ou suspensão a fim de prevenir obstrução e facilitar a infusão
- Antes de triturar os comprimidos, confirme com o farmacêutico se eles podem ser triturados. Medicamentos bucais, sublinguais, com revestimento entérico ou de liberação lenta não podem ser triturados. As cápsulas não devem ser rompidas nem diluídas
- Dissolva e administre cada medicamento separadamente, lavando a sonda com água filtrada entre cada um dos medicamentos e após a administração do último
- Para pacientes imunossuprimidos, é recomendado o uso de água destilada estéril, para diluir e lavar a sonda enteral
- O volume de água utilizado para dissolver o medicamento e para lavar a sonda deve ser previamente definido, levando-se em consideração a idade e a condição clínica do paciente (p. ex., risco de restrição hídrica etc.)
- Sempre que possível, evite horários de medicação que interrompam a infusão da dieta enteral
- Atente para o aprazamento adequado da administração dos medicamentos por via enteral. Considere a necessidade de jejum (prévio ou posterior) e a interação entre o medicamento e a dieta em uso ou com outros medicamentos, no mesmo horário
- Não faça misturas entre medicamentos ou entre medicamentos e dietas
- Atente para os locais de absorção de certos fármacos, a fim de evitar que sejam administradas em porção do sistema diges-

tório onde não serão absorvidos (principalmente em paciente com jejunostomia)
- A lavagem da sonda após a administração da dieta ou de medicamento é importante a fim de se prevenir obstruções.

VIA INALATÓRIA
Descrição e sequência dos passos
Preparo do medicamento
- Leia atentamente a prescrição médica e verifique os medicamentos que devem ser administrados via inalatória
- Verifique se há informações sobre alergias do paciente aos medicamentos prescritos (na prescrição médica, na SAE e com o próprio paciente ou familiar)
- Faça a etiqueta de identificação contendo as informações do medicamento (nome, dosagem, horário e via de administração – inalação) e do paciente (nome completo e leito)
- Faça a desinfecção da bandeja com álcool a 70%
- Higienize as mãos (consulte *Higienização das mãos*, p. 10)
- Separe o medicamento e confira o nome, a apresentação, a dose necessária (consta na prescrição médica) e o prazo de validade
- Cole a etiqueta de identificação no medicamento
- Faça um ponto com caneta ao lado do horário aprazado correspondente (na prescrição médica), para indicar a realização do preparo do medicamento
- Reúna todo o material em uma bandeja
- Coloque o medicamento, na dose prescrita, no reservatório do inalador ou nebulizador. Se prescrito, adicione a solução fisiológica (no volume prescrito)
- Transfira a etiqueta de identificação para o reservatório do inalador ou nebulizador que contém o medicamento correspondente
- Coloque o reservatório do inalador ou nebulizador com o medicamento preparado na bandeja
- Leve a prescrição médica e a bandeja para o quarto do paciente e coloque-a na mesa auxiliar previamente limpa.

Administração do medicamento
- Higienize as mãos (consulte *Higienização das mãos*, p. 10)
- Confira o nome do paciente (comparando a prescrição médica, a etiqueta de identificação do medicamento e a pulseira de identificação do paciente)
- Apresente-se ao paciente, pergunte seu nome completo e oriente-o sobre o medicamento que será administrado (nome do medicamento e via de administração)
- Verifique se o paciente está portando a pulseira de alerta de alergia (se positivo, verifique se a alergia corresponde ao medicamento a ser administrado e, neste caso, não administre-o e comunique ao enfermeiro e ao médico)
- Peça para o paciente sentar-se ou eleve o decúbito do leito entre 45 e 90°

Objetivos
Preparar e administrar medicamentos por vias respiratórias superiores (inalação), utilizando inalador ou nebulizador. Para o auxílio no tratamento do trato respiratório, produzindo efeitos locais ou sistêmicos ou para fluidificar secreções.

Aplicação
Aos pacientes com prescrição médica de medicamento por inalação.

Responsabilidade
Enfermeiros, técnicos e auxiliares de enfermagem.

Materiais
Bandeja, medicamento prescrito, luvas de procedimento, solução fisiológica 0,9% (10 ml), inalador/nebulizador, máscara de inalação, fluxômetro, cadarço, lenço de papel e etiqueta ou fita adesiva.

- Instale o fluxômetro na fonte de oxigênio correspondente ao leito
- Higienize as mãos (consulte *Higienização das mãos*, p. 10)
- Calce as luvas de procedimento
- Conecte uma extremidade do tubo extensor ao fluxômetro e a outra extremidade ao inalador ou nebulizador
- Conecte a máscara de inalação ao reservatório do inalador ou nebulizador
- Abra o fluxômetro (entre 2 e 7 ℓ/min) e verifique se há saída de névoa pelo inalador
- Entregue o inalador ao paciente e oriente-o a segurá-lo, mantendo a máscara junto à face (sobre o nariz e a boca), e a respirar tranquilamente. Caso não consiga segurá-lo corretamente, fixe a máscara, por meio do cadarço
- Verifique a posição correta da cabeça e do inalador
- Deixe o paciente confortável, de acordo com sua necessidade
- Retire as luvas de procedimento e descarte-as no lixo infectante (com saco branco leitoso)
- Higienize as mãos (consulte *Higienização das mãos*, p. 10)
- Ao término da inalação:
  - Higienize as mãos (consulte *Higienização das mãos*, p. 10)
  - Calce as luvas de procedimento
  - Feche o fluxômetro e retire o inalador da face do paciente
  - Coloque o inalador na bandeja (o fluxômetro e o tubo extensor poderão permanecer instalados para a próxima inalação)
  - Ofereça lenços de papel para que o paciente seque a face e o nariz, ou realize higiene oral (se necessário)
  - Deixe o paciente confortável, de acordo com sua necessidade
  - Retire as luvas de procedimento e coloque-as na bandeja
  - Higienize as mãos (consulte *Higienização das mãos*, p. 10)
  - Cheque o horário da administração do medicamento na respectiva prescrição médica
- Encaminhe o material utilizado e os resíduos para o expurgo
- Calce as luvas de procedimento
- Acondicione o material utilizado em local adequado (até que seja encaminhado para desinfecção) e descarte os resíduos no lixo infectante (com saco branco leitoso)
- Lave a bandeja com água e sabão, seque com papel-toalha e faça a desinfecção com álcool a 70%
- Retire as luvas de procedimento e descarte-as no lixo infectante (com saco branco leitoso)
- Higienize as mãos (consulte *Higienização das mãos*, p. 10)
- Faça as anotações de enfermagem em impresso próprio, informando o horário, o medicamento, a dose, a via (inalatória) em que foi realizada a administração, o efeito da inalação e qualquer intercorrência (reações, queixas etc.). Assine e carimbe as anotações.

RISCOS

Assistenciais
- Troca acidental de paciente, medicamento, dose, via e horário de administração
- Atraso ou omissão do preparo e da administração de medicamento
- Duplicação do preparo e da administração de medicamento
- Uso de medicamento com prazo de validade expirado ou deteriorado
- Danos ao paciente relacionados a falhas no preparo e/ou na administração de medicamentos
- Contaminação do paciente por agentes biológicos, em virtude de falhas na manipulação de materiais, medicamentos, equipamentos e do paciente (técnica asséptica)
- Reação alérgica ao medicamento
- Incidentes relacionados aos "Medicamentos de Alta Vigilância – MAV", consulte *Medicamentos de Alta Vigilância (ou potencialmente perigosos)*, p. 274
- Incidentes relacionados a falhas de monitoramento
- Não conformidades relacionadas às anotações: ilegibilidade, omissão, incompletude e falta de clareza

Ocupacionais
- Acidentes e contaminação do profissional por agentes químicos e biológicos

Ambientais
- Contaminação do meio ambiente por agentes químicos e biológicos

Recomendações

- Em unidades de internação e unidades de terapia intensiva (UTI), o inalador ou nebulizador podem ser reutilizados, por até 24 h
- Em caso de reúso, o inalador deve ser protegido em embalagem plástica, identificado (com o nome completo do paciente, o leito e a data de instalação) e mantido junto ao leito. Realize sua limpeza com água e sabão e fricção com álcool a 70%, antes de cada uso
- Após o primeiro uso, o inalador ou nebulizador não deve retornar ao posto de enfermagem. Neste caso, prepare o medicamento no posto de enfermagem, coloque-o em um copo descartável identificado e encaminhe ao quarto do paciente em uma bandeja, junto com a prescrição médica. Coloque o medicamento no inalador ou nebulizador que se encontra à beira do leito
- Em caso de contaminação e/ou sujidade visível, o inalador ou nebulizador deve ser encaminhado para a desinfecção de alto nível
- Faça a assepsia de ampolas com álcool a 70%
- Retire a etiqueta e o cadarço do inalador ou nebulizador antes de encaminhá-lo à central de desinfecção e esterilização.

Objetivos

Preparar e administrar medicamentos por via intradérmica (ID).

Aplicação

Aos pacientes com prescrição médica de medicamento por via ID. Realizar testes de hipersensibilidade e teste de PPD (prova da tuberculina).

Responsabilidade

Enfermeiros, técnicos e auxiliares de enfermagem.

Materiais

Bandeja, medicamento prescrito, luvas de procedimento, agulhas de 13 mm × 0,45 mm, seringa de 1 mℓ, bolas de algodão, álcool a 70% e etiqueta ou fita adesiva.

VIA INTRADÉRMICA

Descrição e sequência dos passos

Preparo do medicamento

- Leia atentamente a prescrição médica e verifique os medicamentos que devem ser administrados via intradérmica
- Verifique se há informações sobre alergia do paciente aos medicamentos prescritos (na prescrição médica, na SAE e com o próprio paciente ou familiar)
- Faça a etiqueta de identificação contendo as informações do medicamento (nome, dosagem, horário e via de administração – ID) e do paciente (nome completo e leito)
- Faça a desinfecção da bandeja com álcool a 70%
- Higienize as mãos (consulte *Higienização das mãos*, p. 10)
- Separe o medicamento e confira o nome, a apresentação, a dose necessária (na prescrição médica) e o prazo de validade
- Cole a etiqueta de identificação no medicamento correspondente
- Faça um ponto com caneta ao lado do horário aprazado correspondente (na prescrição médica), para indicar a realização do preparo do medicamento
- Reúna todo o material na bandeja
- Faça a desinfecção do frasco/ampola com algodão embebido em álcool a 70%
- Conecte a agulha (13 mm × 0,45 mm) na seringa de 1 mℓ
- Aspire o volume correspondente à dose prescrita, sem deixar ar no interior
- Desconecte agulha (sem reencapá-la e com cuidado para não se ferir) e descarte-a em recipiente adequado para perfurocortantes
- Conecte a outra agulha (13 mm × 0,45 mm) na seringa
- Transfira a etiqueta de identificação para a seringa que contém o medicamento correspondente
- Coloque o medicamento preparado na bandeja
- Leve a prescrição médica e a bandeja para o quarto do paciente e coloque-a na mesa auxiliar previamente limpa.

Administração do medicamento

- Higienize as mãos (consulte *Higienização das mãos*, p. 10)
- Confira o nome do paciente (comparando a prescrição médica, a etiqueta de identificação do medicamento e a pulseira de identificação do paciente)
- Apresente-se ao paciente, pergunte seu nome completo e oriente-o sobre o medicamento que será administrado (nome do medicamento e via de administração)
- Verifique se o paciente está portando a pulseira de alerta de alergia (se positivo, verifique se a alergia corresponde ao medicamento a ser administrado e, neste caso, não administre o medicamento e comunique ao enfermeiro e ao médico)
- Escolha a região da aplicação (alterne os locais apropriados para a administração subcutânea; Figura 16.1)

- Coloque o paciente na posição mais adequada ao procedimento
- Higienize as mãos (consulte *Higienização das mãos*, p. 10)
- Calce as luvas de procedimento
- Exponha a área e delimite o local de aplicação
- Realize a antissepsia do local com o algodão embebido em álcool a 70%, em um único sentido e direção, e espere secar
- Retire a proteção da agulha (segurando a seringa com a mão que fará a punção)
- Estique a pele do local de aplicação usando os dedos indicador e polegar da mão oposta à que segura a seringa
- Com o bisel da agulha voltado para cima e fazendo um ângulo de 15° em relação à superfície da pele, introduza a agulha por aproximadamente 3 mm (somente o bisel) abaixo da epiderme, com um movimento delicado, porém firme (Figura 16.2)
- Injete o medicamento, empurrando o êmbolo com a mão oposta à que segura a seringa, e observe a formação de uma pápula
- Retire a agulha com um único movimento, rápido e firme, e coloque-a na bandeja (não reencape a agulha)
- Não friccione o local da pápula com algodão nem com outro material
- Oriente o paciente a não coçar nem esfregar o local
- Deixe o paciente confortável, de acordo com sua necessidade
- Recolha o material e coloque-o na bandeja
- Retire as luvas de procedimento e coloque-as na bandeja
- Higienize as mãos (consulte *Higienização das mãos*, p. 10)
- Cheque o horário da administração do medicamento na respectiva prescrição médica
- Encaminhe os resíduos para o expurgo
- Calce as luvas de procedimento
- Descarte os resíduos perfurocortantes em recipiente adequado (não desconecte a agulha da seringa)
- Descarte os resíduos restantes no lixo infectante (com saco branco leitoso)
- Lave a bandeja com água e sabão, seque com papel-toalha e faça a desinfecção com álcool a 70%
- Retire as luvas de procedimento e descarte-as no lixo infectante (com saco branco leitoso)
- Higienize as mãos (consulte *Higienização das mãos*, p. 10)
- Faça as anotações de enfermagem em impresso próprio, informando o medicamento, a dose, a via (ID), o horário e o local (parte do corpo) em que foi realizada a aplicação ID, e qualquer intercorrência (reações, queixas etc.). Assine e carimbe as anotações.

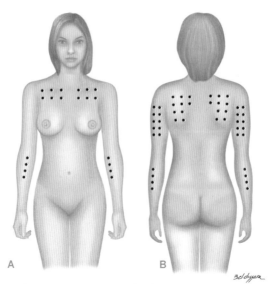

Figura 16.1 A e B. Locais de administração intradérmica.

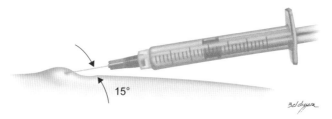

Figura 16.2 Ângulo de inserção da agulha em relação à pele e formação de pápula na administração intradérmica.

RISCOS

Assistenciais
- Troca acidental de paciente, medicamento, dose, via e horário de administração
- Atraso ou omissão do preparo e da administração de medicamento
- Duplicação do preparo e da administração de medicamento
- Uso de medicamento deteriorado ou com prazo de validade expirado
- Incidentes relacionados a reconstituição/diluição, compatibilidade e estabilidade dos medicamentos
- Danos ao paciente relacionados a falhas no preparo e/ou na administração de medicamentos
- Contaminação do paciente por agentes biológicos, em virtude de falhas na manipulação de materiais, medicamentos, equipamentos e do paciente (técnica asséptica)
- Reação alérgica ao medicamento
- Incidentes relacionados aos "Medicamentos de Alta Vigilância – MAV", consulte *Medicamentos de Alta Vigilância (ou potencialmente perigosos)*, p. 274
- Incidentes relacionados a falhas de monitoramento
- Não conformidades relacionadas às anotações: ilegibilidade, omissão, incompletude e falta de clareza

Ocupacionais
- Acidentes e contaminação do profissional por agentes químicos e biológicos

Ambientais
- Contaminação do meio ambiente por agentes químicos e biológicos

Recomendações

- Administre um volume máximo de 0,5 mℓ. Os locais indicados para aplicação são a face anterior do antebraço e a região subescapular
- As seringas de aplicação têm capacidade para 1 mℓ e apresentam graduações em decimais ou centesimais
- Em situações específicas, nas quais a antissepsia possa interferir no tempo de absorção do medicamento e/ou na reação local, esta é contraindicada
- Em caso de PPD, é necessário demarcar a área de aplicação com régua, a fim de medir-se a reação local posteriormente. A injeção ID (0,1 mℓ) é feita na face ventral do antebraço
- É importante monitorar o paciente por cerca de 30 min após da aplicação ID, para constatar uma reação alérgica grave
- Realize as medidas de prevenção de infecção:
    - Retire adornos das mãos dos profissionais (anéis, aliança, pulseiras, relógio de pulso), antes de higienizar as mãos
    - Higienize as mãos (antes e após o preparo e a administração dos medicamentos) e utilize luvas de procedimento na administração dos medicamentos (consulte *Higienização das mãos*, p. 10)
    - Utilize técnica asséptica na manipulação dos medicamentos, dispositivos e materiais
    - Realize a assepsia de frascos e ampolas com álcool a 70%.

VIA INTRAMUSCULAR

Descrição e sequência dos passos

Preparo do medicamento

- Leia atentamente a prescrição médica e verifique os medicamentos que devem ser administrados via intramuscular
- Verifique se há informações sobre alergias do paciente aos medicamentos prescritos (na prescrição médica, na SAE e com o próprio paciente ou familiar)
- Faça a etiqueta de identificação, contendo as informações do medicamento (nome, dosagem, horário e via de administração – IM) e do paciente (nome completo e leito)
- Faça a desinfecção da bandeja com álcool a 70%
- Higienize as mãos (consulte *Higienização das mãos*, p. 10)
- Separe o medicamento e confira o nome, a apresentação, a dose necessária (contida na prescrição médica) e o prazo de validade
- Cole a etiqueta de identificação no medicamento correspondente
- Faça um ponto com caneta ao lado do horário aprazado correspondente (na prescrição médica), para indicar a realização do preparo do medicamento
- Reúna todo o material em uma bandeja
- Faça a desinfecção do frasco/ampola com algodão embebido em álcool a 70%

Objetivos

Preparar e administrar por via intramuscular (IM) medicamentos que não podem ser absorvidos diretamente pela mucosa gástrica. Obter ação mais rápida do que VO.

Aplicação

Aos pacientes com prescrição médica de medicamento IM.

Responsabilidade

Enfermeiros, técnicos e auxiliares de enfermagem.

Materiais

Bandeja, medicamento prescrito, diluente para o medicamento (se necessário), luvas de procedimento, seringa de 5 mℓ, agulha de 40 mm × 1,2 mm, agulha para aplicação IM adequada (Tabela 16.1), bolas de algodão, álcool a 70% e etiqueta ou fita adesiva.

- Conecte a agulha (40 mm × 1,2 mm) na seringa
- Faça a reconstituição do medicamento (se pó ou liofilizado), utilizando o diluente adequado
- Aspire o conteúdo do frasco/ampola (o volume correspondente à dose prescrita)
- Retire o ar da seringa
- Desconecte agulha (sem reencapá-la e com cuidado para não ferir-se) e descarte-a em recipiente adequado para perfurocortantes
- Conecte a agulha específica para a via IM (Tabela 16.1) na seringa
- Transfira a etiqueta de identificação para a seringa que contém o medicamento correspondente
- Coloque o medicamento preparado na bandeja
- Leve a prescrição médica e a bandeja para o quarto do paciente e coloque-a na mesa auxiliar previamente limpa.

Tabela 16.1 Especificação de agulhas para a aplicação IM em adultos.

Biotipo do paciente	Solução oleosa/suspensão	Solução aquosa
Magro	25 mm × 0,8 mm	25 mm × 0,7 mm
Normal	30 mm × 0,8 mm	30 mm × 0,7 mm
Obeso	40 mm × 0,8 mm	40 mm × 0,7 mm

Administração do medicamento

- Higienize as mãos (consulte *Higienização das mãos*, p. 10)
- Confira o nome do paciente (comparando a prescrição médica, a etiqueta de identificação do medicamento e a pulseira de identificação do paciente)
- Apresente-se ao paciente, pergunte seu nome completo e oriente-o sobre o medicamento que será administrado (nome do medicamento e via de administração)
- Verifique se o paciente está portando a pulseira de alerta de alergia (se positivo, verifique se a alergia corresponde ao medicamento a ser administrado e, neste caso, não administre-o e comunique ao enfermeiro e ao médico)
- Escolha a região da aplicação (alterne os locais apropriados para a administração intramuscular; Figuras 16.3 a 16.6)
- Coloque o paciente na posição mais adequada ao procedimento
- Higienize as mãos (consulte *Higienização das mãos*, p. 10)
- Calce as luvas de procedimento
- Exponha a área e delimite o local de aplicação
- Realize a antissepsia do local com o algodão embebido em álcool a 70%, em um único sentido e direção, e espere secar
- Retire a proteção da agulha (segurando a seringa com a mão que fará a punção)
- Retire o ar da agulha
- Pince a pele e o músculo do local selecionado com os dedos indicador e polegar da mão oposta à que segura a seringa

- Insira a agulha a um ângulo de 90° em relação ao músculo (Figura 16.7)
- Tracione suavemente o êmbolo da seringa para certificar-se de que não há retorno sanguíneo (em caso positivo, retire a seringa e reinicie o procedimento)
- Injete lentamente o conteúdo da seringa, empurrando o êmbolo com a mão oposta à que segura a seringa
- Retire a seringa/agulha com um único movimento e coloque-a sobre a bandeja (não reencape a agulha)
- Comprima levemente o local com algodão seco, sem massagear, até que se conclua a hemostasia
- Verifique o local da punção, observando a formação de hematoma ou qualquer tipo de reação (se necessário, faça um curativo local)
- Pergunte ao paciente se ele se sente bem (verificando sintomas e queixas de possíveis reações ao medicamento)
- Deixe o paciente confortável, de acordo com sua necessidade
- Recolha o material e coloque-o na bandeja
- Retire as luvas de procedimento e coloque-as na bandeja
- Higienize as mãos (consulte *Higienização das mãos*, p. 10)
- Cheque o horário da administração do medicamento na respectiva prescrição médica
- Encaminhe os resíduos para o expurgo
- Calce as luvas de procedimento
- Descarte os resíduos perfurocortantes em recipiente adequado (não desconecte a agulha da seringa)
- Descarte os resíduos restantes no lixo infectante (com saco branco leitoso)
- Lave a bandeja com água e sabão, seque com papel-toalha e faça a desinfecção com álcool a 70%
- Retire as luvas de procedimento e descarte-as no lixo infectante (com saco branco leitoso)
- Higienize as mãos (consulte *Higienização das mãos*, p. 10)
- Faça as anotações de enfermagem em impresso próprio, informando o horário, o medicamento, a dose, a via (IM) e o local (parte do corpo) em que foi realizada a aplicação IM, e qualquer intercorrência (reações, queixas etc.). Assine e carimbe as anotações.

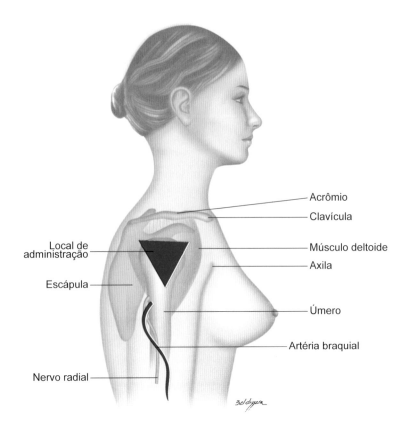

Figura 16.3 Local de administração intramuscular no músculo deltoide.

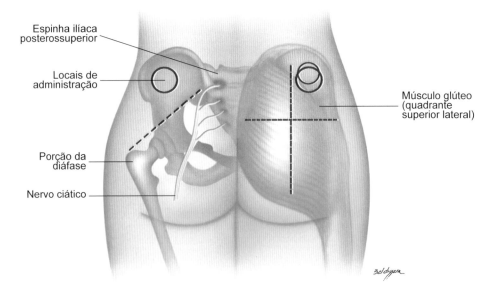

Figura 16.4 Locais de administração intramuscular no músculo glúteo (região dorsoglútea).

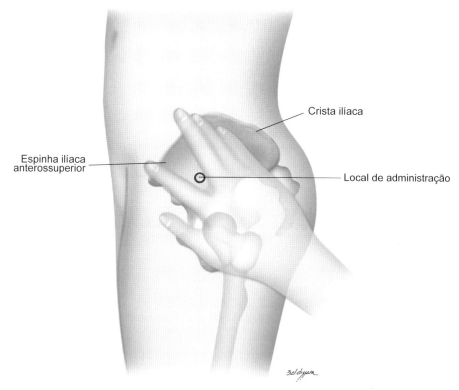

Figura 16.5 Local de administração intramuscular no músculo glúteo (região ventroglútea – Hochstetter).

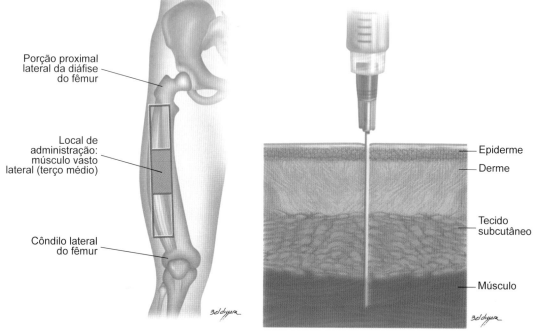

Figura 16.6 Local de administração intramuscular no músculo vasto lateral.

Figura 16.7 Ângulo de inserção da agulha, em relação à pele, na administração intramuscular.

RISCOS

Assistenciais
- Troca acidental de paciente, medicamento, dose, via e horário de administração
- Atraso ou omissão do preparo e da administração de medicamento
- Duplicação do preparo e da administração de medicamento
- Uso de medicamento com prazo de validade expirado ou deteriorado
- Incidentes relacionados a reconstituição/diluição, compatibilidade e estabilidade dos medicamentos
- Danos ao paciente relacionados a falhas no preparo e/ou na administração de medicamentos
- Contaminação do paciente por agentes biológicos, em virtude de falhas na manipulação de materiais, medicamentos, equipamentos e do paciente (técnica asséptica)
- Reação alérgica ao medicamento
- Incidentes relacionados aos "Medicamentos de Alta Vigilância – MAV", consulte *Medicamentos de Alta Vigilância (ou potencialmente perigosos)*, p. 274
- Incidentes relacionados a falhas de monitoramento
- Não conformidades relacionadas às anotações: ilegibilidade, omissão, incompletude e falta de clareza

Ocupacionais
- Acidentes e contaminação do profissional por agentes químicos e biológicos

Ambientais
- Contaminação do meio ambiente por agentes químicos e biológicos

Recomendações

- A reconstituição de medicamentos apresentados em forma de pó ou liofilizado deve ser realizada utilizando-se o diluente recomendado pelo fabricante
- O medicamento administrado via IM não deve ser misturado com qualquer outro medicamento na mesma seringa
- Os locais de aplicação (músculos) devem ser alternados durante o tratamento
- Se o volume a ser administrado ultrapassar a capacidade do músculo (5 mℓ para indivíduos adultos), a dose deve ser fracionada e aplicada em mais de um local
- Antes da administração, é importante inspecionar visualmente e por palpação o local da aplicação, verificando se não há enrijecimento, presença de nódulos subcutâneos, hematomas, inflamação local, lesões cutâneas ou marcas de outras aplicações. Nesse caso, deve-se escolher outra região para a aplicação
- A administração intramuscular é contraindicada em pacientes com:
    - Distúrbios de coagulação ou que fazem uso de anticoagulantes
    - Próteses, na região da prótese (p. ex., prótese de glúteo)
- Avalie a massa muscular e a composição do corpo (biotipo) do paciente, a fim de escolher o comprimento e o calibre da agulha mais adequados (ver Tabela 16.1)
- As regiões e músculos de escolha para a administração IM e os respectivos volumes máximos estão apresentados a seguir, em ordem de preferência (Tabela 16.2)
- Realize as medidas de prevenção de infecção:

- Retirada de adornos das mãos dos profissionais (anéis, aliança, pulseiras, relógio de pulso), antes de higienizar as mãos
- *Higienização das mãos* (antes e após o preparo e a administração dos medicamentos) e utilização de luvas de procedimento na administração dos medicamentos (consulte *Higienização das mãos*, p. 10)
- Utilização de técnica asséptica na manipulação dos medicamentos, dispositivos e materiais
- Assepsia de frascos e ampolas com álcool a 70%.

Tabela 16.2 Regiões e músculos indicados para a administração IM e respectivos volumes máximos, em pacientes adultos (esses músculos devem ser alternados).

Região	Localização
Glúteo: região dorsoglútea	Quadrante superior lateral (até 5 mℓ)
Vasto lateral: região anterolateral da coxa	No terço médio (até 4 mℓ)
Glúteo: região ventroglútea	Hochstetter (até 4 mℓ) – aplicado no centro do V formado pelos seguintes vértices: palma da mão na porção do trocanter maior, dedo indicador na espinha ilíaca anterossuperior e dedo médio estendendo-se até a crista ilíaca
Deltoide	Aproximadamente 4 cm abaixo do acrômio (até 2 mℓ)

Técnica em Z

- É recomendada principalmente para medicamentos com alta probabilidade de refluxo (oleosos e suspensões) e para medicamentos em que o refluxo pode causar danos à pele, como anticoncepcionais e medicamentos à base de ferro
    - Exponha a área e delimite o local de aplicação (Tabela 16.2)
    - Realize a antissepsia da pele e espere secar
    - Com os dedos da mão espalmada (sobre a pele e pouco abaixo da região da aplicação), repuxe firmemente a pele e mantenha-a esticada
    - Insira a agulha a um ângulo de 90° em relação ao músculo
    - Tracione suavemente o êmbolo da seringa para certificar-se de que não há retorno sanguíneo (em caso positivo, retire a seringa e reinicie o procedimento)
    - Injete lentamente o conteúdo da seringa (ainda com a pele esticada)
    - Aguarde 10 s
    - Retire a seringa e solte a pele, simultaneamente
    - Comprima levemente o local com algodão seco, sem massagear, até que se conclua a hemostasia (se necessário, faça um curativo local)
    - Coloque a seringa sobre a bandeja (sem reencapar a agulha)
- Com essas manobras, os tecidos superficiais (pele e tecido subcutâneo) são deslocados, mas não a musculatura. Ao voltarem à posição original, o canal formado pela agulha assume um trajeto irregular (em Z) que impede o refluxo do medicamento
- Essa técnica é contraindicada para crianças menores de 2 anos de idade e para indivíduos debilitados.

Objetivos
Preparar e administrar medicamentos por via intravenosa (IV). Seu uso permite a administração de grande volume de líquidos e a ação imediata do medicamento.

Aplicação
Aos pacientes com prescrição médica de medicamento por via intravascular.

Responsabilidade
Enfermeiros, técnicos e auxiliares de enfermagem.

Materiais
Bandeja, medicamento prescrito, diluente do medicamento (se necessário), luvas de procedimento, agulha de 40 mm × 1,2 mm, agulha de 25 mm × 0,8 mm, seringa de 10 mℓ, bolas de algodão, álcool a 70%, gaze estéril, fita adesiva hipoalergênica estéril, etiqueta ou fita adesiva.

VIA INTRAVENOSA
Descrição e sequência dos passos
Preparo do medicamento

- Leia atentamente a prescrição médica e verifique os medicamentos que devem ser administrados via intravenosa
- Verifique se há informações sobre alergias do paciente aos medicamentos prescritos (na prescrição médica, na SAE e com o próprio paciente ou familiar)
- Faça a etiqueta de identificação contendo as informações do medicamento (nome, dosagem, horário e via de administração – IV) e do paciente (nome completo e leito)
- Faça a desinfecção da bandeja com álcool a 70%
- Higienize as mãos (consulte *Higienização das mãos*, p. 10)
- Separe o medicamento e confira o nome, a apresentação, a dose necessária (contidos na prescrição médica) e o prazo de validade
- Cole a etiqueta de identificação no medicamento correspondente
- Faça um ponto com caneta ao lado do horário aprazado correspondente (na prescrição médica), para indicar a realização do preparo do medicamento
- Reúna todo o material em uma bandeja
- Faça a desinfecção do frasco, bolsa ou ampola com algodão embebido em álcool a 70%
- Prepare o medicamento:
    - Se solução em frasco ou bolsa, já pronta para uso (dose certa):
        - Conecte um equipo de soro ao frasco/bolsa
        - Retire o ar do equipo, preenchendo-o com o medicamento
        - Mantenha a extremidade do equipo de soro protegida
    - Se solução em frasco/ampola sem necessidade de diluição:
        - Conecte a agulha de 40 mm × 1,2 mm na seringa
        - Aspire a dose prescrita
    - Se solução em frasco/ampola com necessidade de diluição:
        - Conecte a agulha de 40 mm × 1,2 mm na seringa
        - Faça a diluição do medicamento, utilizando o diluente e o volume adequados (conforme prescrição médica e/ou indicação do fabricante)
        - Aspire o conteúdo do frasco/ampola (o volume correspondente à dose prescrita)
    - Se pó ou liofilizado:
        - Conecte a agulha de 40 mm × 1,2 mm na seringa
        - Faça a reconstituição do medicamento, utilizando o diluente e o volume adequados (conforme prescrição médica e/ou indicação do fabricante)
        - Aspire o conteúdo do frasco/ampola (o volume correspondente à dose prescrita)
- Retire o ar da seringa
- Desconecte a agulha (sem reencapá-la e com cuidado para não ferir-se) e descarte-a em recipiente adequado para perfurocortantes

- Conecte a agulha de 25 mm × 0,8 mm na seringa
- Transfira a etiqueta de identificação para a seringa que contém o medicamento correspondente
- Coloque o medicamento preparado na bandeja
- Leve a prescrição médica e a bandeja para o quarto do paciente e coloque-a na mesa auxiliar previamente limpa.

Administração do medicamento

- Higienize as mãos (consulte *Higienização das mãos*, p. 10)
- Confira o nome do paciente (comparado a prescrição médica, a etiqueta de identificação do medicamento e a pulseira de identificação do paciente)
- Apresente-se ao paciente, pergunte seu nome completo e oriente-o sobre o medicamento que será administrado (nome do medicamento e via de administração)
- Verifique se o paciente está portando a pulseira de alerta de alergia (se positivo, verifique se a alergia corresponde ao medicamento a ser administrado e, nesse caso, não administre-o e comunique ao enfermeiro e ao médico)
- Coloque o paciente na posição mais adequada ao procedimento
- Exponha a região de aplicação (com o dispositivo venoso ou que será puncionada)
- Observe a integridade da pele e as condições do dispositivo venoso
- Higienize as mãos (consulte *Higienização das mãos*, p. 10)
- Calce as luvas de procedimento

Na administração por dispositivo de acesso venoso, central ou periférico, já instalado

- Limpe a conexão do dispositivo de acesso venoso com gaze estéril embebida em álcool a 70%
- Remova a tampa da torneira de três vias ou do cateter e descarte-a
- Desconecte a agulha da seringa
- Conecte a seringa que contém o medicamento ao dispositivo de acesso venoso (cateter, torneira de três vias)
- Bloqueie a via de acesso de soro durante o período de administração do medicamento
- Teste o dispositivo venoso: tracione o êmbolo da seringa até que uma pequena quantidade de sangue reflua (não é indicado aspirar cateteres venosos salinizados, cateteres plásticos ou cateteres de pequeno calibre)
- Injete todo o medicamento, no tempo recomendado (verifique as recomendações específicas relativas ao medicamento e ao paciente na prescrição médica e/ou na bula do medicamento)
- Observe sinais de infiltração no local da punção, além de queixas de dor, desconforto, reações ou alterações do paciente (se ocorrerem durante a administração, interrompa-a) e comunique imediatamente ao médico

- Após a administração:
  - Bloqueie a via de acesso da torneira de três vias, desconecte a seringa e coloque uma nova tampa (estéril) de proteção da torneira de três vias, ou
  - Restabeleça a infusão de soro e controle o gotejamento, ou
  - Faça a salinização do cateter venoso periférico.

Na administração por punção venosa periférica

- Realize a punção venosa (consulte *Punção venosa periférica*, p. 141)
- Solte o garrote
- Conecte a seringa que contém o medicamento ao cateter venoso
- Tracione o êmbolo da seringa até que reflua uma pequena quantidade de sangue
- Injete todo o medicamento no tempo recomendado (verifique as recomendações específicas relativas ao medicamento e ao paciente)
- Observe sinais de infiltração ou hematoma no local da punção, além de queixas de dor, desconforto, reações ou alterações do paciente (se ocorrerem durante a administração, interrompa-a) e comunique imediatamente ao médico
- Após a administração:
  - Retire o dispositivo de acesso venoso e comprima o local da punção com algodão seco, por alguns minutos. Observe se há sangramento persistente no local da punção e, nesse caso, mantenha a compressão. Faça um curativo no local da punção e oriente o paciente sobre os cuidados com o local, ou
  - Inicie a infusão de soro (prescrito) e controle o gotejamento, ou
  - Faça a salinização do cateter venoso periférico
- Pergunte ao paciente se ele se sente bem (verificando sintomas e queixas de possíveis reações ao medicamento)
- Deixe o paciente confortável, de acordo com sua necessidade
- Recolha o material e coloque-o na bandeja
- Retire as luvas de procedimento e coloque-as na bandeja
- Higienize as mãos (consulte *Higienização das mãos*, p. 10)
- Cheque o horário da administração do medicamento na respectiva prescrição médica
- Encaminhe os resíduos para o expurgo
- Calce as luvas de procedimento
- Descarte os resíduos perfurocortantes em recipiente adequado (não desconecte a agulha da seringa)
- Descarte os resíduos restantes no lixo infectante (com saco branco leitoso)
- Lave a bandeja com água e sabão, seque-a com papel-toalha e faça a desinfecção com álcool a 70%
- Retire as luvas de procedimento e descarte-as no lixo infectante (com saco branco leitoso)

- Higienize as mãos (consulte *Higienização das mãos*, p. 10)
- Faça as anotações de enfermagem em impresso próprio, informando o horário, o medicamento, a dose, a via (IV) e o local (dispositivo de acesso venoso ou parte do corpo) em que foi realizada a aplicação IV, e qualquer intercorrência (reações, queixas etc.). Se houver indicação, inclua o volume total administrado no balanço hídrico do paciente. Assine e carimbe as anotações.

RISCOS

Assistenciais
- Troca acidental de paciente, medicamento, dose, via e horário de administração
- Atraso ou omissão do preparo e da administração de medicamento
- Duplicação do preparo e da administração de medicamento
- Uso de medicamento com prazo de validade expirado ou deteriorado
- Contaminação do paciente por agentes biológicos, em virtude de falhas na manipulação de medicamentos e do paciente (técnica asséptica)
- Reação alérgica ao medicamento
- Incidentes relacionados a falhas de monitoramento
- Não conformidades relacionadas às anotações: ilegibilidade, omissão, incompletude e falta de clareza

Ocupacionais
- Contaminação do profissional por agentes químicos e biológicos

Ambientais
- Contaminação do meio ambiente por agentes químicos e biológicos

Recomendações

Relativas aos pacientes

- Avalie algumas características do paciente, como: peso e idade (parâmetros essenciais para o cálculo da dosagem e para a determinação do tempo de administração de alguns medicamentos); rede venosa periférica (calibre, enrijecimento, coloração, sensibilidade dolorosa, mobilidade) e sintomas e alterações que o paciente possa apresentar durante a administração do medicamento
- Verifique a integridade da pele e as condições do dispositivo venoso instalado, observando sinais de flebite (consulte as escalas de avaliação de flebite e de infiltração/extravasamento no procedimento *Punção venosa periférica*, p. 141), hematomas, infiltração, extravasamento, dor ou outras anormalidades. Nesses casos, não inicie (ou interrompa) a administração, retire o dispositivo venoso e puncione novo acesso venoso. Registre essas informações no prontuário do paciente
- Verifique o histórico de alergias do paciente
- Oriente o paciente quanto à terapia medicamentosa prescrita (medicamentos a ser administrados, possíveis reações, dúvidas do paciente etc.)
- Escolha o dispositivo venoso periférico mais adequado para ser instalado no paciente (calibre, comprimento, tipo de material)
- Fixe adequadamente o dispositivo venoso periférico – com fita hipoalergênica estéril ou película semipermeável transparente.

Nele devem constar data, horário de instalação do dispositivo e o profissional que o instalou
- Verifique a data de inserção do dispositivo venoso periférico. Este não deve permanecer no mesmo local por mais de 72 h
- Oriente o paciente quanto aos cuidados com o dispositivo venoso periférico
- Monitore as possíveis reações durante e após a administração de medicamentos IV, como reações pirogênicas, anafiláticas ou outras queixas do paciente.

Relativas aos medicamentos
- Verifique as características físico-químicas dos medicamentos a ser administrados via IV:
  - Tipo de substância (vesicante, irritante), pH, solubilidade, volume, tempo de infusão, estabilidade (pós-reconstituição e/ou pós-diluição)
  - Fotossensibilidade, termolabilidade e validade
  - Alterações das características das soluções (alteração de cor, formação de cristais etc.)
- Verifique a compatibilidade entre medicamentos administrados simultaneamente (em conexões Y). Caso haja incompatibilidade físico-química entre os medicamentos, recomenda-se uma das alternativas a seguir:
  - Alterar seu aprazamento ou
  - Administrá-los sequencialmente (um após o outro) e "lavar" o dispositivo venoso com solução fisiológica após a administração de cada medicamento
- Consulte a compatibilidade entre medicamentos e os diluentes/soluções a ser utilizados
- Antes de iniciar a administração via intravenosa de soluções, por meio de equipo de soro, verifique sempre o trajeto da "linha de infusão", do frasco até a conexão com o dispositivo venoso, confirmando se a conexão está correta (via de administração correta)
- Faça a dupla checagem dos "Medicamentos de Alta Vigilância" (consultar Medicamentos de Alta Vigilância [ou potencialmente, perigosos], p. 274), no preparo e antes da administração
- Realize as medidas de prevenção de infecção:
  - Retirada de adornos das mãos dos profissionais (anéis, aliança, pulseiras, relógio de pulso), antes de higienizar as mãos
  - Higienização das mãos (antes e após o preparo e a administração dos medicamentos) e utilização de luvas de procedimento na administração dos medicamentos (consulte *Higienização das mãos*, p. 10)
  - Utilização de técnica asséptica na manipulação dos medicamentos, dispositivos e materiais
  - Assepsia de frascos, ampolas e conexões com álcool a 70%

- Controle do tempo de instalação do dispositivo venoso periférico (por até 72 h, no mesmo local) e das condições da fixação (sujidades, umidade, adesão à pele)
- Quanto ao tempo de administração do medicamento via IV:
  - O tempo de administração IV de cada medicamento é determinado em função do princípio ativo (sua farmacocinética), da ação desejada e do volume a ser administrado. Assim, é importante considerar as recomendações do fabricante do medicamento, e do médico
  - De modo geral, os modos e tempos de administração de medicamentos IV podem ser classificados em:
    - *Bolus:* administração IV realizada em até 1 min
    - Infusão rápida: administração IV realizada entre 1 e 30 min
    - Infusão lenta: administração IV realizada entre 30 e 60 min
    - Infusão contínua: administração IV realizada em tempo superior a 60 min, ininterruptamente (p. ex., a cada 6 h)
    - Infusão intermitente: administração IV realizada em tempo superior a 60 min, não contínua (p. ex., em 4 h, 1 vez/dia)
- Promova e realize a atualização e a orientação sobre a administração de novos medicamentos
- Supervisione a administração de medicamentos (sobretudo quando realizada por profissionais inexperientes)
- Observação: a Norma Regulamentadora nº 32 (NR32) determina o uso de dispositivos de segurança na terapia IV.

Equivalências

- 1 mℓ = 20 gotas = 60 microgotas
- 1 microgota/min = 1 mℓ/h
- 1 mg = 1.000 µg.

VIA NASAL

Descrição e sequência dos passos

Preparo do medicamento

- Leia atentamente a prescrição médica e verifique os medicamentos que devem ser administrados por via nasal
- Verifique se há informações sobre alergia do paciente aos medicamentos prescritos (na prescrição médica, na SAE e com o próprio paciente ou familiar)
- Faça a etiqueta de identificação contendo as informações do medicamento (nome, dosagem, horário e via de administração – nasal) e do paciente (nome completo e leito)
- Faça a desinfecção da bandeja com álcool a 70%
- Higienize as mãos (consulte *Higienização das mãos*, p. 10)
- Separe o medicamento e confira o nome, a apresentação, a dose necessária (contida na prescrição médica) e o prazo de validade
- Cole a etiqueta de identificação no medicamento correspondente
- Faça um ponto com caneta ao lado do horário aprazado correspondente (na prescrição médica), para indicar a realização do preparo do medicamento

Objetivos

Preparar e administrar medicamentos por via nasal para auxílio no tratamento de doenças inflamatórias/infecciosas das vias respiratórias superiores, para aliviar a congestão nasal ou para serem absorvidos sistemicamente.

Aplicação

Aos pacientes com prescrição médica de medicamento por via nasal.

Responsabilidade

Enfermeiros, técnicos e auxiliares de enfermagem.

Materiais

Bandeja, medicamento prescrito, lenços de papel ou gaze, solução fisiológica (10 mℓ), luvas de procedimento e etiqueta ou fita adesiva.

- Reúna todo o material e o medicamento na bandeja
- Leve a prescrição médica e a bandeja para o quarto do paciente e coloque-a na mesa auxiliar previamente limpa.

Administração do medicamento

- Confira o nome do paciente (comparando a prescrição médica, a etiqueta de identificação do medicamento e a pulseira de identificação do paciente)
- Apresente-se ao paciente, pergunte seu nome completo e oriente-o sobre o medicamento que será administrado (nome do medicamento e via de administração)
- Verifique se o paciente está portando a pulseira de alerta de alergia (se positivo, verifique se a alergia corresponde ao medicamento a ser administrado e, nesse caso, não administre-o e comunique ao enfermeiro e ao médico)
- Higienize as mãos (consulte *Higienização das mãos*, p. 10)
- Calce as luvas de procedimento se houver presença de secreção nasal
- Coloque o paciente sentado ou eleve a cabeceira do leito
- Solicite ao paciente que limpe as narinas com lenço de papel ou com gaze embebida em solução fisiológica (auxilie-o, se necessário)
- Posicione o paciente conforme a necessidade de acesso do medicamento:
    - Faringe posterior: solicite ao paciente que incline a cabeça para trás
    - Seio etmoide ou esfenoide: coloque um travesseiro sob os ombros e incline a cabeça do paciente para trás (Figura 16.8)
    - Seios frontais e maxilares: solicite ao paciente que incline a cabeça para trás e para o lado que deve ser tratado (Figura 16.9)
- Abra a tampa do frasco, sem tocar no bico dosador
- Instile a quantidade de gotas prescritas do medicamento na narina indicada, sem tocá-la com o bico dosador. Repita a instilação na outra narina (se prescrito)
- Oriente o paciente a permanecer na mesma posição por 2 min e respirar pela boca
- Ofereça lenço de papel ou gaze para o paciente colocar sob o nariz e oriente-o a não assoar o nariz durante alguns minutos
- Observe a reação do paciente e posicione-o novamente no leito, de acordo com sua necessidade
- Recolha o material e coloque-o na bandeja
- Retire as luvas de procedimento (se as tiver calçado) e coloque-as na bandeja
- Higienize as mãos (consulte *Higienização das mãos*, p. 10)
- Cheque o horário da administração do medicamento na respectiva prescrição médica
- Encaminhe o medicamento utilizado (frasco, bisnaga) ao posto de enfermagem e guarde-o junto aos demais medicamentos do respectivo paciente (confirme a identificação do medicamento)

- Encaminhe os resíduos para o expurgo
- Descarte os resíduos no lixo infectante (com saco branco leitoso)
- Lave a bandeja com água e sabão, seque-a com papel-toalha e faça a desinfecção com álcool a 70%
- Higienize as mãos (consulte *Higienização das mãos*, p. 10)
- Faça as anotações de enfermagem em impresso próprio, informando o horário, o medicamento, a dose, a via em que foi realizada a administração (nasal) e qualquer intercorrência (reações, queixas etc.). Assine e carimbe as anotações.

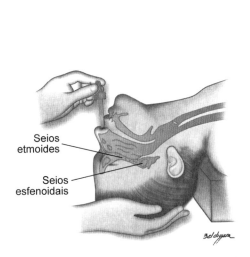

Figura 16.8 Posicionamento do paciente para a instilação das gotas nasais visando atingir os seios etmoide e esfenoide e a faringe posterior.

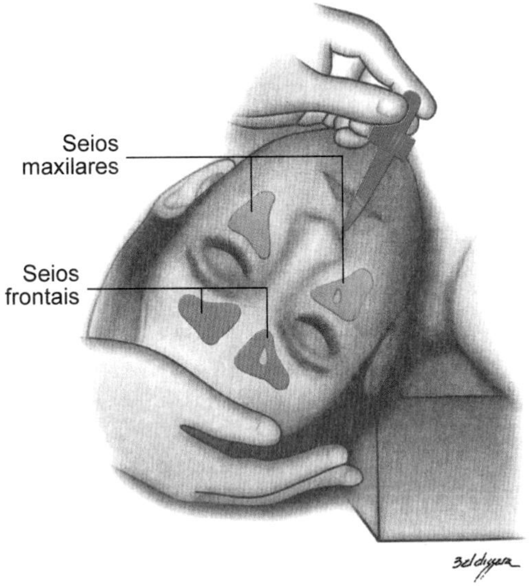

Figura 16.9 Posicionamento do paciente a instilação das gotas nasais visando a atingir os seios maxilares e frontais.

RISCOS

Assistenciais
- Troca acidental de paciente, medicamento, dose, via e horário de administração
- Atraso ou omissão do preparo e da administração de medicamento
- Duplicação do preparo e da administração de medicamento
- Uso de medicamento com prazo de validade expirado ou deteriorado
- Danos ao paciente relacionados a falhas na administração de medicamentos
- Contaminação do paciente por agentes biológicos, em virtude de falhas na manipulação de medicamentos e do paciente (técnica asséptica)
- Reação alérgica ao medicamento
- Incidentes relacionados aos "Medicamentos de Alta Vigilância – MAV", consulte *Medicamentos de Alta Vigilância (ou potencialmente perigosos)*, p. 274
- Incidentes relacionados a falhas de monitoramento
- Não conformidades relacionadas às anotações: ilegibilidade, omissão, incompletude e falta de clareza

Ocupacionais
- Contaminação do profissional por agentes químicos e biológicos

Ambientais
- Contaminação do meio ambiente por agentes químicos e biológicos

Recomendações

- Recomenda-se que o frasco do medicamento seja de uso individual
- Quando utilizar conta-gotas, não devolva o excedente de medicamento aspirado ao frasco. O uso de conta-gotas é individual e ele deve ser higienizado a cada reuso
- Observe o paciente após a instilação das gotas nasais. Caso tenha tosse, ajude-o a sentar-se e bata suavemente em suas costas. Durante alguns minutos, observe possíveis problemas respiratórios
- Oriente o paciente a referir quaisquer alterações causadas pelo medicamento ou distúrbios nasais.

VIA OFTÁLMICA

Descrição e sequência dos passos

Preparo do medicamento

- Leia atentamente a prescrição médica e verifique os medicamentos que devem ser administrados via oftálmica
- Verifique se há informações sobre alergia do paciente aos medicamentos prescritos (na prescrição médica, na SAE e com o próprio paciente ou familiar)
- Faça a etiqueta de identificação contendo as informações do medicamento (nome, dosagem, horário e via de administração – olho direito, esquerdo ou ambos) e do paciente (nome completo e leito)
- Faça a desinfecção da bandeja com álcool a 70%
- Higienize as mãos (consulte *Higienização das mãos*, p. 10)
- Separe o medicamento e confira o nome, a apresentação, a dose necessária (contida na prescrição médica) e o prazo de validade
- Cole a etiqueta de identificação no medicamento correspondente
- Faça um ponto com caneta ao lado do horário aprazado correspondente (na prescrição médica), para indicar a realização do preparo do medicamento
- Reúna todo o material e o medicamento na bandeja
- Leve a prescrição médica e a bandeja para o quarto do paciente e coloque-a na mesa auxiliar previamente limpa.

Administração do medicamento

- Confira o nome do paciente (comparando a prescrição médica, a etiqueta de identificação do medicamento e a pulseira de identificação do paciente)
- Apresente-se ao paciente, pergunte seu nome completo e oriente-o sobre o medicamento que será administrado (nome do medicamento e via de administração)
- Verifique se o paciente está portando a pulseira de alerta de alergia (se positivo, verifique se a alergia corresponde ao medicamento a ser administrado e, nesse caso, não administre-o e comunique ao enfermeiro e ao médico)
- Higienize as mãos (consulte *Higienização das mãos*, p. 10)

Objetivo

Administrar medicamentos por via oftálmica para auxílio no tratamento de doenças inflamatórias/infecciosas dos olhos, lubrificação e no exame oftalmológico.

Aplicação

Aos pacientes com prescrição médica de medicamento via oftálmica.

Responsabilidade

Enfermeiros, técnicos e auxiliares de enfermagem.

Materiais

Bandeja, medicamento prescrito (solução ou pomada), lenços de papel ou gaze, luvas de procedimento, solução fisiológica (10 mℓ) e etiqueta ou fita adesiva.

- Calce as luvas de procedimento se houver presença de secreção ocular
- Coloque o paciente sentado
- Na presença de secreção no olho, higienize-o com gaze embebida em solução fisiológica, do canto interno para o externo do olho
- Abra a tampa do frasco, sem tocar no bico dosador
- Solicite que o paciente incline a cabeça para trás
- Afaste a pálpebra inferior, com os dedos e uma gaze, para expor o saco conjuntival
- Solicite ao paciente que olhe para cima.

Aplicação de colírio

- Instile a quantidade de gotas prescrita: aproximadamente 1 a 2 cm acima do saco conjuntival, tendo o cuidado de não tocar na conjuntiva, na pálpebra ou nos cílios do paciente (Figura 16.10)
- Se o paciente piscar ou fechar o olho, ou se a gota cair fora da margem externa da pálpebra, repita o procedimento
- Seque o excesso de medicamento com lenço de papel ou gaze
- Repita o procedimento no lado oposto, se estiver prescrito.

Aplicação de pomada ou gel

- Aplique uma camada fina em toda a extensão do saco conjuntival, sem encostar a ponta da bisnaga na conjuntiva, na pálpebra ou nos cílios do paciente (Figura 16.11)
- Limpe o excesso com lenço de papel ou gaze
- Após a administração do medicamento, solicite ao paciente que feche o olho suavemente e o mantenha assim por alguns minutos, e que movimente o globo ocular
- Repita o procedimento no lado oposto, se estiver prescrito
- Oriente o paciente a não esfregar o olho
- Deixe o paciente confortável, de acordo com sua necessidade
- Recolha o material e coloque-o na bandeja
- Retire as luvas de procedimento (se as tiver calçado) e coloque-as na bandeja
- Higienize as mãos (consulte *Higienização das mãos*, p. 10)
- Cheque o horário da administração do medicamento na prescrição médica
- Encaminhe o medicamento utilizado (frasco, bisnaga, tubo de pomada) ao posto de enfermagem e guarde-o junto aos demais medicamentos do paciente (confirme a identificação do medicamento)
- Encaminhe os resíduos para o expurgo
- Descarte os resíduos no lixo infectante (com saco branco leitoso)
- Lave a bandeja com água e sabão, seque-a com papel-toalha e faça a desinfecção com álcool a 70%
- Higienize as mãos (consulte *Higienização das mãos*, p. 10)
- Faça as anotações de enfermagem em impresso próprio, informando o horário, o medicamento, a dose, a via (olho direito,

esquerdo ou ambos) em que foi realizada a administração e qualquer intercorrência (reações, queixas etc.). Assine e carimbe suas anotações.

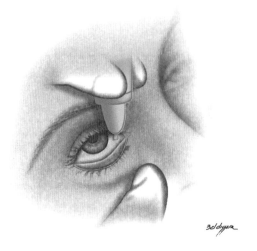 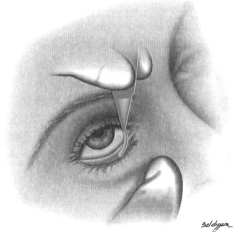

Figura 16.10 Posicionamento do paciente para a instilação de gotas oftálmicas.

Figura 16.11 Posicionamento do paciente para aplicação de pomada oftálmica.

RISCOS

Assistenciais
- Troca acidental de paciente, medicamento, dose, via e horário de administração
- Atraso ou omissão do preparo e da administração de medicamento
- Duplicação do preparo e da administração de medicamento
- Uso de medicamento com prazo de validade expirado ou deteriorado
- Contaminação do paciente por agentes biológicos, em virtude de falhas na manipulação de medicamentos e do paciente (técnica asséptica)
- Reação alérgica ao medicamento
- Incidentes relacionados aos "Medicamentos de Alta Vigilância – MAV", consulte *Medicamentos de Alta Vigilância (ou potencialmente perigosos)*, p. 274
- Incidentes relacionados a falhas de monitoramento
- Não conformidades relacionadas às anotações: ilegibilidade, omissão, incompletude e falta de clareza

Ocupacionais
- Acidentes e contaminação do profissional por agentes químicos e biológicos

Ambientais
- Contaminação do meio ambiente por agentes químicos e biológicos

Recomendações

- Atente para a lateralidade do olho (olho direito, esquerdo ou ambos) em que se deve fazer a administração do medicamento, conforme a prescrição médica
- Realize as medidas de prevenção de infecção:
  - Retirada de adornos das mãos dos profissionais (anéis, aliança, pulseiras, relógio de pulso) antes de higienizar as mãos

- *Higienização das mãos* (antes e após a administração de colírios e pomadas oftálmicas) e utilização de luvas de procedimento na administração
- Utilização de técnica asséptica na manipulação dos frascos e tubos de medicamentos
- Uso individual de frascos e tubos de medicamentos
- Evitar o contato do material (bicos aplicadores de frascos e tubos) com a conjuntiva do paciente.

VIA ORAL
Descrição e sequência dos passos
Preparo do medicamento

- Leia atentamente a prescrição médica e verifique os medicamentos que devem ser administrados via oral
- Verifique se há informações sobre alergia do paciente aos medicamentos prescritos (na prescrição médica, na SAE e com o próprio paciente ou familiar)
- Faça a etiqueta de identificação contendo as informações do medicamento (nome, dosagem, horário e via de administração – VO) e do paciente (nome completo e leito)
- Faça a desinfecção da bandeja com álcool a 70%
- Higienize as mãos (consulte *Higienização das mãos*, p. 10)
- Separe o medicamento e confira o nome, a apresentação, a dose necessária (consta na prescrição médica) e o prazo de validade
- Cole a etiqueta de identificação no copo descartável (um copo para cada medicamento)
- Faça um ponto com caneta ao lado do horário aprazado correspondente (na prescrição médica), para indicar a realização do preparo do medicamento
- Reúna todo o material em uma bandeja
- Coloque o medicamento no respectivo copo:
  - Comprimido, drágea ou cápsula: retire-o da embalagem e coloque-o no copo, sem tocá-lo. Conforme a necessidade do paciente, triture e dilua o comprimido. É importante ressaltar que as cápsulas não devem ser rompidas nem diluídas
  - Gotas: goteje a dose prescrita no copo e dilua com água
  - Solução: utilize o dosador (cálice graduado, seringa, dosador próprio) para obter a dose prescrita (se o medicamento for mantido na seringa ou no cálice graduado, transfira a etiqueta de identificação para estes)
- Coloque o copo com o medicamento preparado na bandeja
- Leve a prescrição médica e a bandeja para o quarto do paciente e coloque-a na mesa auxiliar previamente limpa.

Administração do medicamento

- Higienize as mãos (consulte *Higienização das mãos*, p. 10)
- Confira o nome do paciente (comparando a prescrição médica, a etiqueta de identificação do medicamento e a pulseira de identificação do paciente)

Objetivos
Preparar e administrar medicamentos por via oral (VO), utilizando o trato gastrintestinal para absorção.

Aplicação
Aos pacientes com prescrição médica de medicamento VO.

Responsabilidade
Enfermeiros, técnicos e auxiliares de enfermagem.

Materiais
Bandeja, medicamento prescrito, copo descartável, copo com água (filtrada ou mineral). Se houver necessidade: seringa de 10 ou 20 mℓ, cálice graduado, conta-gotas, dosador próprio, triturador de comprimidos, espátula, canudo e etiqueta ou fita adesiva.

- Apresente-se ao paciente, pergunte seu nome completo e oriente-o sobre o medicamento que será administrado (nome do medicamento e via de administração)
- Verifique se o paciente está portando a pulseira de alerta de alergia (se positivo, verifique se a alergia corresponde ao medicamento a ser administrado e, nesse caso, não administre-o e comunique ao enfermeiro e ao médico)
- Peça ao paciente para sentar-se ou eleve o decúbito do leito, entre 45 e 90°
- Higienize as mãos (consulte *Higienização das mãos*, p. 10)
- Entregue o copo com o medicamento e o copo com água ao paciente (auxilie-o, se necessário)
- Aguarde e certifique-se de que o paciente deglutiu todos os medicamentos
- Deixe o paciente confortável, de acordo com sua necessidade
- Recolha o material e coloque-o na bandeja
- Cheque o horário da administração do medicamento na respectiva prescrição médica
- Encaminhe os resíduos para o expurgo
- Descarte os resíduos no lixo infectante (com saco branco leitoso)
- Lave a bandeja com água e sabão, seque-a com papel-toalha e faça a desinfecção com álcool a 70%
- Higienize as mãos (consulte *Higienização das mãos*, p. 10)
- Faça as anotações de enfermagem em impresso próprio, informando o horário, o medicamento, a dose, a via em que foi realizada a administração (oral) e qualquer intercorrência (reações, queixas etc.). Se houver indicação, inclua o volume total administrado no balanço hídrico do paciente. Assine e carimbe as anotações.

RISCOS

Assistenciais
- Troca acidental de paciente, medicamento, dose, via e horário de administração
- Atraso ou omissão do preparo e da administração de medicamento
- Duplicação do preparo e da administração de medicamento
- Uso de medicamento deteriorado ou com prazo de validade expirado
- Contaminação do paciente por agentes biológicos, em virtude de falhas na manipulação de medicamentos e do paciente (técnica asséptica)
- Reação alérgica ao medicamento
- Incidentes relacionados a falhas de monitoramento
- Não conformidades relacionadas às anotações: ilegibilidade, omissão, incompletude e falta de clareza

Ocupacionais
- Contaminação do profissional por agentes químicos e biológicos

Ambientais
- Contaminação do meio ambiente por agentes químicos e biológicos

Recomendações

- Verifique o nível de consciência do paciente, a fim de avaliar se a terapia medicamentosa VO deve ser revista com o médico

- Os comprimidos, conforme a necessidade e para facilitar sua deglutição, podem ser triturados e diluídos em água (filtrada ou mineral). Antes de triturar os comprimidos, confirme com o farmacêutico se eles podem ser triturados
- Caso haja impossibilidade de o paciente deglutir as cápsulas, estas não devem ser rompidas nem diluídas. Nesse caso, recomenda-se verificar com o médico a possibilidade de alteração da terapêutica medicamentosa (apresentação ou via de administração)
- As apresentações em suspensão devem sempre ser agitadas antes do preparo e da administração por via oral, para que sejam homogeneizadas
- Em caso de administração de medicamentos por indicação "Se Necessário (S/N)", consulte a Tabela 23.1 – *Recomendações gerais para a medicação segura em serviços de saúde*, p. 264, isto é, se há febre, náuseas, vômitos, dor ou conforme esquema terapêutico descrito em prescrição, devem ser registrados na anotação de enfermagem: o motivo, o medicamento, a dose, a via e o horário da administração
- Registre a presença e a intensidade da dor referida pelo paciente, antes e após a administração de medicamentos analgésicos. Utilize a escala numérica de dor para avaliá-la (consulte *Via peridural*, p. 194).

VIA OTOLÓGICA
Descrição e sequência dos passos
Preparo do medicamento
- Leia atentamente a prescrição médica e verifique os medicamentos que devem ser administrados por via otológica
- Verifique se há informações sobre alergias do paciente aos medicamentos prescritos (na prescrição médica, na SAE e com o próprio paciente ou familiar)
- Faça a etiqueta de identificação contendo as informações do medicamento (nome, dosagem, horário e via de administração – ouvido direito, esquerdo ou ambos) e do paciente (nome completo e leito)
- Faça a desinfecção da bandeja com álcool a 70%
- Higienize as mãos (consulte *Higienização das mãos*, p. 10)
- Separe o medicamento e confira o nome, a apresentação, a dose necessária (na prescrição médica) e o prazo de validade
- Cole a etiqueta de identificação no medicamento correspondente
- Faça um ponto com caneta ao lado do horário aprazado correspondente (na prescrição médica), para indicar a realização do preparo do medicamento
- Reúna todo o material e o medicamento na bandeja
- Leve a prescrição médica e a bandeja para o quarto do paciente e coloque-a na mesa auxiliar previamente limpa.

Objetivo
Administrar medicamentos por via otológica para auxílio no tratamento de doenças inflamatórias/infecciosas do ouvido.

Aplicação
Aos pacientes com prescrição médica de medicamento por via otológica.

Responsabilidade
Enfermeiros, técnicos e auxiliares de enfermagem.

Materiais
Bandeja, medicamento prescrito, gaze, solução fisiológica (10 ml), luvas de procedimento, bola de algodão e etiqueta ou fita adesiva.

Administração do medicamento

- Higienize as mãos (consulte *Higienização das mãos*, p. 10)
- Confira o nome do paciente (comparando a prescrição médica, a etiqueta de identificação do medicamento e a pulseira de identificação do paciente)
- Apresente-se ao paciente, pergunte seu nome completo e oriente-o sobre o medicamento que será administrado (nome do medicamento e via de administração)
- Verifique se o paciente está portando a pulseira de alerta de alergia (se positivo, verifique se a alergia corresponde ao medicamento a ser administrado e, nesse caso, não administre-o e comunique ao enfermeiro e ao médico)
- Higienize as mãos (consulte *Higienização das mãos*, p. 10)
- Calce as luvas de procedimento se houver presença de secreção
- Coloque o paciente sentado ou deitado, com a cabeça inclinada lateralmente
- Na presença de sujidade ou secreção no ouvido, higienize-o com gaze embebida em solução fisiológica
- Abra a tampa do frasco, sem tocar o bico dosador
- Em adultos: segure a porção superior do pavilhão auricular e puxe-a suavemente para cima e para trás (Figura 16.12)
- Em crianças: segure a porção superior do pavilhão auricular e puxe-a suavimente para baico e para trás (Figura 16.13)
- Instile a quantidade de gotas prescritas, mantendo o bico dosador do frasco a 1 cm, no mínimo, acima do canal auditivo, sem tocá-lo no paciente
- Peça ao paciente que permaneça em decúbito lateral por 2 a 3 min
- Se prescrito, oclua o canal auditivo com uma bola de algodão (inserindo-a sem comprimir o canal)
- Repita o procedimento no lado oposto, se estiver prescrito
- Deixe o paciente confortável, de acordo com sua necessidade
- Recolha o material e coloque-o na bandeja
- Retire as luvas de procedimento (se as tiver calçado) e coloque-as na bandeja
- Higienize as mãos (consulte *Higienização das mãos*, p. 10)
- Cheque o horário da administração do medicamento na prescrição médica
- Encaminhe o medicamento utilizado (frasco, bisnaga) ao posto de enfermagem e guarde-o junto aos demais medicamentos do paciente (confirme a identificação do medicamento)
- Encaminhe os resíduos para o expurgo
- Descarte os resíduos no lixo infectante (com saco branco leitoso)
- Lave a bandeja com água e sabão, seque-a com papel-toalha e faça a desinfecção com álcool a 70%
- Higienize as mãos (consulte *Higienização das mãos*, p. 10)
- Faça as anotações de enfermagem em impresso próprio, informando o horário, o medicamento, a dose, a via em que foi realizada a administração (ouvido direito, esquerdo ou ambos) e qualquer intercorrência (reações, queixas etc.). Assine e carimbe as anotações.

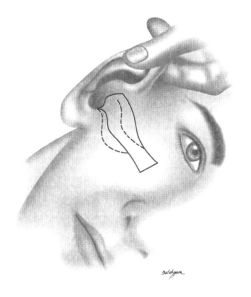 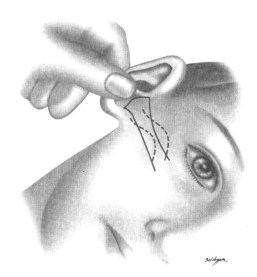

Figura 16.12 Posicionamento e manipulação do pavilhão auricular de pacientes adultos, para cima e para trás, para a instilação de gotas otológicas.

Figura 16.13 Posicionamento e manipulação do pavilhão auricular de crianças, para baixo e para trás, para a instilação de gotas otológicas.

RISCOS

Assistenciais
- Troca acidental de paciente, medicamento, dose, via e horário de administração
- Atraso ou omissão do preparo e da administração de medicamento
- Duplicação do preparo e da administração de medicamento
- Uso de medicamento com prazo de validade expirado ou deteriorado
- Incidentes relacionados a reconstituição/diluição, compatibilidade e estabilidade dos medicamentos
- Danos ao paciente, relacionados a falhas no preparo e/ou na administração de medicamentos
- Contaminação do paciente por agentes biológicos, em virtude de falhas na manipulação de materiais, medicamentos, equipamentos e do paciente (técnica asséptica)
- Reação alérgica ao medicamento
- Incidentes relacionados aos "Medicamentos de Alta Vigilância – MAV", consulte *Medicamentos de Alta Vigilância (ou potencialmente perigosos)*, p. 274
- Incidentes relacionados a falhas de monitoramento
- Não conformidades relacionadas às anotações: ilegibilidade, omissão, incompletude e falta de clareza

Ocupacionais
- Acidentes e contaminação do profissional por agentes químicos e biológicos

Ambientais
- Contaminação do meio ambiente por agentes químicos e biológicos

Recomendações

- Recomenda-se que o frasco ou o tubo do medicamento seja de uso individual
- Para aplicação de cremes, faça um fuso de gaze, coloque o creme na extremidade e introduza-o no ouvido com o auxílio de uma pinça

Objetivo

Administrar solução analgésica via peridural (espaço epidural do canal medular) por meio de cateter instalado, para o auxílio no tratamento da dor.

Aplicação

Aos pacientes portadores de cateter peridural, com prescrição médica de medicamento via peridural.

Responsabilidade

Enfermeiros.

Materiais

Bandeja, medicamento prescrito, agulha de 40 mm × 1,2 mm, agulha de 25 mm × 0,8 mm, seringa de 10 mℓ, luvas de procedimento, gaze estéril, álcool a 70%, fita adesiva hipoalergênica, esfigmomanômetro, estetoscópio, etiqueta ou fita adesiva.

- Quando for utilizado conta-gotas, não devolva o excedente de medicamento aspirado ao frasco. O uso de conta-gotas é individual e ele deve ser higienizado a cada reúso
- Aqueça o frasco do medicamento com as mãos antes de instilar a medicação
- Atente para a lateralidade do ouvido (se direito, esquerdo ou ambos) em que se deve fazer a administração do medicamento, conforme a prescrição médica.

VIA PERIDURAL

Descrição e sequência dos passos

Preparo do medicamento

- Leia atentamente a prescrição médica e verifique os medicamentos que devem ser administrados por via peridural
- Verifique se há informações sobre alergias do paciente aos medicamentos prescritos (na prescrição médica, na SAE e com o próprio paciente ou familiar)
- Faça a etiqueta de identificação contendo as informações do medicamento (nome, dosagem, horário e via de administração – peridural) e do paciente (nome completo e leito)
- Faça a desinfecção da bandeja com álcool a 70%
- Higienize as mãos (consulte *Higienização das mãos*, p. 10)
- Separe o medicamento e confira o nome, a apresentação, a dose necessária (na prescrição médica) e o prazo de validade
- Cole a etiqueta de identificação no medicamento correspondente
- Faça um ponto com caneta ao lado do horário aprazado correspondente (na prescrição médica), para indicar a realização do preparo do medicamento
- Reúna todo o material em uma bandeja
- Faça a desinfecção do frasco/ampola com algodão embebido em álcool a 70%
- Conecte a agulha (40 mm × 1,2 mm) na seringa
- Aspire o conteúdo do frasco/ampola (o volume correspondente à dose prescrita)
- Retire o ar da seringa
- Desconecte agulha (sem reencapá-la e com cuidado para não ferir-se) e descarte-a em recipiente adequado para perfurocortantes
- Conecte a agulha (25 mm × 0,8 mm) na seringa
- Transfira a etiqueta de identificação para a seringa que contém o medicamento correspondente
- Coloque o medicamento preparado na bandeja
- Leve a prescrição médica e a bandeja para o quarto do paciente e coloque-a na mesa auxiliar previamente limpa.

Administração do medicamento

- Higienize as mãos (consulte *Higienização das mãos*, p. 10)
- Confira o nome do paciente (comparando a prescrição médica, a etiqueta de identificação do medicamento e a pulseira de identificação do paciente)

- Apresente-se ao paciente, pergunte seu nome completo e oriente-o sobre o medicamento que será administrado (nome do medicamento e via de administração)
- Verifique se o paciente está portando a pulseira de alerta de alergia (se positivo, verifique se a alergia corresponde ao medicamento a ser administrado e, nesse caso, não administre-o e comunique ao enfermeiro e ao médico)
- Verifique os sinais vitais: pressão arterial, pulso, frequência respiratória e dor, segundo a escala numérica de dor (Figura 16.14)
- Coloque o paciente na posição mais adequada ao procedimento
- Higienize as mãos (consulte *Higienização das mãos*, p. 10)
- Calce as luvas de procedimento
- Realize a desinfecção do cateter (tampa e conexão) com gaze estéril embebida em álcool a 70%
- Retire a tampa da conexão do cateter e proteja-a, envolvendo-a com gaze estéril
- Conecte a seringa ao cateter
- Verifique o posicionamento adequado do cateter: confira a marca da altura; aspire-o e certifique-se de que não retorne nenhum fluido. Caso ocorra refluxo de sangue ou outro fluido, não administre o medicamento; comunique ao médico e anote a ocorrência (Figura 16.15)
- Administre a solução (cada 5 mℓ de solução anestésica em 30 s)
- Observe as reações do paciente durante a administração do medicamento (parestesias, crises convulsivas ou outro desconforto, apresentado ou referido pelo paciente)
- Desconecte a seringa e recoloque a tampa na conexão do cateter
- Proteja a conexão do cateter, envolvendo-a com gaze estéril, fixada com fita adesiva
- Retire as luvas de procedimento e coloque-as na bandeja
- Verifique e anote os sinais vitais (pressão arterial, pulso e frequência respiratória)
- Pergunte ao paciente se ele se sente bem (verificando sintomas e queixas de possíveis reações ao medicamento)
- Deixe o paciente confortável, de acordo com a sua necessidade
- Recolha o material e coloque-o na bandeja
- Higienize as mãos (consulte *Higienização das mãos*, p. 10)
- Cheque o horário da administração do medicamento na respectiva prescrição médica
- Encaminhe os resíduos para o expurgo
- Calce as luvas de procedimento
- Descarte os resíduos perfurocortantes em recipiente adequado (não desconecte a agulha da seringa)
- Descarte os resíduos restantes no lixo infectante (com saco branco leitoso)
- Lave a bandeja com água e sabão, seque com papel-toalha e faça a desinfecção com álcool a 70%
- Retire as luvas de procedimento e descarte-as no lixo infectante (com saco branco leitoso)

- Higienize as mãos (consulte *Higienização das mãos*, p. 10)
- Verifique o nível de dor 30 min após a administração do medicamento, segundo a escala numérica de dor
- Faça as anotações de enfermagem em impresso próprio, informando o horário, o medicamento, a dose, a via (peridural) em que foi realizada a aplicação, qualquer intercorrência (reações, queixas etc.), os sinais vitais, o nível da dor e o grau de analgesia, segundo a escala de sedação de Ramsay (Figura 16.16). Assine e carimbe as anotações.

1	2	3	4	5	6	7	8	9	10
Sem dor									Dor intensa

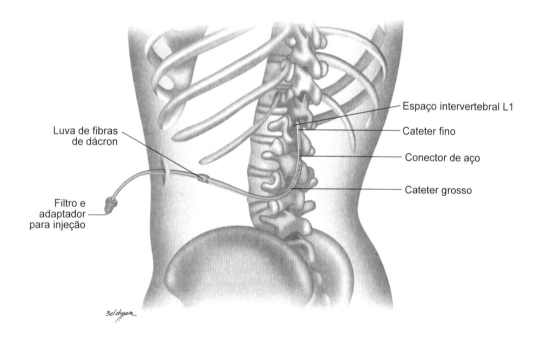

Figura 16.14 Escala numérica de dor.

Figura 16.15 Local de inserção e posicionamento do cateter peridural no paciente.

1	2	3	4	5	6
Ansioso, agitado	Cooperativo, orientado, tranquilo	Responde somente a comandos	Com a resposta ativa a estímulo auditivo baixo ou glabela	Com a resposta alentecida ao estímulo	Sem resposta ao estímulo

Figura 16.16 Escala de Ramsay.

RISCOS

Assistenciais
- Troca acidental de paciente, medicamento, dose, via e horário de administração
- Atraso ou omissão do preparo e da administração de medicamento
- Duplicação do preparo e da administração de medicamento
- Uso de medicamento deteriorado ou com prazo de validade expirado
- Danos ao paciente relacionados a falhas no preparo e/ou na administração de medicamentos
- Contaminação do paciente por agentes biológicos, em virtude de falhas na manipulação de materiais, medicamentos e do paciente (técnica asséptica)
- Reação alérgica ao medicamento
- Incidentes relacionados a falhas de monitoramento
- Não conformidades relacionadas às anotações: ilegibilidade, omissão, incompletude e falta de clareza

Ocupacionais
- Contaminação do profissional por agentes químicos e biológicos

Ambientais
- Contaminação do meio ambiente por agentes químicos e biológicos

Recomendações

- Avalie a causa da dor
- Procure obedecer ao aprazamento prescrito para que o efeito da medicação seja efetivo
- Avalie a dor utilizando a escala quantitativa de dor (escala numérica verbal – ENV; escala análoga visual – EAV). Se, após a terapia medicamentosa prescrita, a dor persistir e o paciente apresentar ENV/EAV > 3, comunique ao médico
- Avalie alterações como posicionamento, integridade do cateter, presença de líquido cefalorraquidiano (LCR) ou sangue no cateter ao aspirar, dor no momento da administração da solução, prurido, hipotensão ou rebaixamento do nível de consciência. Nesses casos, não administre a solução e avise ao médico
- Quando o paciente referir formigamento ou peso nos membros inferiores, avalie a motricidade, especialmente a flexão dos joelhos
- Avalie intercorrências como injeção acidental no espaço intratecal (parestesia, presença de LCR) e no espaço intravascular (saída de sangue, crises convulsivas)
- Os fármacos mais utilizados são bupivacaína e fentanila, os quais devem ser preparados por um período mínimo de 24 h, para não ocorrer desperdício. A validade do medicamento diluído, sem necessidade de refrigeração, é de 7 dias
- A pressão arterial, o pulso e a frequência respiratória devem ser verificados antes e após a administração da medicação, pois o analgésico pode causar vasodilatação, levando a hipotensão, alterações de pulso (bradicardia, taquicardia, arritmia) e depressão respiratória
- Monitore os índices de sedação conforme a escala de sedação de Ramsay. A incidência de depressão respiratória é precedida de sedação extrema. Se o paciente apresentar sedação maior ou

igual a 3 da escala Ramsay e frequência respiratória acima de 10, solicite avaliação médica
- Se houver resistência à infusão, observe se o cateter não está acotovelado, mude a posição do paciente e observe se ocorre abaulamento ao redor da inserção do cateter
- Se houver perda da ponta do cateter, dê um nó na ponta e comunique ao médico
- Se o cateter sair acidentalmente, guarde-o para avaliar sua integridade
- Realize as medidas de prevenção de infecção:
  - Retirada de adornos das mãos dos profissionais (anéis, aliança, pulseiras, relógio de pulso), antes de higienizar as mãos
  - *Higienização das mãos* (antes e após o preparo e a administração dos medicamentos) e utilização de luvas de procedimento na administração dos medicamentos (consulte *Higienização das mãos*, p. 10)
  - Utilização de técnica asséptica na manipulação de medicamentos, cateter peridural e materiais
  - Assepsia de frascos, ampolas e conexões com álcool a 70%.

VIA RETAL
Descrição e sequência dos passos
Preparo do medicamento

- Leia atentamente a prescrição médica e verifique os medicamentos que devem ser administrados VR
- Verifique se há informações sobre alergia do paciente aos medicamentos prescritos (na prescrição médica, na SAE e com o próprio paciente ou familiar)
- Faça a etiqueta de identificação contendo as informações do medicamento (nome, dosagem, horário e via de administração – VR) e do paciente (nome completo e leito)
- Faça a desinfecção da bandeja com álcool a 70%
- Higienize as mãos (consulte *Higienização das mãos*, p. 10)
- Separe o medicamento e confira o nome, a apresentação, a dose necessária (consta na prescrição médica) e o prazo de validade
- Cole a etiqueta de identificação no medicamento correspondente
- Faça um ponto com caneta ao lado do horário aprazado correspondente (na prescrição médica), para indicar a realização do preparo do medicamento
- Reúna todo o material e o medicamento na bandeja
- Leve a prescrição médica e a bandeja para o quarto do paciente e coloque-a na mesa auxiliar previamente limpa.

Administração do medicamento

- Higienize as mãos (consulte *Higienização das mãos*, p. 10)
- Confira o nome do paciente (comparando a prescrição médica, a etiqueta de identificação do medicamento e a pulseira de identificação do paciente)

Objetivos

Preparar e administrar medicamentos por via retal (VR) para o auxílio no tratamento utilizando a VR para a absorção local do medicamento ou para provocar a evacuação do conteúdo intestinal.

Aplicação

Aos pacientes com prescrição médica de medicamento VR.

Responsabilidade

Enfermeiros, técnicos e auxiliares de enfermagem.

Materiais

Bandeja, medicamento prescrito (supositório, creme, pomada ou solução), luvas de procedimento, gaze, aplicador retal (para cremes e pomadas), biombo e etiqueta ou fita adesiva. Nos casos de administração de soluções (enema), acrescentar: frasco da solução prescrita, forro impermeável, lençol ou toalha de banho, papel higiênico, comadre, gel hidrossolúvel ou vaselina líquida, máscara, óculos de proteção e avental.

- Apresente-se ao paciente, pergunte seu nome completo e oriente-o sobre o medicamento que será administrado (nome do medicamento e via de administração) e o procedimento que será realizado
- Verifique se o paciente está portando a pulseira de alerta de alergia (se positivo, verifique se a alergia corresponde ao medicamento a ser administrado e, nesse caso, não administre-o e comunique ao enfermeiro e ao médico)
- Feche a porta do quarto e isole o ambiente com o biombo, de modo a preservar a intimidade do paciente
- Oriente o paciente a tirar a roupa íntima
- Higienize as mãos (consulte *Higienização das mãos*, p. 10)
- Calce as luvas de procedimento.

Na aplicação de supositórios

- Solicite ao paciente que faça a higiene da região anal, ou realize-a quando ele estiver impossibilitado
- Coloque o paciente em posição de Sims (decúbito lateral esquerdo) ou na posição genupeitoral e cubra-o com um lençol
- Solicite ao paciente que respire lenta e profundamente e que relaxe o esfíncter anal durante a aplicação do medicamento
- Afaste as nádegas com uma das mãos e, com a outra mão, introduza a extremidade afilada do supositório no ânus do paciente. Use o dedo indicador para direcionar o supositório até que ele ultrapasse o esfíncter anal interno (Figura 16.17)
- Oriente o paciente a permanecer deitado e aguardar por, no mínimo, 5 min, para que ocorra o efeito do medicamento antes de eliminar o conteúdo intestinal
- Ajude o paciente a ir ao banheiro ou posicione a comadre
- Observe o efeito do procedimento após a eliminação intestinal.

Na aplicação de cremes e pomadas

- Solicite ao paciente que faça o esvaziamento intestinal (se possível ou necessário) e que realize a higiene da região anal, ou realize-a quando ele estiver impossibilitado
- Preencha o aplicador retal com a quantidade prescrita do medicamento
- Coloque o paciente em posição de Sims (decúbito lateral esquerdo) ou na posição genupeitoral e cubra-o com um lençol
- Solicite ao paciente que respire lenta e profundamente e que relaxe o esfíncter anal durante a aplicação do medicamento
- Lubrifique a ponta do aplicador retal com gel hidrossolúvel ou vaselina líquida
- Afaste as nádegas com uma das mãos e, com a outra, introduza o aplicador no ânus do paciente, até que ele ultrapasse o esfíncter anal interno (Figura 16.18)
- Oriente o paciente a permanecer deitado e a aguardar por, no mínimo, 5 min para que ocorra o efeito do medicamento; oriente-o a evitar evacuar na sequência

- Mantenha os tubos e as bisnagas de cremes ou pomadas utilizados, que serão reutilizados, identificados e guardados na gaveta do paciente.

Na aplicação de enema (clíster)
- Coloque o avental, os óculos de proteção e a máscara
- Solicite ao paciente que faça a higiene da região anal, ou realize-a quando ele estiver impossibilitado
- Coloque o forro impermeável e a toalha sob o paciente
- Coloque o paciente em posição de Sims (decúbito lateral esquerdo) ou na posição genupeitoral
- Solicite ao paciente que respire lenta e profundamente e que relaxe o esfíncter anal durante a aplicação do medicamento
- Lubrifique o bico do frasco do enema com gel hidrossolúvel ou vaselina líquida
- Afaste as nádegas com uma das mãos e, com a outra, introduza o bico do frasco do clíster
- Aperte o frasco até esvaziá-lo completamente
- Retire o frasco e solicite ao paciente que tente reter a solução por 5 a 15 min
- Encaminhe o paciente ao banheiro (ou ofereça-lhe a comadre), para eliminação intestinal
- Observe o efeito do procedimento após a eliminação intestinal
- Auxilie o paciente a vestir-se
- Deixe o paciente confortável, de acordo com sua necessidade
- Recolha o material e coloque-o na bandeja
- Retire as luvas de procedimento e coloque-as na bandeja
- Higienize as mãos (consulte *Higienização das mãos*, p. 10)
- Cheque o horário da administração do medicamento na respectiva prescrição médica
- Encaminhe os resíduos para o expurgo
- Descarte os resíduos no lixo infectante (com saco branco leitoso)
- Lave a bandeja com água e sabão, seque-a com papel-toalha e faça a desinfecção com álcool a 70%
- Higienize as mãos (consulte *Higienização das mãos*, p. 10)
- Faça as anotações de enfermagem em impresso próprio, informando o horário, o medicamento, a dose, a via (retal), o efeito e qualquer intercorrência (reações, queixas etc.). Assine e carimbe as anotações.

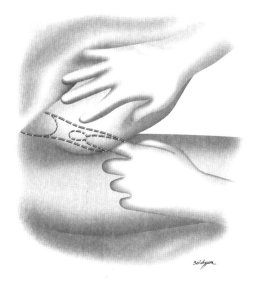 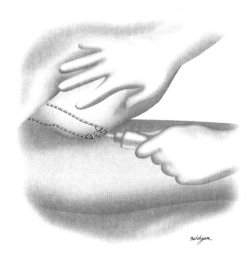

Figura 16.17 Posicionamento do paciente para aplicação de supositório.

Figura 16.18 Posicionamento do paciente para aplicação retal de cremes e pomadas.

RISCOS

Assistenciais
- Troca acidental de paciente, medicamento, dose, via e horário de administração
- Atraso ou omissão do preparo e da administração de medicamento
- Duplicação do preparo e da administração de medicamento
- Uso de medicamento deteriorado ou com prazo de validade expirado
- Danos ao paciente relacionados a falhas no preparo e/ou na administração de medicamentos
- Contaminação do paciente por agentes biológicos, em virtude de falhas na manipulação de materiais, medicamentos e do paciente (técnica asséptica)
- Reação alérgica ao medicamento
- Incidentes relacionados aos "Medicamentos de Alta Vigilância – MAV", consulte *Medicamentos de Alta Vigilância (ou potencialmente perigosos)*, p. 274
- Incidentes relacionados a falhas de monitoramento
- Não conformidades relacionadas às anotações: ilegibilidade, omissão, incompletude e falta de clareza

Ocupacionais
- Acidentes e contaminação do profissional por agentes químicos e biológicos

Ambientais
- Contaminação do meio ambiente por agentes químicos e biológicos

Recomendações

- Verifique as características das eliminações (presença de sangue, muco e secreções) e das fezes (cor, consistência, odor e quantidade)
- Quando houver resistência à passagem pelo esfíncter anal interno ou o paciente sentir dor no local, interrompa o procedimento e avise ao médico

- A introdução de pequena quantidade de líquidos chama-se clíster (até 150 mℓ). Acima dessa quantidade, é chamada enteroclisma ou lavagem intestinal (consulte *Lavagem intestinal*, p. 59)
- O aplicador retal é de uso individual e descartável. Eventualmente, pode ser lavado com água quente e sabão líquido após o uso. Dessa forma, deve ser mantido em um invólucro de proteção, identificado com o nome completo e o leito do paciente e guardado na gaveta junto ao leito
- Quando possível, o paciente poderá fazer a autoaplicação de supositórios, cremes ou pomadas, desde que bem orientado pelo enfermeiro. Nesse caso, anote que a aplicação foi realizada pelo próprio paciente
- Os tubos e as bisnagas de cremes ou pomadas utilizados durante a aplicação e que serão reutilizados não devem ser reenviados ao posto de enfermagem. Mantenha-os identificados (com o nome completo do paciente e leito) e guardados na gaveta junto ao leito do paciente. Anote na prescrição médica que o medicamento está guardado na gaveta do paciente.

VIA SUBCUTÂNEA
Descrição e sequência dos passos
Preparo do medicamento

- Leia atentamente a prescrição médica e verifique os medicamentos que devem ser administrados via SC
- Verifique se há informações sobre alergia do paciente aos medicamentos prescritos (na prescrição médica, na SAE e com o próprio paciente ou familiar)
- Faça a etiqueta de identificação contendo as informações do medicamento (nome, dosagem, horário e via de administração – SC) e do paciente (nome completo e leito)
- Faça a desinfecção da bandeja com álcool a 70%
- Higienize as mãos (consulte *Higienização das mãos*, p. 10)
- Separe o medicamento e confira o nome, a apresentação, a dose necessária (consta na prescrição médica) e o prazo de validade
- Cole a etiqueta de identificação no medicamento correspondente
- Faça um ponto com caneta ao lado do horário aprazado correspondente (na prescrição médica), para indicar a realização do preparo do medicamento
- Reúna todo o material na bandeja
- Faça a desinfecção do frasco/ampola com algodão embebido em álcool a 70%
- Conecte a agulha (13 mm × 0,45 mm) na seringa de 1 mℓ
- Aspire o volume correspondente à dose prescrita, sem deixar ar no interior
- Desconecte agulha (sem reencapá-la e com cuidado para não se ferir) e descarte-a em recipiente adequado para perfurocortantes
- Conecte a outra agulha (13 mm × 0,45 mm) na seringa
- Transfira a etiqueta de identificação para a seringa que contém o medicamento correspondente
- Coloque o medicamento preparado na bandeja

Objetivos

Preparar e administrar medicamentos via subcutânea (SC).

Aplicação

Aos pacientes com prescrição médica de medicamento SC.

Responsabilidade

Enfermeiros, técnicos e auxiliares de enfermagem.

Materiais

Bandeja, medicamento prescrito, luvas de procedimento, agulhas de 13 mm × 0,45 mm, seringa de 1 mℓ, bolas de algodão, álcool a 70% e etiqueta ou fita adesiva.

- Leve a prescrição médica e a bandeja para o quarto do paciente e coloque-a na mesa auxiliar previamente limpa.

Administração do medicamento

- Higienize as mãos (consulte *Higienização das mãos*, p. 10)
- Confira o nome do paciente (comparando a prescrição médica, a etiqueta de identificação do medicamento e a pulseira de identificação do paciente)
- Apresente-se ao paciente, pergunte seu nome completo e oriente-o sobre o medicamento que será administrado (nome do medicamento e via de administração)
- Verifique se o paciente está portando a pulseira de alerta de alergia (se positivo, verifique se a alergia corresponde ao medicamento a ser administrado e, nesse caso, não administre-o e comunique ao enfermeiro e ao médico)
- Escolha a região da aplicação (alterne os locais apropriados para a administração subcutânea; Figura 16.19)
- Coloque o paciente na posição mais adequada ao procedimento
- Higienize as mãos (consulte *Higienização das mãos*, p. 10)
- Calce as luvas de procedimento
- Exponha a área e delimite o local de aplicação
- Realize a antissepsia do local com o algodão embebido em álcool a 70%, em um único sentido e direção, e espere secar
- Retire a proteção da agulha (segurando a seringa com a mão que fará a punção)
- Pince a pele do local selecionado com os dedos indicador e polegar da mão oposta à que segura a seringa (Figura 16.20)
- Introduza a agulha na pele, fazendo um ângulo de 90° (ou de 45° em crianças ou pacientes adultos muito magros) (Figura 16.21). Não tracione o êmbolo da seringa
- Solte a pele e injete o medicamento, empurrando lentamente o êmbolo
- Retire a seringa/agulha com um movimento rápido e único e coloque-a na bandeja (não reencape a agulha)
- Aplique pouca pressão no local da aplicação, com uma bola de algodão seco
- Verifique o local da punção, observando a formação de hematoma ou qualquer tipo de reação (se necessário, faça um curativo local)
- Pergunte ao paciente se ele se sente bem (verificando sintomas e queixas de possíveis reações ao medicamento)
- Deixe o paciente confortável, de acordo com sua necessidade
- Recolha o material e coloque-o na bandeja
- Retire as luvas de procedimento e coloque-as na bandeja
- Higienize as mãos (consulte *Higienização das mãos*, p. 10)
- Cheque o horário da administração do medicamento na respectiva prescrição médica
- Encaminhe os resíduos para o expurgo
- Calce as luvas de procedimento
- Descarte os resíduos perfurocortantes em recipiente adequado (não desconecte a agulha da seringa)

- Descarte os resíduos restantes no lixo infectante (com saco branco leitoso)
- Lave a bandeja com água e sabão, seque-a com papel-toalha e faça a desinfecção com álcool a 70%
- Retire as luvas de procedimento e descarte-as no lixo infectante (com saco branco leitoso)
- Higienize as mãos (consulte *Higienização das mãos*, p. 10)
- Faça as anotações de enfermagem em impresso próprio, informando o medicamento a dose, a via (SC), o horário e o local (parte do corpo) em que foi realizada a aplicação SC, e qualquer intercorrência (reações, queixas etc.). Assine e carimbe as anotações.

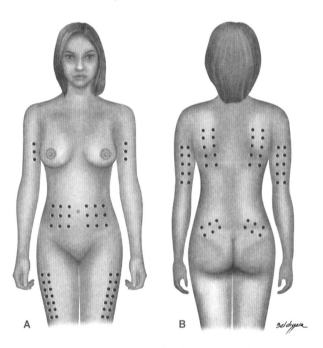

Figura 16.19 A e B. Locais de administração subcutânea.

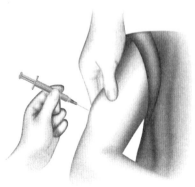

Figura 16.20 Posicionamento e elevação do tecido subcutâneo na administração subcutânea.

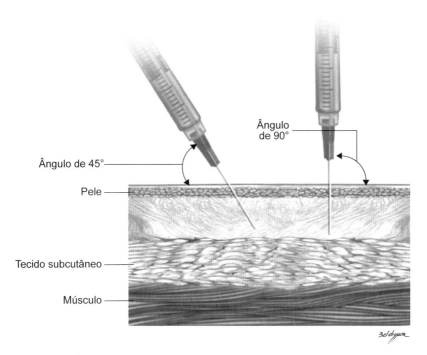

Figura 16.21 Ângulos de inserção da agulha em relação à pele na administração subcutânea.

RISCOS

Assistenciais
- Troca acidental de paciente, medicamento, dose, via e horário de administração
- Atraso ou omissão do preparo e da administração de medicamento
- Duplicação do preparo e da administração de medicamento
- Uso de medicamento deteriorado ou com prazo de validade expirado
- Contaminação do paciente por agentes biológicos, em virtude de falhas na manipulação de medicamentos e do paciente (técnica asséptica)
- Reação alérgica ao medicamento
- Incidentes relacionados a falhas de monitoramento
- Não conformidades relacionadas às anotações: ilegibilidade, omissão, incompletude e falta de clareza.

Ocupacionais
- Acidentes e contaminação do profissional por agentes químicos e biológicos

Ambientais
- Contaminação do meio ambiente por agentes químicos e biológicos

Recomendações

- Evite puncionar membros paralisados, imobilizados ou com lesões
- Os locais mais apropriados para a injeção subcutânea são as faces externa e posterior do braço, abdome, face lateral da coxa e região infraescapular (ver Figura 16.19). Esses locais devem ser alternados

- O volume máximo de medicação que pode ser administrado por meio dessa técnica é de 1 mℓ em indivíduos adultos
- Em condições especiais, como no paciente idoso, a via SC também pode ser utilizada para hidratação
- Não se deve fazer massagem no local para não diminuir o tempo de absorção do fármaco
- Em crianças ou em pacientes adultos muito magros, pode-se, pinçar a pele e inserir a agulha a um ângulo de 45°, a fim de evitar a aplicação intramuscular do medicamento
- Realize as medidas de prevenção de infecção:
    - Retirada de adornos das mãos dos profissionais (anéis, aliança, pulseiras, relógio de pulso), antes de higienizar as mãos
    - Higienização das mãos (antes e após o preparo e a administração dos medicamentos) e utilização de luvas de procedimento na administração dos medicamentos (consulte *Higienização das mãos*, p. 10)
    - Utilização de técnica asséptica na manipulação dos medicamentos, dispositivos e materiais
    - Assepsia de frascos e ampolas com álcool a 70%.

Insulina via SC

- A insulina deve ser mantida sob refrigeração (temperatura entre 2 e 8°C)
- Prepare a insulina em seringa de 1 mℓ, com graduação em unidades (100 UI/1 mℓ)
- Injete uma pequena quantidade de ar no frasco antes de aspirar a insulina (a pressão positiva no interior do frasco facilita a aspiração da dose correta)
- Não devolva a insulina já aspirada ao frasco, especialmente quando houver a mistura de mais de um tipo de insulina na mesma seringa
- Após utilizado pela primeira vez, o frasco de insulina deve ser identificado com sua data da abertura. A insulina tem prazo de validade de até 30 dias após a sua abertura (se conservada sob refrigeração); a partir disso, despreze o frasco
- As "canetas de insulina" podem ser utilizadas, desde que estejam de acordo com as instruções do fabricante.

Enoxaparina via SC

- A enoxaparina é apresentada em seringas, pronta para o uso (a seringa tem uma bolha de ar que não deve ser retirada antes da administração)
- O fabricante recomenda a aplicação na região abdominal (para que haja absorção mais rápida do medicamento). Deve-se alternar o lado e o local de aplicação na região abdominal.

VIA SUBLINGUAL
Descrição e sequência dos passos
Preparo do medicamento
- Leia atentamente a prescrição médica e verifique os medicamentos que devem ser administrados por via SL
- Verifique se há informações sobre alergia do paciente aos medicamentos prescritos (na prescrição médica, na SAE e com o próprio paciente ou familiar)
- Faça a etiqueta de identificação contendo as informações do medicamento (nome, dosagem, horário e via de administração – sublingual) e do paciente (nome completo e leito)
- Faça a desinfecção da bandeja com álcool a 70%
- Higienize as mãos (consulte *Higienização das mãos*, p. 10)
- Separe o medicamento e confira o nome, a apresentação, a dose necessária (na prescrição médica) e o prazo de validade
- Cole a etiqueta de identificação no copo descartável (um copo para cada medicamento)
- Faça um ponto com caneta ao lado do horário aprazado correspondente (na prescrição médica), para indicar a realização do preparo do medicamento
- Reúna todo o material em uma bandeja
- Retire o medicamento da embalagem e coloque-o no respectivo copo, sem tocá-lo
- Coloque o copo com o medicamento preparado na bandeja
- Leve a prescrição médica e a bandeja para o quarto do paciente e coloque-a na mesa auxiliar previamente limpa.

Administração do medicamento
- Higienize as mãos (consulte *Higienização das mãos*, p. 10)
- Confira o nome do paciente (comparando a prescrição médica, a etiqueta de identificação do medicamento e a pulseira de identificação do paciente)
- Apresente-se ao paciente, pergunte seu nome completo e oriente-o sobre o medicamento que será administrado (nome do medicamento e via de administração)
- Verifique se o paciente está portando a pulseira de alerta de alergia (se positivo, verifique se a alergia corresponde ao medicamento a ser administrado e, neste caso, não administre-o e comunique ao enfermeiro e ao médico)
- Peça ao paciente para sentar-se ou eleve o decúbito do leito, entre 45 e 90°
- Higienize as mãos (consulte *Higienização das mãos*, p. 10)
- Entregue o medicamento ao paciente, orientando-o a colocá-lo sob a língua (Figura 16.22), sem mastigar ou deglutir (auxilie-o, se necessário)
- Certifique-se de que o medicamento está sob a língua e oriente o paciente a mantê-lo assim (até que se dissolva e seja absorvido)
- Deixe o paciente confortável, de acordo com sua necessidade
- Recolha o material e coloque-o na bandeja

Objetivos
Preparar e administrar medicamentos por via sublingual (SL), utilizando a mucosa oral como via de absorção, para efeito mais rápido ou em situações em que o medicamento é inativado pelo suco gástrico.

Aplicação
Aos pacientes com prescrição médica de medicamento por via SL.

Responsabilidade
Enfermeiros, técnicos e auxiliares de enfermagem.

Materiais
Bandeja, medicamento prescrito, copo descartável e etiqueta ou fita adesiva.

- Cheque o horário da administração do medicamento na respectiva prescrição médica
- Encaminhe os resíduos para o expurgo
- Descarte os resíduos no lixo infectante (com saco branco leitoso)
- Lave a bandeja com água e sabão, seque com papel-toalha e faça a desinfecção com álcool a 70%
- Higienize as mãos (consulte *Higienização das mãos*, p. 10)
- Faça as anotações de enfermagem em impresso próprio, informando o horário, o medicamento, a dose, a via em que foi realizada a administração (sublingual), e qualquer intercorrência (reações, queixas etc.). Assine e carimbe as anotações.

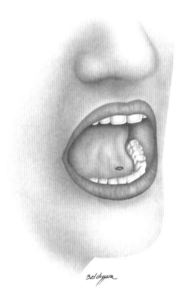

Figura 16.22 Administração de comprimido por via sublingual.

RISCOS

Assistenciais
- Troca acidental de paciente, medicamento, dose, via e horário de administração
- Atraso ou omissão do preparo e da administração de medicamento
- Duplicação do preparo e da administração de medicamento
- Uso de medicamento deteriorado ou com prazo de validade expirado
- Danos à paciente relacionados a falhas no preparo e/ou na administração de medicamentos
- Contaminação da paciente por agentes biológicos, em virtude de falhas na manipulação de materiais, medicamentos e da paciente (técnica asséptica)
- Reação alérgica ao medicamento
- Incidentes relacionados a falhas de monitoramento
- Não conformidades relacionadas às anotações: ilegibilidade, omissão, incompletude e falta de clareza

Ocupacionais
- Contaminação do profissional por agentes químicos e biológicos

Ambientais
- Contaminação do meio ambiente por agentes químicos e biológicos

Recomendações

- Certifique-se de quais medicamentos podem ser administrados por via sublingual (apresentação própria)
- Verifique o nível de consciência do paciente, a fim de avaliar se a terapia medicamentosa por via sublingual deve ser revista pelo médico.

VIA VAGINAL
Descrição e sequência dos passos
Preparo do medicamento

- Leia atentamente a prescrição médica e verifique os medicamentos que devem ser administrados via vaginal
- Verifique se há informações sobre alergia da paciente aos medicamentos prescritos (na prescrição médica, na SAE e com a própria paciente ou familiar)
- Faça a etiqueta de identificação contendo as informações do medicamento (nome, dosagem, horário e via de administração – via vaginal) e da paciente (nome completo e leito)
- Faça a desinfecção da bandeja com álcool a 70%
- Higienize as mãos (consulte *Higienização das mãos*, p. 10)
- Separe o medicamento e confira o nome, a apresentação, a dose necessária (na prescrição médica) e o prazo de validade
- Cole a etiqueta de identificação no medicamento correspondente
- Faça um ponto com caneta ao lado do horário aprazado correspondente (na prescrição médica), para indicar a realização do preparo do medicamento
- Reúna todo o material e o medicamento na bandeja
- Leve a prescrição médica e a bandeja para o quarto da paciente e coloque-a na mesa auxiliar previamente limpa.

Administração do medicamento

- Higienize as mãos (consulte *Higienização das mãos*, p. 10)
- Confira o nome da paciente (comparando a prescrição médica, a etiqueta de identificação do medicamento e a pulseira de identificação da paciente)
- Apresente-se à paciente, pergunte seu nome completo e oriente-a sobre o medicamento que será administrado (nome do medicamento e via de administração). Explique o procedimento
- Verifique se a paciente está portando a pulseira de alerta de alergia (se positivo, verifique se a alergia corresponde ao medicamento a ser administrado e, nesse caso, não administre-o e comunique ao enfermeiro e ao médico)
- Feche a porta do quarto e isole o ambiente com o biombo, de modo a preservar a intimidade da paciente
- Solicite à paciente que esvazie a bexiga e que faça higiene íntima, ou realize-a, quando ela estiver impossibilitada (consulte *Higiene íntima*, p. 19)
- Oriente a paciente a tirar a roupa íntima

Objetivos

Preparar e administrar medicamentos por via vaginal para o auxílio no tratamento de doenças ginecológicas utilizando a mucosa vaginal para a absorção local do medicamento.

Aplicação

Às pacientes com prescrição médica de medicamento por via vaginal.

Responsabilidade

Enfermeiros, técnicos e auxiliares de enfermagem.

Material

Bandeja, medicamento prescrito, comadre, material para higiene íntima, papel higiênico, luvas de procedimento, aplicador vaginal, absorvente higiênico, biombo e etiqueta ou fita adesiva.

- Coloque-a em posição ginecológica, eleve os quadris com um coxim e cubra-a com um lençol
- Higienize as mãos (consulte *Higienização das mãos*, p. 10)
- Calce as luvas de procedimento
- No caso de aplicação de creme, preencha o aplicador vaginal com a quantidade prescrita do medicamento
- Separe os grandes lábios com uma das mãos, de modo a visualizar o canal vaginal
- Com a outra mão, introduza o aplicador, ou outra forma de apresentação do medicamento (óvulo ou supositório), na vagina da paciente. Empurre completamente o êmbolo do aplicador (Figura 16.23)
- Retire o aplicador e libere os grandes lábios
- Solicite à paciente que permaneça deitada por 15 min
- Forneça ou coloque um absorvente higiênico e auxilie a paciente a se vestir
- Deixe a paciente confortável, de acordo com sua necessidade
- Recolha o material e coloque-o na bandeja
- Retire as luvas de procedimento e coloque-as na bandeja
- Higienize as mãos (consulte *Higienização das mãos*, p. 10)
- Cheque o horário da administração do medicamento na respectiva prescrição médica
- Encaminhe os resíduos para o expurgo
- Descarte os resíduos no lixo infectante (com saco branco leitoso)
- Lave a bandeja com água e sabão, seque-a com papel-toalha e faça a desinfecção com álcool a 70%
- Higienize as mãos (consulte *Higienização das mãos*, p. 10)
- Faça as anotações de enfermagem em impresso próprio, informando o horário, o medicamento, a dose, a via (vaginal) e qualquer intercorrência (reações, queixas etc.). Assine e carimbe as anotações.

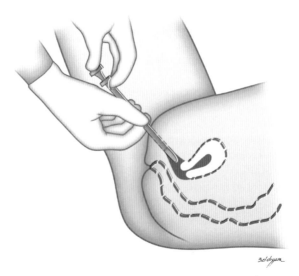

Figura 16.23 Posicionamento da paciente para a administração vaginal por meio de aplicador.

RISCOS

Assistenciais
- Troca acidental de paciente, medicamento, dose, via e horário de administração
- Atraso ou omissão do preparo e da administração de medicamento
- Duplicação do preparo e da administração de medicamento
- Uso de medicamento com prazo de validade expirado ou deteriorado
- Danos ao paciente, relacionados a falhas no preparo e/ou na administração de medicamentos
- Contaminação do paciente por agentes biológicos, devido a falhas na manipulação de materiais, medicamentos e do paciente (técnica asséptica)
- Reação alérgica ao medicamento
- Incidentes relacionados a falhas de monitoramento
- Não conformidades relacionadas às anotações: ilegibilidade, omissão, incompletude e falta de clareza

Ocupacionais
- Contaminação do profissional por agentes químicos e biológicos

Ambientais
- Contaminação do meio ambiente, por agentes químicos e biológicos

Recomendações

- O aplicador vaginal é de uso individual e descartável. Eventualmente, pode ser lavado com água quente e sabão líquido após o uso. Dessa forma, deve ser mantido em um invólucro de proteção, identificado com o nome completo e o leito da paciente e guardado na gaveta junto ao leito
- Quando possível, a paciente poderá fazer a autoaplicação, desde que bem orientada pela enfermagem. Nesse caso, anote que a aplicação foi realizada pela própria paciente.

Parte 8

Coleta de Material para Exames

Lígia Mara da Silva Canteras

17 Escarro, Fezes, Sangue e Urina

COLETA DE ESCARRO PARA EXAME BACTERIOSCÓPICO OU CULTURA

Descrição e sequência dos passos

- Prepare o material necessário para o procedimento em uma bandeja
- Confirme o paciente e o procedimento a ser realizado
- Leve o material para o quarto do paciente
- Explique o procedimento ao paciente
- Identifique o frasco apropriado com nome do paciente, leito e RG hospitalar
- Higienize as mãos (consulte *Higienização das mãos*, p. 10)
- Coloque o paciente em posição sentada ou semissentada
- Calce as luvas de procedimento e coloque a máscara N95
- Entregue o frasco coletor e solicite ao paciente para tossir e expectorar profundamente três vezes, para alcançar o volume de escarro ideal (de 5 a 10 mℓ)
- Ofereça toalha de papel, deixando o paciente em posição confortável
- Recolha o material do quarto, mantendo a unidade organizada
- Lave a bandeja com água e sabão, seque-a com papel-toalha e passe álcool a 70%
- Retire as luvas de procedimento e a máscara N95
- Higienize as mãos (consulte *Higienização das mãos*, p. 10)
- Cheque e anote o procedimento realizado na folha de anotação de enfermagem do prontuário do paciente. Assine e carimbe suas anotações.

Objetivo
Auxiliar no diagnóstico de doenças respiratórias.

Aplicação
Pacientes internados, ambulatoriais e de pronto-atendimento com prescrição médica.

Responsabilidade
Enfermeiros, técnicos e auxiliares de enfermagem.

Materiais
Bandeja, papel-toalha, pote de plástico com tampa de rosca, luvas de procedimento, máscara cirúrgica e máscara N95.

RISCOS

Assistenciais
- Falha na identificação do paciente e do procedimento
- Contaminação do profissional

Ocupacionais
- Contaminação do profissional

Recomendações

- A coleta de escarro deve ser realizada pela manhã, logo ao acordar (antes do café da manhã)
- É importante não realizar a higiene oral prévia e orientar o paciente a não coletar secreção da nasofaringe
- A coleta do material deve ser realizada em potes plásticos, descartáveis, transparentes, com boca larga e tampa de rosca, com volume de escarro de 5 a 10 mℓ
- A amostra de escarro deve ser encaminhada rapidamente ao laboratório de análises clínicas ou armazenada sob refrigeração, em geladeira comum, até seu encaminhamento, preferencialmente no mesmo dia
- A coleta de escarro é realizada para detecção de Bacilo de Koch (BK), citologia, cultura para fungos e aeróbios
- Para detecção de micobactérias, devem ser coletadas 2 ou 3 amostras.

COLETA DE FEZES PARA COPROCULTURA

Descrição e sequência dos passos

- Identifique o paciente e o procedimento
- Explique o procedimento ao paciente
- Prepare o material necessário para a coleta em uma comadre
- Identifique o recipiente próprio para a coleta com a etiqueta de identificação
- Promova a privacidade do paciente colocando biombo e/ou fechando a porta do quarto
- Leve a comadre para o quarto do paciente
- Oriente-o a evacuar na comadre e solicitar imediatamente o profissional de enfermagem
- Higienize as mãos (consulte *Higienização das mãos*, p. 10)
- Calce as luvas de procedimento
- Colete uma amostra das fezes conforme orientação do laboratório
- Auxilie na higienização íntima (consulte *Higiene íntima*, p. 19)
- Recolha o material utilizado, mantendo a unidade organizada
- Encaminhe o material permanente e o resíduo para o expurgo
- Despreze as fezes
- Lave a bandeja com água e sabão, seque com papel-toalha e passe álcool a 70%
- Proceda à limpeza e à desinfecção da comadre no expurgo, com água, sabão e álcool a 70%
- Retire as luvas de procedimento
- Higienize as mãos (consulte *Higienização das mãos*, p. 10)
- Faça a anotação do procedimento realizado na folha de anotação de enfermagem do prontuário do paciente. Assine e carimbe suas anotações.
- Encaminhe imediatamente o material para o laboratório de análises clínicas.

Objetivo
Auxiliar no diagnóstico de infecções intestinais.

Aplicação
Aos pacientes internados, ambulatoriais e de pronto-atendimento com prescrição médica.

Responsabilidade
Enfermeiros, técnicos e auxiliares de enfermagem.

Materiais
Bandeja, luvas de procedimento, etiqueta de identificação, recipiente próprio para coleta, material para higiene íntima (água, sabão, papel higiênico e comadre).

RISCOS

Assistenciais
- Falha na identificação do paciente e do procedimento
- Material insuficiente
- Falha no registro do procedimento

Ocupacionais
- Contaminação do profissional com material biológico infectante

Recomendações

- Oriente o paciente a não urinar na comadre onde serão coletadas as fezes para o exame
- Não refrigere a amostra
- O laboratório utiliza a metodologia frasco-dependente, devendo ser utilizado o frasco específico para coleta desse exame
- Observar as precauções-padrão para pacientes colonizados por bactérias multirresistentes.

COLETA DE FEZES PARA EXAME PROTOPARASITOLÓGICO

Descrição e sequência dos passos

- Identifique o paciente e o procedimento
- Explique o procedimento ao paciente
- Prepare o material necessário para o procedimento da coleta em uma bandeja
- Identifique o recipiente próprio para a coleta com a etiqueta de identificação
- Promova a privacidade do paciente colocando biombo e/ou fechando a porta do quarto
- Leve a comadre ao quarto do paciente
- Oriente-o a evacuar na comadre e solicitar imediatamente o profissional de enfermagem
- Higienize as mãos (consulte *Higienização das mãos*, p. 10)
- Calce as luvas de procedimento
- Colete uma amostra de fezes conforme orientação do laboratório
- Retorne o recipiente de coleta em seu invólucro
- Auxilie na higienização íntima (consulte *Higiene íntima*, p. 19)
- Recolha o material utilizado, mantendo a unidade organizada
- Encaminhe o material permanente e o resíduo para o expurgo
- Despreze as fezes
- Lave a bandeja com água e sabão, seque-a com papel-toalha e passe álcool a 70%
- Retire as luvas de procedimento
- Higienize as mãos (consulte *Higienização das mãos*, p. 10)
- Faça a anotação do procedimento realizado na folha de anotação de enfermagem do prontuário do paciente. Assine e carimbe.
- Encaminhe o frasco contendo as fezes imediatamente para o laboratório de análises clínicas.

Objetivo
Auxiliar no diagnóstico de doenças parasitárias.

Aplicação
Aos pacientes internados, ambulatoriais e de pronto-atendimento com prescrição médica.

Responsabilidade
Enfermeiros, técnicos e auxiliares de enfermagem.

Materiais
Bandeja, luva de procedimento, etiqueta para identificação, recipiente próprio para coleta, material para higiene íntima (água, sabão, papel higiênico e comadre).

RISCOS

Assistenciais
- Falha na identificação do paciente e do procedimento
- Material insuficiente
- Falha no registro do procedimento

Ocupacionais
- Contaminação do profissional com material biológico infectante

Recomendações

- Oriente o paciente a não urinar na comadre onde serão coletadas as fezes para o exame
- As fezes devem ser coletadas preferencialmente pela manhã e ser encaminhadas imediatamente ao laboratório de análises clínicas. Caso não seja possível, deve-se mantê-las refrigeradas por tempo não superior a 8 h
- O laboratório utiliza a metodologia frasco-dependente, devendo ser utilizado o frasco específico para a coleta do exame
- Observar as precauções-padrão para pacientes colonizados por bactérias multirresistentes.

COLETA DE PONTA DE CATETER INTRAVASCULAR PARA CULTURA

Descrição e sequência dos passos

- Confira as prescrições médica e de enfermagem para confirmar a realização do procedimento
- Reúna todo material em uma bandeja limpa
- Identifique o tubo seco estéril com o nome, o leito e o número de registro hospitalar do paciente, além da data e do horário da coleta
- Leve a bandeja para o quarto do paciente e coloque-a na mesa auxiliar
- Explique o procedimento ao paciente
- Higienize as mãos (consulte *Higienização das mãos*, p. 10)
- Calce as luvas de procedimento e remova os dispositivos de fixação, como esparadrapo, fita hipoalergênica ou película transparente
- Retire as luvas de procedimento
- Calce as luvas estéreis
- Realize a antissepsia da pele ao redor da inserção do cateter com gaze estéril embebida em álcool a 70%
- Remova o cateter assepticamente, após a retirada dos pontos (se houver). No caso de cateter venoso central, consulte *Retirada de cateter venoso central*, p. 152
- Realize compressão no local da retirada do cateter, com gaze estéril, até cessar qualquer sangramento
- Corte o cateter com material estéril (no máximo 5 cm da ponta)
- Coloque a ponta do cateter em tubo seco estéril e tampe-o
- Faça um curativo oclusivo no local, se necessário

Objetivo

Coletar ponta de cateter para investigação de agente etiológico infeccioso.

Aplicação

Aos pacientes internados que apresentem secreção purulenta no local de inserção do cateter venoso ou presença dos sinais flogísticos (hiperemia, hipertermia local, edema, tumoração e secreção), ou sinais clínicos de infecção sistêmica com suspeita de infecção pelo cateter. Determinar a relação entre a colonização do cateter e as infecções de natureza sistêmica (sepse).

Responsabilidade

Enfermeiros, técnicos e auxiliares de enfermagem.

Materiais

Bandeja, luvas estéreis, luvas de procedimento, etiqueta para identificação, gaze estéril, álcool a 70%, tubo seco estéril, material cortante esterilizado (tesoura ou bisturi) e fita adesiva hipoalergênica.

- Recolha o material utilizado e recoloque-o na bandeja
- Retire as luvas
- Higienize as mãos
- Deixe o paciente confortável e oriente-o a manter-se em decúbito dorsal a 0° por 30 min
- Encaminhe o material permanente e os resíduos para o expurgo
- Descarte o material perfurocortante em recipiente adequado
- Lave a bandeja com água e sabão, seque com papel-toalha e higienize-a com álcool a 70%
- Providencie o encaminhamento imediato do material para o laboratório
- Higienize as mãos (consulte *Higienização das mãos*, p. 10)
- Faça as anotações de enfermagem sobre a coleta da ponta do cateter, em impresso próprio, especificando o local e o tipo de cateter e também o aspecto do local da inserção (sinais flogísticos). Assine e carimbe.

RISCOS

Assistenciais
- Falha na identificação do paciente e do procedimento
- Material insuficiente
- Falha no registro do procedimento

Ocupacionais
- Contaminação do profissional por material biológico infectante

Recomendações

- Não há indicação para cultura de ponta de cateter venoso central na rotina, exceto se houver evidências de infecção relacionada ao cateter ou quando os cateteres são retirados de pacientes gravemente enfermos ou imunodeprimidos
- Sempre que houver suspeita de infecção de natureza sistêmica (não restrito ao local) relacionada ao cateter, colete, imediatamente após a retirada, dois frascos de hemocultura de veia periférica, de locais diferentes, além da ponta do cateter para cultura
- Nunca utilize tesouras embebidas em soluções antissépticas para cortar o cateter. Utilize apenas tesouras ou lâminas de bisturi estéreis.

COLETA DE SANGUE ARTERIAL PARA GASOMETRIA

Objetivo
Obter amostra de sangue arterial para exames de dosagem do pH, gases e avaliação do equilíbrio acidobásico, e dosagem de eletrólitos.

Aplicação
Aos pacientes internados, ambulatoriais e de pronto-atendimento com requisição de exame de gasometria.

Responsabilidade
Enfermeiros.

Materiais
Bandeja, seringa de 3 mℓ, agulha para punção (de calibre adequado ao paciente), heparina sódica (5.000 UI/mℓ), luva de procedimento, bolas de algodão, álcool a 70%, gaze estéril, etiqueta de identificação e fita adesiva hipoalergênica.

Descrição e sequência dos passos

- Reúna todo o material em uma bandeja
- Leve a bandeja para o quarto do paciente e coloque-a na mesa auxiliar
- Confirme a identificação do paciente com o nome, o leito, o número de registro hospitalar, a data e o horário da coleta
- Explique o procedimento ao paciente
- Higienize as mãos (consulte *Higienização das mãos*, p. 10)
- Calce as luvas de procedimento
- Aspire 1 mℓ de heparina e banhe toda a luz da seringa
- Despreze todo o conteúdo da seringa de forma a manter apenas o volume residual (aproximadamente 0,15 mℓ) do bico da seringa e do canhão da agulha
- Escolha o local avaliando os possíveis sítios de punção (artérias radial, pediosa ou femoral)
- Faça o teste de Allen se a artéria escolhida for a radial
- Coloque o membro escolhido em uma superfície plana e estável
- Solicite ao paciente que mantenha o braço imóvel durante o procedimento
- Mantenha o algodão seco ao alcance das mãos
- Palpe a artéria, colocando a ponta dos dedos indicador e médio sobre ela, definindo sua localização e seu trajeto e mantendo-os no local para guiar a punção
- Faça a antissepsia do local com algodão embebido em álcool a 70%, em movimentos circulares, do centro para as extremidades
- Introduza a agulha lentamente entre a ponta dos dedos nos seguintes ângulos, a depender da artéria selecionada: 45 a 60° para artéria radial; 30° em relação ao dorso do pé para a artéria pediosa, e 90° para a artéria femoral
- Verifique a entrada da agulha na luz da artéria por visualização do sangue pulsátil no canhão da agulha
- Colete a quantidade de sangue necessária (1 a 3 mℓ)
- Retire a agulha
- Proceda imediatamente à compressão firme no local da artéria puncionada, por 5 min, com algodão seco
- Retire cuidadosamente todo o ar do interior da seringa
- Retire a agulha da seringa
- Descarte a agulha no recipiente adequado para descarte de material perfurocortante
- Oclua o bico da seringa com dispositivo não perfurocortante
- Coloque a seringa na bandeja
- Observe o local da punção em busca de sinais de formação de hematoma ou sangramento
- Comprima o local por mais 5 min, se for observado algum dos sinais citados no item anterior
- Faça curativo compressivo com gaze e fita adesiva hipoalergênica no local da punção

- Deixe o paciente confortável
- Recolha o material utilizado na bandeja
- Encaminhe o material permanente e os resíduos para o expurgo (não desconecte nem reencape as agulhas)
- Descarte os materiais em recipiente adequado
- Lave a bandeja com água e sabão, seque com papel-toalha e higienize-a com álcool a 70%
- Retire as luvas de procedimento
- Higienize as mãos (consulte *Higienização das mãos*, p. 10)
- Coloque a etiqueta de identificação na seringa que contém o sangue e acrescente a temperatura do paciente
- Registre o pedido do exame (no livro de registros do setor)
- Providencie o encaminhamento imediato do material para o laboratório
- Faça as anotações de enfermagem sobre a punção, em impresso próprio, informando intercorrências como a presença de hematoma ou sangramento e sobre a perfusão do membro puncionado. Assine e carimbe suas anotações.

RISCOS

Assistenciais
- Falha na identificação do exame coletado
- Infecção do local da punção
- Dor
- Hematoma ou sangramento no local da punção
- Lesão aneurismática decorrente de punções repetidas no mesmo local
- Demora no encaminhamento do material ao laboratório
- Perda do exame

Ocupacionais
- Contaminação com material perfurocortante
- Contaminação com material infectante

Ambientais
- Descarte inadequado de resíduos

Recomendações

Gerais
- A artéria mais utilizada é a radial, por ser de fácil acesso, palpável e não estar associada a complicações graves. Para punção da artéria radial, antes do procedimento é necessário realizar o teste de Allen.

Teste de Allen
- Existe a possibilidade de a punção radial ocluir a circulação arterial da mão. Por isso, é importante avaliar a circulação colateral da mão pela artéria ulnar, por meio do teste de Allen, antes de cada punção da artéria radial:
  - Peça ao paciente para fechar a mão fortemente, formando um punho. Assim, força-se a saída do sangue da mão
  - Usando seus dedos indicador e médio de ambas as mãos, palpe as artérias ulnar e radial do paciente

- Comprima e obstrua o fluxo do sangue em ambas as artérias enquanto ele abre parcialmente e fecha a mão de 4 a 5 vezes
- Mantenha a mão do paciente com a palma para cima. Ela deverá aparecer esbranquiçada
- Reduza a pressão na artéria ulnar enquanto observa a coloração da palma a dos dedos e em especial, do polegar. A mão e os dedos devem ficar preenchidos dentro de 10 a 15 s se a circulação ulnar estiver adequada. Se a mão permanecer esbranquiçada, a circulação não está adequada para ele (teste de Allen negativo) e a punção da radial não deve ser feita. Se a cor for retomada (teste de Allen positivo), a punção da artéria radial pode ser efetuada com segurança
- Em casos de pacientes inconscientes, eleve a mão do paciente acima do coração e aperte ou comprima-a, até que ocorra o empalidecimento. Baixe a mão do paciente enquanto ainda está comprimindo a artéria radial (libere a pressão sobre a artéria ulnar) e observe o retorno da coloração

- Quando a artéria ulnar não apresenta fluxo suficiente para gerar o suprimento para toda a mão, a artéria radial não deve ser utilizada
- Evite a punção repetida no mesmo local, pois pode ocorrer dilatação aneurismática
- A punção arterial deve ser realizada com segurança por profissional devidamente treinado
- Verifique a temperatura do paciente, pois o laboratório analisa o sangue de acordo com a temperatura corporal. Quando o laboratório não está ciente de que o paciente está hipotérmico, o resultado pode ser falseado, como o PCO_2 e o pH em um valor mais baixo
- A heparina é uma substância ácida (pH aproximado de 6,8), portanto, seu excesso ou a escassez de sangue na amostra coletada podem interferir no resultado do exame
- A amostra de sangue arterial, quando resfriada e lacrada corretamente, permanece estável por até 1 h
- Evite manipular a agulha após o uso
- Dê preferência a agulhas de pequeno calibre (p. ex., 23 ou 25 G) e com dispositivo de segurança.

COLETA DE SANGUE VENOSO
Descrição e sequência dos passos
- Confira as prescrições médica e de enfermagem para confirmar a realização do procedimento
- Prepare o material necessário para o procedimento em uma bandeja limpa
- Leve a bandeja para o quarto do paciente e coloque-a na mesa auxiliar
- Explique o procedimento ao paciente
- Identifique o tubo, o frasco ou a seringa apropriados com a etiqueta contendo nome do paciente, leito e RG hospitalar
- Higienize as mãos (consulte *Higienização das mãos*, p. 10)
- Escolha o local de acesso venoso, exponha a área de aplicação e verifique as condições das veias
- Garroteie o local que será puncionado (em adultos: a aproximadamente 5 a 10 cm do local da punção venosa), para propiciar a visualização da veia. Em seguida, retire o garrote
- Calce as luvas de procedimento
- Solicite ao paciente que mantenha o braço imóvel
- Mantenha o algodão seco ao alcance das mãos
- Garroteie novamente o membro
- Localize o acesso venoso
- Faça a antissepsia da pele, no local da punção, utilizando algodão com álcool a 70%, por 3 vezes, em movimento espiral centrífugo
- Não volte a tocar o local da punção
- Puncione a veia com agulha hipodérmica ou escalpe mais adequado ao paciente
- Colete a quantidade de sangue necessária
- Retire o garrote
- Realize uma pressão no local da punção com algodão seco
- Retire a tampa do tubo e deixe o sangue escoar pela parede deste, obedecendo à quantidade determinada no rótulo
- Verifique o local da punção, observando se há formação de hematoma e sangramento
- Deixe o paciente confortável
- Recolha o material do quarto e coloque-o na bandeja, mantendo a unidade organizada
- Descarte agulhas e perfurantes no recipiente adequado de perfurocortantes e o restante em lixo adequado
- Lave a bandeja com água e sabão, seque com papel-toalha e higienize-a com álcool a 70%
- Retire as luvas de procedimento
- Higienize as mãos (consulte *Higienização das mãos*, p.10)
- Providencie o encaminhamento imediato do material para o laboratório
- Faça as anotações de enfermagem sobre a coleta, em impresso próprio, especificando o local da punção. Assine e carimbe as anotações.

Objetivo
Coletar sangue para investigação de alterações nas substâncias circulantes e pesquisa de agentes etiológicos infecciosos.

Aplicação
Aos pacientes internados, ambulatoriais e de pronto-atendimento, com requisição de exame.

Responsabilidade
Enfermeiros, técnicos e auxiliares de enfermagem.

Materiais
Bandeja, álcool a 70%, luvas de procedimento, seringa, agulha hipodérmica ou dispositivo intravenoso, garrote, fita adesiva hipoalergênica, etiqueta e tubos de exame. Em caso de coleta para hemocultura, adicione frasco apropriado e clorexidina alcoólica.

RISCOS

Assistenciais
- Contaminação do paciente por infecção cruzada
- Falha na identificação do paciente e do procedimento
- Contaminação do material coletado

Ocupacionais
- Contaminação do profissional

Ambientais
- Contaminação do ambiente por descarte inadequado de material

Recomendações

Gerais

- Cada amostra de sangue deve ser coletada por uma nova punção, não sendo recomendável coletar sangue de cateteres ou dispositivos venosos já existentes
- O volume a ser coletado deve ser apropriado a cada tipo de frasco e exame
- Utilize frascos de acordo com a necessidade de conservação do material coletado e do processamento do exame.

Específicas para hemocultura

- Aplique antisséptico (clorexidina alcoólica) com movimentos circulares e de dentro para fora. Para sua ação adequada, deixe secar por 1 min antes de efetuar a coleta
- Colete a quantidade de sangue e o número de amostras recomendadas de acordo com as orientações descritas ou discriminadas no pedido médico
- Não é recomendada a técnica de coleta por meio de cateteres periféricos ou centrais, a não ser que solicitada pelo médico
- Punções arteriais não trazem benefícios na recuperação dos microrganismos, quando comparadas com punções venosas
- Não se recomenda a troca de agulhas entre a punção de coleta e a distribuição do sangue no frasco de hemocultura
- O método de coleta do sangue e o volume coletado influenciam diretamente no sucesso de recuperação de microrganismos e na interpretação adequada dos resultados
- Não é necessário aguardar novo pico febril para realizar coleta de hemocultura em vigência de febre
- Um total de 2 a 3 amostras em 24 h costuma ser suficiente para descartar bacteriemia ou endocardite (coletas acima de quatro amostras não trouxeram maior índice de recuperação microbiana em diferentes trabalhos clínicos).

COLETA DE URINA PARA UROCULTURA
Descrição e sequência dos passos
- Prepare o material necessário para o procedimento em uma bandeja
- Confirme o paciente e o procedimento a ser realizado
- Leve o material para o quarto do paciente
- Explique o procedimento ao paciente
- Identifique o frasco apropriado com o nome do paciente, o leito, o registro hospitalar e o exame solicitado
- Promova a privacidade do paciente colocando biombo e/ou fechando a porta do quarto
- Higienize as mãos (consulte *Higienização das mãos*, p. 10)
- Calce as luvas de procedimento
- Coloque a comadre sob o paciente
- Realize a higiene íntima do paciente com sabão neutro, secando a pele e as mucosas com gaze estéril, de frente para trás
- Oriente o paciente a desprezar o primeiro jato e, em seguida, aproxime o frasco esterilizado do meato uretral, sem encostar, coletando em jato médio aproximadamente 5 mℓ da urina
- Tampe o frasco
- Retire o material utilizado na higiene íntima
- Recolha o material do quarto, mantendo a unidade organizada
- Encaminhe o material permanente e o resíduo para o expurgo
- Lave a bandeja com água e sabão, seque com papel-toalha e passe álcool a 70%
- Retire as luvas de procedimento
- Higienize as mãos (consulte *Higienização das mãos*, p. 10)
- Cheque e anote o procedimento realizado. Assine e carimbe suas anotações
- Encaminhe o frasco contendo a urina imediatamente para o laboratório de análises clínicas.

Saco coletor
- Utilize quando o paciente não for capaz de controlar o ato miccional
- Prepare o material necessário para o procedimento em uma bandeja
- Confirme o paciente e o procedimento a ser realizado
- Leve o material para o quarto do paciente
- Explique o procedimento ao paciente
- Identifique o frasco apropriado com o nome do paciente, o leito e o registro hospitalar
- Promova a privacidade do paciente colocando biombo e/ou fechando a porta do quarto
- Higienize as mãos (consulte *Higienização das mãos*, p. 10)
- Calce as luvas de procedimento
- Realize a higiene íntima do paciente, secando a pele e as mucosas com gaze estéril

Objetivo
Confirmar presença de infecção urinária e detectar o agente etiológico.

Aplicação
Aos pacientes internados, ambulatoriais e de pronto-atendimento que tenham prescrição médica.

Responsabilidade
Enfermeiros, técnicos e auxiliares de enfermagem.

Materiais
Bandeja, frasco para coleta de material, etiqueta para identificação, luvas estéreis e de procedimento, gaze esterilizada, compressa, água e sabão neutro. Outros materiais: comadre, saco coletor, seringa, agulha de 30 mm × 7 mm, algodão e álcool a 70%, se necessários.

- Retire o papel que cobre a parte adesiva do saco coletor
- Fixe o saco coletor à região genital
- Aguarde no máximo 30 min. Caso o paciente não urine, repita o processo a cada 30 min
- Recolha o material do quarto, mantendo a unidade organizada
- Encaminhe o material permanente e o resíduo para o expurgo
- Lave a bandeja com água e sabão, seque com papel-toalha e passe álcool a 70%
- Retire as luvas de procedimento
- Higienize as mãos (consulte *Higienização das mãos*, p. 10)
- Cheque e anote o procedimento realizado na folha de anotação de enfermagem no prontuário do paciente
- Encaminhe o frasco que contém a urina imediatamente para o laboratório de análises clínicas.

Sonda vesical de Foley (paciente com sonda)

- Prepare o material necessário para o procedimento em uma bandeja
- Confirme o paciente e o procedimento a ser realizado
- Identifique o frasco apropriado com o nome do paciente, o leito e o registro hospitalar
- Leve o material para o quarto do paciente
- Explique o procedimento ao paciente
- Promova a privacidade colocando biombo e/ou fechando a porta do quarto
- Higienize as mãos (consulte *Higienização das mãos*, p. 10)
- Calce as luvas de procedimento
- Clampeie a extensão da bolsa coletora pouco abaixo do local apropriado para punção até 30 min
- Realize a desinfecção no local apropriado para coleta de urina, com algodão e álcool a 70%
- Introduza a agulha de 30 mm × 7 mm, aspire, com uma seringa, 10 mℓ de urina, injete no frasco de vidro estéril e tampe-o
- Retire as luvas de procedimento
- Higienize as mãos (consulte *Higienização das mãos*, p. 10)
- Recolha o material do quarto, mantendo a unidade organizada
- Encaminhe o material permanente e o resíduo para o expurgo
- Lave a bandeja com água e sabão, seque com papel-toalha e passe álcool a 70%
- Retire as luvas de procedimento
- Higienize as mãos (consulte *Higienização das mãos*, p. 10)
- Cheque e anote o procedimento realizado na folha de anotação de enfermagem do prontuário do paciente. Assine e carimbe suas anotações
- Encaminhe o frasco que contém a urina imediatamente para o laboratório de análises clínicas.

RISCOS

Assistenciais
- Contaminação do paciente por infecção cruzada
- Falha na identificação do paciente e do procedimento
- Contaminação do material coletado

Ocupacionais
- Contaminação do profissional

Ambientais
- Contaminação do ambiente por descarte inadequado de material

Recomendações

- Se o paciente apresentar incontinência urinária, é necessário realizar sondagem de alívio para coletar a urocultura
- Não utilize solução antisséptica na higienização da região íntima do paciente
- Colete preferencialmente a primeira urina da manhã; caso não seja possível, realize a coleta no mínimo 4 h após a última micção
- Encaminhe a urina coletada ao laboratório em até 1 h
- Não altere o hábito de ingestão hídrica antes de proceder ao exame
- A sonda vesical de Foley e a bolsa coletora de sistema fechado devem estar com menos de 24 h de uso. Os resultados das urinas coletadas da sonda com mais de 24 h de uso devem ser analisados cuidadosamente, pois existe o risco de colonização da sonda/extensão
- Se o paciente tiver condições de realizar a coleta, oriente e monitore todos os passos do procedimento
- A cultura de urina é quantitativa, portanto, deve ser processada dentro de 1 h; caso não seja possível o encaminhamento nesse período, a amostra pode ser refrigerada por até 1 h.

Objetivo

Fornecer uma variedade de informações úteis em relação a patologias envolvendo os rins, o trato urinário e, por dados indiretos, algumas patologias sistêmicas.

Aplicação

Aos pacientes internados, ambulatoriais e de pronto-atendimento e com prescrição médica.

Responsabilidade

Enfermeiros, técnicos e auxiliares de enfermagem.

Materiais

Bandeja, frasco próprio, etiqueta, luvas de procedimento, 2 comadres ou 1 comadre e 1 papagaio, toalha, jarro, água morna, sabão líquido, luvas de banho, gaze, papel higiênico. Outros materiais: saco coletor, agulha de 30 mm × 7 mm e seringa de 10 mℓ, se necessários.

COLETA DE URINA PARA ANÁLISE BIOQUÍMICA

Descrição e sequência dos passos

- Prepare o material necessário para o procedimento em uma bandeja
- Confirme o paciente e o procedimento a ser realizado
- Leve o material para o quarto do paciente
- Explique o procedimento ao paciente
- Identifique o frasco apropriado com o nome do paciente, o leito, o registro hospitalar e o exame solicitado
- Promova a privacidade colocando biombo e/ou fechando a porta do quarto
- Higienize as mãos (consulte *Higienização das mãos*, p. 10)
- Calce as luvas de procedimento
- Coloque uma comadre sob o paciente
- Realize a higiene íntima do paciente, secando a pele e a mucosa com papel higiênico
- Solicite ao paciente que despreze o primeiro jato de urina e interrompa a micção
- Troque a comadre ou coloque o papagaio
- Coloque a urina em jato médio no frasco, enchendo-o até a metade, e tampe
- Retire o material utilizado na higiene íntima
- Recolha o material do quarto e mantenha a unidade organizada
- Encaminhe o material permanente e despreze os resíduos em local adequado
- Lave a bandeja com água e sabão, seque com papel-toalha e passe álcool a 70%
- Retire as luvas de procedimento
- Higienize as mãos (consulte *Higienização das mãos*, p. 10)
- Cheque e anote o procedimento realizado na folha de anotação de enfermagem do prontuário do paciente
- Encaminhe o frasco que contém a urina em até 1 h para o laboratório.

Saco coletor (quando o paciente não controla o ato miccional)

- Prepare em uma bandeja o material necessário para o procedimento
- Higienize as mãos (consulte *Higienização das mãos*, p. 10)
- Leve o material para o quarto do paciente
- Explique o procedimento ao paciente
- Identifique o frasco estéril com o nome do paciente, o leito e o registro hospitalar
- Promova a privacidade colocando biombo e/ou fechando a porta do quarto
- Calce as luvas de procedimento
- Realize a higiene íntima do paciente, secando a pele e a mucosa com papel higiênico

- Retire o papel que cobre a parte adesiva do saco coletor
- Fixe o saco coletor à região genital
- Aguarde no máximo 30 min. Caso o paciente não urine, repita o processo a cada 30 min
- Recolha o material do quarto, mantendo a unidade organizada
- Encaminhe o material permanente e o resíduo para o expurgo
- Lave a bandeja com água e sabão, seque com papel-toalha e passe álcool a 70%
- Retire as luvas de procedimento
- Higienize as mãos (consulte *Higienização das mãos*, p. 10)
- Cheque e anote o procedimento realizado na folha de anotação de enfermagem do prontuário do paciente. Assine e carimbe suas anotações
- Encaminhe o frasco que contém a urina ao laboratório em até 1 h.

Sonda vesical de Foley (paciente com sonda)
- Prepare o material necessário para o procedimento em uma bandeja
- Leve o material para o quarto do paciente
- Explique o procedimento ao paciente
- Identifique o frasco estéril com o nome do paciente, o leito e o registro hospitalar
- Promova a privacidade colocando biombo e/ou fechando a porta do quarto
- Higienize as mãos (consulte *Higienização das mãos*, p. 10)
- Calce as luvas de procedimento
- Clampeie a extensão da bolsa coletora pouco abaixo do local apropriado para punção por até 30 min
- Realize a desinfecção no local apropriado para coleta de urina, com algodão e álcool a 70%
- Introduza a agulha de 30 mm × 7 mm, aspire, com uma seringa, 10 mℓ de urina, injete no frasco de vidro estéril e tampe
- Abra o clampe
- Retire as luvas de procedimento
- Higienize as mãos (consulte *Higienização das mãos*, p. 10)
- Recolha o material do quarto, mantendo a unidade organizada
- Encaminhe o material permanente e o resíduo para o expurgo
- Lave a bandeja com água e sabão, seque com papel-toalha e passe álcool a 70%
- Retire as luvas de procedimento
- Higienize as mãos (consulte *Higienização das mãos*, p. 10)
- Cheque e anote o procedimento realizado na folha de anotação de enfermagem do prontuário do paciente. Assine e carimbe suas anotações.
- Encaminhe ao laboratório o frasco que contém a urina em até 1 h.

RISCOS

Assistenciais
- Contaminação do paciente por infecção cruzada
- Falha na identificação do paciente e do procedimento
- Contaminação do material coletado

Ocupacionais
- Contaminação do profissional

Ambientais
- Contaminação do ambiente por descarte inadequado de material

Recomendações

- Nos exames de rotina, o ideal é coletar a primeira urina da manhã, desprezando o primeiro jato
- Para coleta de urina para análise bioquímica, o frasco do laboratório não precisa ser estéril
- Caso o paciente apresente incontinência urinária, é necessário realizar uma sondagem de alívio para coleta da urina.

Parte 9

Outros Procedimentos

Flávio Trevisani Fakih
Ieda Aparecida Carneiro
Maria Isabel Sampaio Carmagnani
Nathalia Perazzo Tereran

18 Auxílio na Parada Cardiorrespiratória

AUXÍLIO DE ENFERMAGEM NA RESSUSCITAÇÃO CARDIOPULMONAR

Descrição e sequência dos passos

- Ao abordar o paciente, verifique se ele tem consciência (alerta), chamando-o duas vezes com estímulo auditivo e tátil (na altura dos ombros); também verifique a respiração checando se há elevação do tórax. Pode ser feita avaliação simultânea do pulso carotídeo, que não deve ultrapassar 10 s (Figura 18.1)
- Peça ajuda, solicitando o desfibrilador, automático ou convencional, e o carro de emergência, dependendo da unidade em que se encontra
- Se não houver pulso, inicie a compressão torácica (colocar a região hipotenar da mão sobre o esterno, colocando uma mão sobre a outra com os braços esticados, e comprimir em uma profundidade de 5 cm, sem ultrapassar 6 cm). É importante ressaltar que o paciente deve estar sobre uma superfície rígida (tábua ou chão, se o evento ocorrer no chão). A frequência recomendada para as compressões é de no mínimo 100 e no máximo 120/min
- Abra as vias respiratórias com a técnica de hiperextensão da cabeça (dois dedos no queixo e a outra mão na testa; Figura 18.2)
- Se não houver respiração, que pode ser percebida com a elevação do tórax, dê 2 ventilações vagarosas com dispositivo bolsa-válvula-máscara (Ambu®), preferencialmente conectado ao oxigênio, sendo que cada uma deve durar 1 s (Figura 18.3)
- Verifique o pulso carotídeo (Figura 18.4)
- Realize ciclos de 30 compressões e 2 ventilações caso o paciente não esteja com via respiratória definitiva (entubado ou traqueostomizado). Caso esteja com via respiratória definitiva, a ventilação e a compressão não precisam ter sincronismo, sendo 1 ventilação a cada 6 s e no mínimo 100 e no máximo 120 compressões/min (Figuras 18.5)

Objetivo
Promover ressuscitação cardiopulmonar (RCP) utilizando manobras de suporte básico de vida.

Aplicação
Aos pacientes internados, de pronto-atendimento e ambulatoriais que necessitem de reanimação cardiopulmonar.

Responsabilidade
Médico, enfermeiros, técnicos e auxiliares de enfermagem.

Materiais
Carro de emergência (óculos de proteção, luvas de procedimento e tábua).

- Após o início da RCP e a chegada do desfibrilador, ligue e prepare a carga de desfibrilação. Continue o atendimento conforme orientação médica e diretrizes vigentes (Figura 18.6 e 18.7)
- Providencie o ventilador, a monitoração e um acesso venoso calibroso para administração dos medicamentos
- Controle o tempo de intervalo entre os medicamentos
- Após a estabilização do paciente, providencie sua transferência para a unidade de terapia intensiva (UTI)
- Faça a anotação dos procedimentos realizados durante a RCP em impresso próprio. Assine e carimbe
- Passe o plantão para o enfermeiro da UTI e acompanhe o paciente na transferência junto à equipe multiprofissional.

RISCOS

Assistenciais
- Compressão realizada em local inadequado
- Presença de alta degeneração óssea, a desarticulação condroesternal

Ocupacionais
- Contaminação do profissional

Recomendações

- Se o paciente apresentar parada cardiorrespiratória (PCR) fora do leito, deverá ser atendido no mesmo local
- As compressões não devem ser interrompidas
- Cada membro da equipe de atendimento de RCP deve ter uma função: líder, ventilação, compressão torácica, controle de medicamentos e de tempo e administração dos medicamentos.
- O registro dos procedimentos realizados pelo enfermeiro durante o atendimento à PCR é fundamental para que sejam avaliados os sinais e sintomas iniciais, a sequência e a eficácia da assistência prestada e a evolução clínica mediante as ações realizadas, garantindo, assim, a segurança e o respaldo legal tanto para o paciente quanto para o profissional
- O carro de emergência deve ser conferido rigorosa e mensalmente
- Algumas instituições implantaram o Time de Resposta Rápida, composto por equipe multidisciplinar, com objetivo de identificar e tratar precocemente os pacientes que apresentam deterioração clínica ou risco de morte
- A RCP é um processo que envolve, muitas vezes, a cooperação de diversos indivíduos. O trabalho em equipe e a liderança são importantes componentes para uma ressuscitação eficaz
- Os equipamentos de proteção individual (EPI) devem ser utilizados de acordo com a indicação determinada para cada paciente, conforme da Comissão de Controle de Infecção Hospitalar (CCIH).

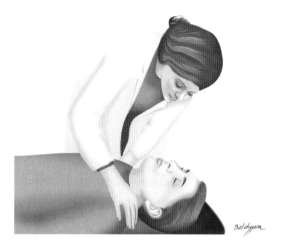

Figura 18.1 Aborde o paciente e verifique se ele está consciente.

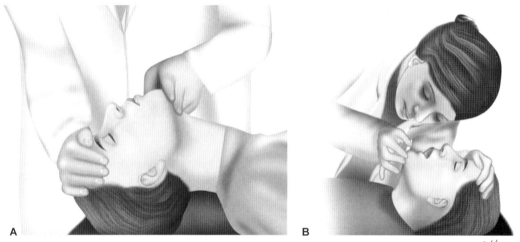

Figura 18.2 A e **B** Abertura das vias respiratórias do paciente com a técnica de hiperextensão da cabeça (dois dedos no queixo e a outra mão na testa) para ver, ouvir e sentir se o paciente respira.

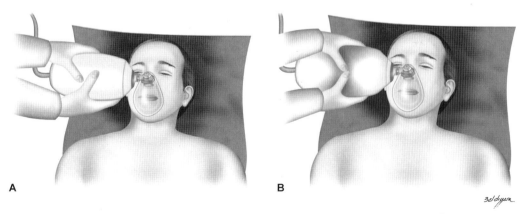

Figura 18.3 A. Colocação, sobre o rosto do paciente, do dispositivo bolsa-válvula-máscara (Ambu®) conectado ao oxigênio. **B.** Execução de duas ventilações vagarosas, 1 s por ventilação.

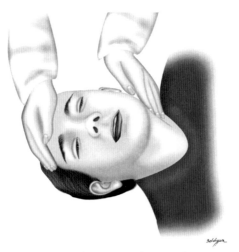

Figura 18.4 Verificação do pulso carotídeo.

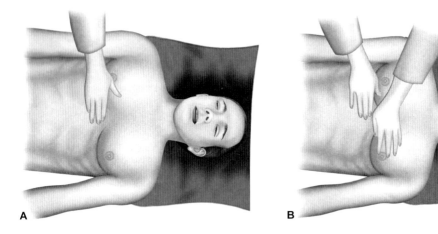

Figura 18.5 A. Localização do esterno. B. Posicionamento da mão sobre o esterno, entre os mamilos.

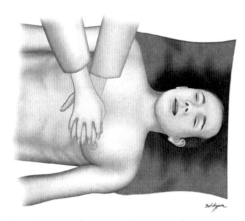

Figura 18.6 Entrelaçamento das mãos sobre o esterno.

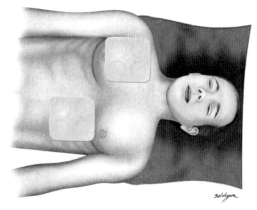

Figura 18.7 Posicionamento dos eletrodos na região infraclavicular à direita e no ápice do coração (região média do hemitórax à esquerda).

19 Preparo do Leito

TROCA DE ROUPA DE CAMA COM O PACIENTE NO LEITO

Descrição e sequência dos passos

- Verifique no prontuário se o paciente tem restrições de mobilidade física
- Reúna o material necessário e encaminhe ao quarto do paciente (as roupas devem ser transportadas em um carrinho)
- Apresente-se ao paciente, pergunte seu nome completo e oriente-o sobre o procedimento a ser realizado
- Feche a porta do quarto e isole o ambiente com o biombo, de modo a preservar a intimidade do paciente
- Higienize as mãos (consulte *Higienização das mãos*, p. 10)
- Calce as luvas de procedimento
- Coloque as roupas de cama limpas sobre uma superfície seca e limpa (mesa auxiliar ou cadeira)
- Coloque a cama na posição horizontal (desde que não haja restrições do paciente)
- Remova as roupas de cima (colcha e cobertor) e mantenha o lençol cobrindo o paciente (se não estiver sujo ou úmido)
- Dobre a colcha e o cobertor, caso pretenda reutilizá-los, e coloque-os sobre uma superfície seca e limpa
- Solte os equipamentos presos ao lençol de baixo, se houver, e verifique a presença de objetos pessoais; coloque-os sobre a mesa de cabeceira e comunique ao paciente
- Solte todas as roupas de cama (lençol, forro) usadas
- Abaixe a grade lateral da cama, no lado em que você se encontra, e vire o paciente para o lado oposto (de frente para a outra grade elevada) – com cuidado para não tracionar cateteres, drenos, cânulas de intubação etc. Reposicione o travesseiro sob a cabeça do paciente
- Para trocar o lençol de baixo e o forro:
    - Dobre o lençol inferior e o forro usados em leque, no sentido do paciente (o mais próximo possível)

Objetivo
Proporcionar conforto e asseio ao paciente.

Aplicação
Nos leitos de pacientes internados acamados.

Responsabilidade
Enfermeiros, técnicos e auxiliares de enfermagem.

Materiais
Dois lençóis, 1 forro móvel, 1 fronha, 1 cobertor, carrinho, mesa auxiliar ou cadeira, luvas de procedimento, álcool a 70%, compressa (não esterilizada), biombo e *hamper*.

- Higienize o lado descoberto do colchão com uma compressa embebida em álcool a 70%
- Coloque um lençol limpo, com sua dobra longitudinal no centro da cama (com sobras suficientes para dobrá-las posteriormente, sob a cabeceira e os pés da cama), desdobre-o cobrindo toda a parte desocupada da cama e prenda a borda lateral do lençol sob o colchão
- Coloque o forro limpo, com a dobra central no centro da cama (com sobras suficientes para dobrá-las sob as laterais do colchão), desdobre-o cobrindo a parte desocupada da cama e prenda a borda lateral sob o colchão (no lado em que você se encontra)
- Eleve a grade lateral da cama, auxilie o paciente a retornar à parte central (sobre as dobras o lençol e forros limpos) e reposicione o travesseiro sob a cabeça do paciente
- Dirija-se ao outro lado da cama, abaixe a grade lateral e auxilie o paciente a virar-se para o lado oposto
- Remova o lençol e o forro sujos e coloque-os no *hamper*
- Higienize o lado descoberto do colchão com uma compressa embebida em álcool a 70%
- Desdobre o lençol limpo, cobrindo o restante da cama, estique-o para não deixar pregas e prenda a borda lateral sob o colchão
- Desdobre o forro limpo, estique-o para não deixar pregas e prenda a borda lateral sob o colchão
- Eleve a grade lateral da cama e ajude o paciente a retornar à parte central
- Estique o lençol de baixo, no sentido da cabeceira e dos pés da cama, dobre as pontas e prenda-as sob do colchão

- Troque a fronha do travesseiro e coloque a fronha usada no *hamper*
- Remova o lençol de cima (utilizado) e coloque-o no *hamper*
- Posicione o paciente na cama conforme o recomendado ou de acordo com a preferência do paciente – verifique se cateteres, drenos, cânulas de entubação etc. estão bem posicionados
- Coloque o lençol limpo sobre o paciente, com a dobra longitudinal centralizada, e desdobre-o cobrindo o paciente
- Recoloque o cobertor (e a colcha, se houver), conforme a necessidade do paciente
- Dobre a sobra do lençol de cima (da cabeceira da cama) sobre o cobertor
- Retire as luvas de procedimento, descartando-as em local apropriado (lixo infectante, com saco branco leitoso)
- Higienize as mãos (consulte *Higienização das mãos*, p. 10)
- Leve o *hamper* para o expurgo
- Retire o carrinho do quarto e higienize-o com álcool a 70% antes de guardá-lo.

RISCOS

Ocupacionais
- Lesão por esforço repetitivo e/ou por uso de mecânica corporal inadequada, no preparo do leito ou na mobilização do paciente

Assistenciais
- Contaminação do paciente por agentes biológicos, em virtude de falhas no manuseio das roupas limpas
- Lesão de pele decorrente de falhas na troca de roupas do leito (por presença de pregas na roupa sob o paciente)
- Danos decorrentes da mobilização inadequada do paciente

Ambientais
- Contaminação do meio ambiente por agentes biológicos

Recomendações

- Faça o mínimo de movimentação possível com as roupas, no transporte e na arrumação do leito
- Evite o contato da roupa limpa com outras superfícies que não a do colchão
- Evite o contato da roupa limpa com as roupas e outras partes do seu próprio corpo – não transporte abraçando-as de encontro ao corpo ou sob os braços
- Use a mecânica corporal adequada e faça movimentos sincronizados, de modo a preservar sua própria saúde e prevenir esforços desnecessários
- Na manipulação das roupas usadas por pacientes com precauções (contato, respiratório):
  - Ensaque as roupas usadas e contaminadas com material biológico (sangue, líquidos orgânicos e excreções) de forma a prevenir a exposição
  - Utilize os equipamentos de proteção individual (EPI) de acordo com a indicação determinada para cada paciente, conforme as diretrizes do Serviço de Controle de Infecção Hospitalar (SCIH) e em conformidade com a Norma Regulamentadora 32 (NR32).

PREPARO DO LEITO PARA RECEBER PACIENTE

Descrição e sequência dos passos

- Reúna as roupas de cama em um carrinho e leve-as para o quarto
- Higienize as mãos (consulte *Higienização das mãos*, p. 10)
- Coloque as roupas de cama limpas sobre uma superfície seca e limpa (mesa auxiliar ou cadeira)
- Para colocar o lençol de baixo:
  - Centralize a dobra longitudinal do lençol no centro da cama (previamente limpa) e desdobre-o, estendendo-o de modo a cobrir totalmente o colchão
  - Dobre a pontas do lençol e prenda-as sob o colchão
  - Fixe as bordas laterais do lençol sob o colchão, de modo a ficar esticado e sem pregas
- Para colocar o forro móvel:
  - Estenda o forro móvel, fixando as bordas laterais sob o colchão, de modo que fique esticado e sem pregas

Objetivo

Preparar o leito para receber o paciente.

Aplicação

Nos leitos de pacientes internados.

Responsabilidade

Enfermeiros, técnicos e auxiliares de enfermagem.

Materiais

Dois lençóis, 1 forro móvel, 1 fronha, 1 cobertor, carrinho, mesa auxiliar ou cadeira.

- Para colocar o lençol de cima:
  - Centralize a dobra longitudinal do lençol e desdobre-o, estendendo-o de modo a cobrir totalmente o colchão
  - Dobre as pontas do lençol (dos pés da cama) e prenda-as sob o colchão
  - Estique o lençol até a cabeceira da cama e pelas laterais, deixando uma sobra do lençol na cabeceira da cama (a ser posteriormente dobrada sobre o cobertor)
- Para colocar o cobertor (e a colcha, se houver), conforme a necessidade do paciente:
  - Estenda o cobertor na cama, sobre o lençol de cima
  - Dobre a sobra do lençol de cima (da cabeceira da cama) sobre o cobertor
- Para colocar a fronha:
  - Coloque a fronha no travesseiro e posicione-o na cabeceira da cama
- Higienize as mãos (consulte *Higienização das mãos*, p. 10).

RISCOS

Ocupacionais
- Lesão por esforço repetitivo e/ou por uso de mecânica corporal inadequada no preparo do leito

Assistenciais
- Contaminação do paciente por agentes biológicos em virtude de falhas no manuseio das roupas limpas
- Lesão de pele decorrente de falhas no preparo do leito (por presença de pregas na roupa sob o paciente)

Recomendações

- Faça o mínimo de movimentação possível com as roupas, no transporte e na arrumação do leito
- Evite o contato da roupa limpa com outras superfícies que não a do colchão
- Evite o contato da roupa limpa com as roupas e outras partes do seu próprio corpo – não transporte abraçando-as de encontro ao corpo ou sob os braços
- Use a mecânica corporal adequada e faça movimentos sincronizados, de modo a preservar sua própria saúde e prevenir esforços desnecessários.

20 Transporte do Paciente

TRANSFERÊNCIA DO PACIENTE DA CAMA PARA A CADEIRA

Descrição e sequência dos passos

- Confirme o paciente e o procedimento a ser realizado
- Higienize as mãos (consulte *Higienização das mãos*, p. 10)
- Reúna todo o material junto ao paciente
- Explique o procedimento ao paciente e ao acompanhante. Certifique-se de que ele sabe o que será realizado (local onde será levado e o procedimento a que será submetido)
- Feche a porta do quarto
- Prepare a cadeira, forrando-a com um lençol em diagonal
- Posicione a cadeira de rodas próximo ao leito. Se o paciente estiver com soro com medicação e prescrição de oxigênio, providencie suporte de soro e cilindro de oxigênio apropriados para transporte
- Trave as rodas da cadeira
- Erga o descanso dos pés da cadeira
- Posicione a escadinha na altura dos pés da cama do paciente, ou abaixe a cama na altura da cadeira de rodas
- Posicione o paciente em decúbito dorsal
- Eleve a cabeceira da cama. Baixe a roupa do leito formando um leque
- Auxilie-o a sentar-se na cama apoiando seus pés na escadinha ou no chão
- Ajude o paciente a arrumar sua vestimenta e calçar os chinelos
- Fique de frente para o paciente, segurando-o pela cintura, e solicite que ele coloque as mãos em seus ombros
- Ajude o paciente a levantar-se e ficar em pé ao lado da cama, de costas para a cadeira de rodas
- Auxilie-o a sentar-se confortavelmente na cadeira
- Baixe o descanso e apoie os pés do paciente nele
- Cubra o paciente com outro lençol e/ou cobertor

Objetivo
Assistir o paciente com mobilidade prejudicada para passar do leito para a cadeira de rodas.

Aplicação
Aos pacientes internados, ambulatoriais e de pronto-atendimento impossibilitados de se locomover.

Responsabilidade
Enfermeiros, técnicos e auxiliares de enfermagem.

Materiais
Cadeira de rodas, um lençol, escadinha e chinelos.

- Faça a transferência do soro e do oxigênio para o suporte da cadeira de rodas, mantendo os parâmetros da infusão conforme prescrição. Sempre que possível, desligue a bomba de infusão e faça a salinização do cateter periférico
- Pegue o prontuário do paciente e os exames realizados, se a instituição não tiver implantado o prontuário eletrônico
- Conduza o paciente ao local desejado
- Comunique ao profissional da enfermagem responsável pelo setor a chegada do paciente e oriente-o se houver necessidade de atenção especial (manutenção do soro, oxigênio e outros)
- Entregue o prontuário do paciente
- Higienize as mãos quando chegar na unidade (consulte *Higienização das mãos*, p. 10)
- Registre o deslocamento do paciente, anote na folha de anotação de enfermagem se houve intercorrências; assine e carimbe.

RISCOS

Assistenciais
- Troca de paciente por falha na sua identificação
- Queda do paciente: por material/equipamento inadequado
- Falha humana por descuido ou falta de treinamento
- Perda do acesso venoso ou falha na medicação (adiantamento, atraso)

Ocupacionais
- Contaminação dos profissionais com agentes químicos e biológicos
- Lesão musculoesquelética no profissional por mecânica corporal deficiente

Ambientais
- Contaminação do meio ambiente por agentes químicos e biológicos

Recomendações

- Solicite auxílio de um colega se o paciente for obeso
- Paciente com diagnóstico de doença de transmissão respiratória por gotículas ou aerossóis deve permanecer com máscara cirúrgica durante o transporte
- Os familiares devem ser orientados a acompanhar o paciente e aguardar no local enquanto ele é submetido ao exame, ou conforme a orientação do setor
- Os pacientes com risco de instabilidade hemodinâmica ou de queda devem permanecer acompanhados por um técnico ou auxiliar de enfermagem até retornarem à unidade
- O profissional da enfermagem deve avaliar quando o transporte deve ser feito com maca.

TRANSFERÊNCIA DO PACIENTE DO LEITO PARA A MACA
Descrição e sequência dos passos

- Confirme o procedimento e o paciente, avalie suas condições de movimentação e se há possibilidade de cooperação na passagem do leito para a maca
- Explique o procedimento ao paciente e ao acompanhante
- Prepare o material necessário para o procedimento em uma bandeja
- Realize desinfecção do colchão da maca com álcool a 70% e seque-o com papel-toalha
- Realize a higienização das mãos (consulte *Higienização das mãos*, p. 10)
- Reúna os profissionais necessários da equipe de enfermagem para auxiliar na transferência
- Aproxime a maca do leito do paciente
- Promova privacidade ao paciente colocando biombo e/ou fechando a porta do quarto
- Deite o paciente em decúbito dorsal
- Verifique as condições de acessos venosos e infusões, as fixações das sondas e drenos e as condições de drenagem. Coloque esses artefatos de modo que acompanhem o paciente durante seu deslocamento sem causar danos
- Puxe as bordas do lençol que estão presas debaixo do colchão do paciente
- Desça em leque o cobertor e o lençol que cobrem o paciente
- Enrole as pontas do lençol bem próximo ao paciente
- Coloque a maca em posição paralela e encostada no leito do paciente
- Posicione dois profissionais ao lado do leito e outros dois ao lado da maca, todos segurando o lençol de baixo
- Passe o paciente para a maca com um só movimento, sincronizando a ação dos quatro profissionais da equipe; conte até três para então dar início ao movimento
- Acomode o paciente. Eleve a cabeceira, inspecione a passagem dos cateteres, os dispositivos de drenagem e de infusão
- Cubra o paciente com lençol e cobertor, se necessário. Suba as grades
- Encaminhe-o ao destino. Se solicitado, envie os exames recentes
- Higienize as mãos (consulte *Higienização das mãos*, p. 10)
- Registre o transporte realizado na folha de anotações de enfermagem do prontuário do paciente. Assine e carimbe suas anotações.

Objetivo
Assistir o paciente com mobilidade prejudicada a passar do leito para a maca.

Aplicação
Aos pacientes internados, ambulatoriais e de pronto-atendimento, imobilizados no leito.

Responsabilidade
Enfermeiros, técnicos e auxiliares de enfermagem.

Materiais
Maca, lençol, cobertor, álcool a 70%, papel-toalha, luvas de procedimento.

RISCOS

Assistenciais
- Troca de paciente por não ter cumprido um dos protocolos de segurança, isto é, a identificação do paciente
- Queda do paciente por material/equipamento inadequado
- Falha humana por falta de treinamento ou descuido
- Perda do acesso venoso ou falha na medicação (adiantamento, atraso)

Ocupacionais
- Contaminação dos profissionais com agentes químicos e biológicos
- Lesão musculoesquelética ou agravamento, por mecânica corporal deficiente

Ambientais
- Contaminação do meio ambiente por agentes químicos e biológicos

Recomendações

- Pacientes com diagnóstico de doença de transmissão respiratória por gotículas ou aerossóis devem permanecer com máscara cirúrgica durante o transporte
- Os pacientes com suspeita de trauma raquimedular devem ser movimentados com uma prancha de transferência sob o corpo para manter o alinhamento espinal
- Após a transferência para a maca, o profissional de enfermagem deve avaliar o posicionamento corporal do paciente
- Durante o transporte, as grades devem ser mantidas elevadas, para a segurança do paciente.

TRANSPORTE INTRA-HOSPITALAR DE PACIENTE GRAVE

Descrição e sequência dos passos

Antes do transporte

- Confirme o paciente e explique o procedimento
- Combine com os membros da equipe como o transporte será feito
- Prepare e confira a maleta de medicamentos e materiais
- Separe e verifique os equipamentos necessários ao transporte (baterias, funcionamento, condições de uso)
- Dimensione os soros e as medicações para o transporte. Posicione os equipos e os frascos de soro de modo a não haver tração ou perda dos cateteres venosos
- Antes da saída do paciente da unidade, faça o exame físico completo, registrando na folha de anotação de enfermagem a frequência respiratória, a frequência cardíaca, a pressão arterial sistêmica e a escala de coma de Glasgow
- Verifique as condições do acesso venoso central ou periférico e sua fixação
- Aspire o tubo endotraqueal antes do transporte
- Cheque a fixação dos tubos endotraqueais/de traqueostomia
- Aspire vigorosamente a cânula antes de transportar o paciente
- Cheque a fixação de sondas e drenos
- Verifique as conexões do ventilador e seu funcionamento adequado

---

Objetivo

Garantir estabilidade clínica e segurança contra acidentes no deslocamento intra-hospitalar de pacientes críticos.

Aplicação

Pacientes internados com necessidade de transporte intra-hospital, transferência para outra unidade ou realização de procedimentos diagnósticos e terapêuticos.

Responsabilidade

Enfermeiros.

Materiais

Maleta contendo: 3 agulhas 30 mm × 8 mm, 3 agulhas 40 mm × 12 mm, cateteres venosos periféricos nº 14 a 20, 2 sachês de álcool, 1 dispositivo intravenoso nº 21 e outro nº 23, esparadrapo, luvas de procedimento, 2 equipos macrogotas, 1 pacote de gaze estéril, garrote, luvas estéreis nº 7,5 e 8,0, máscara cirúrgica, óculos, adesivo

- Cheque o funcionamento do Ambu® com reservatório
- Cheque o nível dos gases nos cilindros (mínimo: 70 kgf)
- Certifique-se de que o local de destino do paciente está pronto para recebê-lo
- Coloque o prontuário junto ao paciente
- Caso seja uma transferência de unidade, relate as informações necessárias sobre o paciente ao enfermeiro responsável pela admissão
- Chame o elevador antes da saída da unidade.

Durante o transporte

- Monitore as medidas hemodinâmicas: pressão arterial média (PAM) se o cateter estiver instalado, pressão arterial sistêmica (PA), eletrocardiografia, frequência cardíaca, frequência respiratória (FR), oximetria de pulso (saturação de oxigênio – SpO_2)
- Atente para possíveis intercorrências, como perda de acesso venoso, drenos ou deslocamento da cânula endotraqueal.

Após o transporte

- Estabilize o paciente no leito
- Conecte o ventilador ao suporte de oxigênio instalado no quarto ou unidade
- Conecte a sonda endotraqueal que está no paciente ao ventilador mecânico
- Avalie os parâmetros respiratórios e hemodinâmicos
- Cheque drenos, cateteres, sondas e acesso venoso
- Reinstale:
  - As medicações que foram desligadas durante o transporte
  - Os cabos aos eletrodos de monitoramento eletrocardiográfico
  - O oxímetro de pulso do monitor na unidade do paciente
- Posicione corretamente a bolsa coletora da sonda vesical de demora e os drenos
- Faça o exame físico do paciente
- Após a chegada do paciente à unidade, monitore os parâmetros hemodinâmicos e respiratórios continuamente, durante 30 min
- Faça as anotações de enfermagem registrando o horário de saída e admissão/chegada na unidade de internação e intercorrências durante o tempo do transporte. Assine e carimbe suas anotações.

hipoalergênico, seringas de 5 mℓ, 10 mℓ e 20 mℓ, nebulizador, máscara de nebulização, Ambu® com reservatório de oxigênio e máscara, extensão de borracha, cânulas de Guedel nº 3 e 4, pilhas médias, laringoscópio, lâminas de laringoscópio nº 3 e 4, cânulas de intubação traqueal nº 7,0 a 8,5, sonda de aspiração traqueal nº 12 e 14, fixadores de cânula ou cadarço, fio-guia, 5 ampolas de 10 mℓ de água destilada, 5 ampolas de solução fisiológica a 0,9%, 1 frasco de 250 mℓ de solução fisiológica a 0,9% e outro de 500 mℓ, soro glicosado a 5% (250 mℓ), 1 frasco de manitol, 1 frasco de 250 mℓ de bicarbonato de sódio a 8,4%, ampolas de: amiodarona (150 mg), atropina (0,25 mg), epinefrina (1 mg), adenosina (6 mg), aminofilina (240 mg), gliconato de cálcio a 10% (10 mℓ), 1 frasco de 20 mℓ de lidocaína a 2% sem vasoconstritor, succinilcolina (10 mg), sulfato de magnésio a 10%, etomidato (20 mg), fentanila (10 mℓ), midazolam (50 mg), furosemida (20 mg), hidrocortisona (500 mg) e deslanosídeo (0,4 mg).

Equipamentos

Bomba(s) de infusão, ventilador mecânico portátil, monitor multiparamétrico, oxímetro de pulso (na ausência de monitor), fluxômetro, cilindro de oxigênio e estetoscópio.

RISCOS

Assistenciais
- Deslocamento da cânula endotraqueal, saída do cateter venoso e das sondas gástricas ou vesicais
- Funcionamento inadequado de algum equipamento de suporte à vida por falha mecânica ou falta de bateria
- Parada cardíaca

Ocupacionais
- Contaminação dos profissionais com agentes químicos e biológicos

Ambientais
- Contaminação do meio ambiente por agentes químicos e biológicos

Recomendações

- A decisão do transporte intra-hospitalar do paciente é responsabilidade conjunta do médico e da equipe que lhe assiste
- O transporte de paciente crítico envolve riscos de instabilidades cardiorrespiratórias que podem ser minimizados por meio de avaliação prévia do paciente de riscos e benefícios, planejamento cuidadoso, treinamento da equipe responsável pelo transporte e seleção de equipamentos adequados
- Dimensione a equipe que participará do transporte, de acordo com a gravidade do paciente e com a complexidade e o número de equipamentos exigidos
- São necessárias, no mínimo, duas pessoas que saibam interpretar possíveis alterações cardiorrespiratórias, e uma delas deve ser capaz de ventilar o paciente
- A presença do médico é obrigatória quando o paciente apresentar: via respiratória artificial (entubado, traqueostomizado), instabilidade hemodinâmica, uso de substâncias vasoativas, presença de monitoramento invasivo (cateter de Swan-Ganz), monitoramento de pressão intracraniana (PIC), controle de pressão arterial invasiva ou cateter no bulbo da veia jugular
- Não é obrigatória a presença de desfibrilador/cardioversor e equipamento de aspiração, porém esses equipamentos devem estar disponíveis para uso em, no máximo, 4 min
- Coloque máscara comum durante o transporte de pacientes em isolamento para aerossóis/partículas e que não estiverem em uso de ventilador
- As unidades de diagnósticos, como tomografia e ressonância magnética, devem estar equipadas com desfibriladores e materiais de suporte para parada cardiorrespiratória
- A realização de exames de ressonância magnética deve ser bem avaliada pela equipe médica e pelo médico especialista em ressonância, em razão das exigências específicas para utilização do aparelho. É necessário retirar os aparelhos de metal (bombas de infusão, ventilador e outros) e o paciente não pode ser portador de marca-passo

- A equipe que realizar o transporte do paciente deve acompanhá-lo durante o exame, monitorando os parâmetros clínicos e prestando assistência caso ocorra uma emergência
- Os drenos de tórax não devem ficar clampeados, e o frasco de drenagem deve permanecer em um nível abaixo do ponto de inserção do dreno na parede torácica. Pode ser fechado somente na passagem do paciente para outra cama (p. ex., da mesa cirúrgica para a cama da unidade de terapia intensiva).

21 Preparo do Corpo Após a Morte

Descrição e sequência dos passos
- Certifique-se da anotação de óbito pelo médico no prontuário
- Solicite a presença de familiares para a comunicação do óbito
- Prepare o material necessário para o procedimento em uma bandeja
- Leve o material para o quarto
- Promova a privacidade, colocando biombo e/ou fechando a porta do quarto
- Higienize as mãos (consulte *Higienização das mãos*, p. 10)
- Vista o avental, coloque os óculos de proteção e a máscara e calce as luvas de procedimento
- Coloque o corpo em posição dorsal horizontal, retirando todos os travesseiros e/ou coxins
- Alinhe os membros
- Recoloque a dentadura ou ponte móvel, se houver, imediatamente após a morte
- Feche os olhos fazendo compressão nas pálpebras
- Retire a roupa do corpo, colocando-a no *hamper* ou em um saco plástico fechado e identificado, se for de propriedade da família
- Retire todos os cateteres, sondas e drenos, se houver, usando lâmina de bisturi para retirar as fixações e a seringa de 10 mℓ para desinflar os balões das sondas
- Faça a higiene do corpo, se necessário
- Faça curativos nos locais de inserção de drenos e cateteres e em outras soluções de continuidade da pele e das mucosas das quais possam drenar substâncias orgânicas, comprimindo bem o local e cobrindo com gaze e esparadrapo, para que não haja vazamentos
- Tampone a orofaringe, introduzindo algodão o mais profundamente possível com o auxílio de uma pinça Pean ou anatômica, de modo que vede a passagem de líquidos, mas não fique visível
- Tampone o ânus e a vagina (se mulher), introduzindo algodão o mais profundamente possível

Objetivos
Evitar perda de secreções e excreções durante o funeral e posicionar o corpo para que não fique rígido em posição que fira a dignidade do paciente.

Aplicação
Aos pacientes internados, ambulatoriais e de pronto-atendimento que faleceram de causa bem-definida.

Responsabilidade
Enfermeiros, técnicos e auxiliares de enfermagem.

Materiais
Luvas de procedimento, biombo, *hamper*, seringa de 10 mℓ, lâmina de bisturi, saco plástico, gaze, esparadrapo, luva de banho, lençol, toalha, sabonete, bacia com água morna, pinça Pean ou anatômica, algodão, ataduras de 10 ou 20 cm, óculos de proteção, máscara e avental.

- Feche a mandíbula e, usando ataduras de crepe de 10 ou 20 cm, amarre o queixo na cabeça, os pés juntos e as mãos juntas
- Retire todos os lençóis, envolvendo o corpo em um saco plástico apropriado ou lençol descartável
- Identifique o corpo com uma das vias de aviso de óbito e outra identificação presa com uma fita no punho do cadáver
- Coloque o corpo na maca e cubra-o com um lençol
- Transporte o corpo até o necrotério
- Recolha todos os pertences do paciente que faleceu, identificando-os
- Recolha o material do quarto, mantendo a unidade organizada
- Encaminhe o material permanente e o resíduo para o expurgo
- Lave a bandeja com água e sabão, seque com papel-toalha e passe álcool a 70%
- Retire as luvas de procedimento
- Higienize as mãos (consulte *Higienização das mãos*, p. 10)
- Faça as anotações de enfermagem, descrevendo o ocorrido no momento do óbito, o horário e o nome do médico que constatou o óbito
- Entregue os pertences do paciente aos familiares e encaminhe-os ao Serviço de Registro de Pacientes, para receberem orientações sobre o funeral
- Solicite à equipe de higienização a limpeza terminal do quarto.

Recomendações

- Os corpos disponibilizados para finalidades de ensino e/ou pesquisa requerem autorização legal dos familiares mais próximos ou de autoridade legalmente constituída
- Após a confirmação do óbito pelo médico, proceda imediatamente aos cuidados de preparo pós-morte. Caso o médico peça necropsia, o corpo não deve ser tamponado
- Para a necropsia, é necessária a autorização da família, exceto em casos de envenenamento e acidentes, os quais vão diretamente para o Instituto Médico Legal (IML).

Parte 10

Protocolos de Segurança do Paciente

22 Identificação do Paciente

Flávio Trevisani Fakih

INTRODUÇÃO

Em abril de 2013, o Brasil se destacou em ações voltadas à segurança do paciente, por meio do lançamento do Programa Nacional de Segurança do Paciente (PNSP).[1] Esse programa estabelece protocolos para atendimento às metas internacionais de segurança, dentre eles, o "Protocolo de Identificação do Paciente".[2]

Segundo esse protocolo, aprovado pelo Ministério da Saúde (MS), deve-se assegurar que todos os pacientes sejam corretamente identificados, sendo necessário usar pelo menos dois identificadores legíveis, em pulseira branca padronizada, colocada em um membro do paciente, para que sejam conferidos antes do cuidado.

A identificação do paciente é uma prática indispensável para garantir sua segurança em qualquer ambiente de cuidado à saúde, incluindo, por exemplo, unidades de pronto-atendimento, unidades de internação, centro cirúrgico, laboratórios, ambulatórios e no domicílio.[3]

As falhas ou a falta de identificação podem acarretar sérias consequências para a segurança do paciente, como erros de medicação, erros durante a transfusão de hemocomponentes, em testes diagnósticos, procedimentos realizados em pacientes e/ou locais errados, troca acidental de bebês entre famílias, entre outros.[3]

As falhas de identificação do paciente podem ocorrer em diversas etapas, desde a admissão até a alta, em todas as fases do diagnóstico e do tratamento. Alguns fatores podem potencializar os riscos na identificação do paciente, como: estado de consciência, mudanças de leito, setor ou profissional dentro da instituição e outras circunstâncias ambientais.[2]

Para que o paciente seja identificado corretamente, todos os profissionais devem participar ativamente do processo de identificação. Os pacientes e seus familiares também devem participar da confirmação de identidade.[3]

Estudos sobre o processo de identificação de pacientes com a utilização de pulseiras indicaram reduções significativas na ocorrência de erros após sua implementação. Evidenciaram também a importância desse dispositivo o mais precocemente possível, sobretudo em pacientes de emergência.[2]

OBJETIVO

O objetivo do protocolo é garantir a correta identificação dos pacientes internados ou em atendimento em serviços de saúde, a fim de reduzir a ocorrência de incidentes, assegurando que o cuidado seja prestado ao paciente para o qual se destina.

IDENTIFICAÇÃO DO PACIENTE
Pulseira de identificação

Pulseira descartável de cor branca, na qual deve ser colada uma etiqueta de identificação com informações do paciente (previamente cadastradas no sistema de informações do serviço de saúde) e, então, colocada em seu braço, após a confirmação das informações com o paciente ou acompanhante. Os dados do paciente podem variar de acordo com o tipo de paciente e atendimento (Tabela 22.1).

A Figura 22.1 apresenta um modelo da pulseira de identificação do paciente internado em unidades de internação (pulseira de cor branca).

A Figura 22.2 apresenta um modelo da pulseira de identificação do paciente em atendimento no serviço de urgência e emergência, ou com procedimento ambulatorial, não internado (também de cor branca).

Deve-se atentar que a etiqueta da Figura 22.2 informa a data e a hora da abertura da ficha de atendimento (ficha amarela) e a especialidade que realizará o atendimento.

Orientações gerais

A pulseira de identificação é um item obrigatório para todos os pacientes internados ou em atendimento.

Identificação do paciente internado

- Na internação eletiva, o colaborador do setor de internação deve imprimir a etiqueta de identificação do paciente (com as informações cadastradas no sistema de internação do serviço de saúde); colá-la em uma pulseira de cor branca e, em seguida, colocá-la no braço do paciente após a confirmação das informações com o paciente/acompanhante
- O colaborador deve orientar o paciente/acompanhante sobre a necessidade da pulseira para prevenção de incidentes e sua própria segurança, bem como zelar pela integridade dessa identificação
- Caso o paciente não esteja presente, a pulseira deve ser entregue a seu responsável. Este deverá encaminhá-la até a unidade de internação e entregá-la a um colaborador de enfermagem, que a colocará no braço do paciente após a confirmação das informações com o paciente/acompanhante
- As pulseiras de identificação dos pacientes devem ser substituídas sempre que estiverem danificadas ou com alguma informação ilegível. Para isto, um colaborador de enfer-

Tabela 22.1 Informações da etiqueta de acordo com a situação do paciente.

Situação do paciente	Informações da etiqueta
Internado	Nome completo do paciente
	Data de nascimento
	Nome completo da mãe
	Código de barras
	Número do registro hospitalar (RH)
	Especialidade (somente para o PS)
Em atendimento no Serviço de Urgência e Emergência (não internado)	Nome completo do paciente
	Data de nascimento
	Nome completo da mãe
	Data e hora (abertura da ficha)
	Especialidade
Em procedimento ambulatorial (não internado)	Nome completo do paciente
	Data de nascimento
	Nome completo da mãe
	Data e hora do atendimento

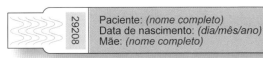

Figura 22.1 Modelo de pulseira de identificação em unidades de internação.

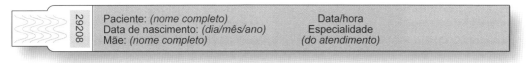

Figura 22.2 Modelo de pulseira de identificação no serviço de urgência e emergência.

magem deve solicitar a impressão de etiqueta e uma pulseira branca ao setor de internação e, então, substituí-la, após confirmar as informações com o paciente/acompanhante
- Os pacientes internados para a realização de procedimentos também devem ser identificados previamente – com pulseira de cor branca, cuja etiqueta será impressa no local da realização do atendimento, por um colaborador administrativo, a partir das informações obtidas no sistema de informações do serviço de saúde.

Identificação do recém-nascido

- Ocorre em unidades de procedimentos obstétricos, alojamento conjunto, UTI neonatal e berçário
- A identificação do recém-nascido (RN) é feita por meio de duas pulseiras de identificação, colocadas no pós-parto imediato
- As pulseiras são preenchidas pela equipe de enfermagem, na sala de parto, e contêm: o nome completo da mãe (com letra de forma), o número do registro hospitalar da mãe, data e horário de nascimento e sexo do RN (por extenso)
- As pulseiras são mostradas e lidas para a mãe e seu acompanhante (se houver)
- Uma pulseira é colocada no tornozelo direito e a outra no punho esquerdo do RN.

Normalmente, utiliza-se um jogo de três pulseiras (com numeração própria), sendo uma (maior) colocada no pulso da mãe e as duas restantes (menores) no RN.

Identificação do paciente em atendimento no serviço de urgência e emergência (não internado)

- Aos pacientes que procuram o serviço de urgência e emergência para atendimento (pronto-atendimento, emergência, "hospital-dia") e que não estejam internados no momento do atendimento
- Esses pacientes devem ser identificados por meio de uma pulseira de cor branca contendo uma etiqueta de identificação com as informações do paciente, obtidas em documentos e cadastradas no sistema de informações do serviço de saúde
- O colaborador do balcão de abertura de ficha de atendimento deve: imprimir a etiqueta de identificação; colá-la em uma pulseira de cor branca e colocá-la no braço do respectivo paciente após a confirmação das informações com o paciente/acompanhante
- Caso haja indicação de internação ou o paciente permaneça em atendimento por mais de 24 h, a internação deve ser providenciada. Neste caso, a pulseira deve ser substituída por outra, com a respectiva etiqueta de identificação
- Para solicitar a internação do paciente, o médico deve informar o profissional de enfermagem e, então, entregar a solicitação ao colaborador administrativo do serviço de urgência e emergência
- Os pacientes "desconhecidos" (sem acompanhante e sem comprovação de identidade) devem ter na etiqueta de identificação as seguintes informações: desconhecido, gênero,

cor da pele e se é adulto ou criança. A pulseira deve ser substituída tão logo o paciente seja identificado
- Toda a equipe de saúde (médicos, enfermagem e demais profissionais), bem como a equipe da área administrativa, é corresponsável pelo controle da identificação do paciente, verificando os pacientes que estiverem sem pulseira de identificação e solicitando as providências cabíveis (internação, identificação etc.).

Identificação do paciente com procedimentos ambulatoriais (não internado)

- Esses pacientes devem ser identificados por meio de uma pulseira de cor branca contendo uma etiqueta de identificação com as informações do paciente, obtidas em documentos e cadastradas no sistema de informações do serviço de saúde
- Essa etiqueta será impressa no local da realização do atendimento, por um colaborador administrativo, a partir das informações obtidas no sistema de informações do serviço de saúde
- O colaborador administrativo (do local da realização do procedimento) deve imprimir a etiqueta de identificação, colá-la em uma pulseira de cor branca e colocá-la no braço do respectivo paciente, após a confirmação das informações com o paciente/acompanhante
- Caso haja indicação de internação, a pulseira deve ser substituída por outra, com a respectiva etiqueta de identificação
- Toda a equipe de saúde (médicos, enfermagem e demais profissionais), bem como a equipe da área administrativa, é corresponsável pelo controle da identificação do paciente e por tomar as providências cabíveis (identificar o paciente).

Colocação da pulseira no paciente

- A pulseira de identificação deve ser colocada no pulso do membro superior direito ou esquerdo (o que estiver mais acessível)
- Na impossibilidade de colocação da pulseira nos membros superiores (em razão de contenções físicas, lesões, acesso venoso, edemas etc.), a pulseira pode ser colocada no tornozelo do paciente ou na "peseira" da cama do paciente (em local de fácil visualização).

Confirmação das informações (ao identificar o paciente)

- Sempre que se for colocar a pulseira de identificação no paciente, deve-se perguntar ao paciente ou seu acompanhante:
  - Nome do paciente
  - Data de nascimento
  - Nome da mãe
- Verificar se as respostas do paciente ou acompanhante conferem com as informações da pulseira.

Caso as informações não estejam corretas, o atendimento não deve prosseguir até que sejam corrigidas e a identificação (pulseira) seja trocada.

Placa de identificação do leito

Placa fixada sobre a cabeceira do leito de internação, contendo informações de identificação do leito (número) e do paciente (Tabela 22.2).

Eventualmente, a placa de identificação do leito pode contemplar os alertas de riscos e de jejum/restrição hídrica do paciente. A Figura 22.3 apresenta um modelo da placa de identificação do leito, com "bandeiras" coloridas de alertas, conforme Tabela 22.3.

Orientações gerais

A identificação do paciente na placa de identificação do leito é obrigatória para todos os pacientes internados no serviço de saúde.

Tabela 22.2 Informações da placa de acordo com características do paciente.

Informações da placa	Características
Número do leito	Sistema de numeração de leitos hospitalar
Nome completo do paciente	Escrito e colocado na parte específica da placa

Tabela 22.3 Exemplo de cores de bandeira de acordo com o risco.

Risco	Alerta (cor)
Jejum/restrição hídrica	Branco
Alergia	Vermelho
Alergia a látex	Verde
Risco de queda	Amarelo
Preservação de membro	Azul

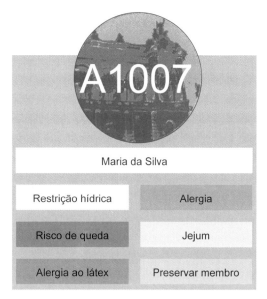

Figura 22.3 Modelo de placa de identificação com bandeiras de alerta.

Estas placas são fixas e não se movimentam com o paciente. Assim, toda vez que o paciente mudar de leito (fisicamente), deverá ser feita a transferência de leito no sistema de informações do serviço de saúde.

Nome completo do paciente

- Deve ser escrito na placa, em letra de forma maiúscula, de modo legível, procurando-se não abreviar o nome. Caso necessário, por conta do limite de espaço, abreviar apenas os sobrenomes intermediários
- O nome do paciente deve ser colocado assim que ele ocupar o leito e apagado logo após a alta.

Alertas de riscos e de jejum/restrição hídrica

- Os alertas de riscos de quedas e de indicação de alergia, alergia ao látex, preservação de membros, jejum e restrição hídrica devem ser avaliados diariamente e, uma vez identificados, ter os respectivos alertas (bandeiras coloridas) colocados na placa de identificação
- Os alertas de riscos de quedas, alergia, alergia ao látex e preservação de membros também devem ser identificados por meio das respectivas pulseiras coloridas (colocadas no pulso do paciente).

Documentos do paciente

Todos os documentos do paciente, gerados no momento de atendimento/internação, devem ter a identificação do paciente, de modo correto, completo e legível. Os principais documentos do paciente em serviços de saúde são:

- Ficha de atendimento ambulatorial
- Ficha de atendimento no pronto-atendimento
- Prontuário (capa de prontuário e ficha de internação)
- Prescrição (médica e de enfermagem)
- Anamnese e exame físico
- Sistematização da Assistência de Enfermagem (SAE)
- Evolução (multiprofissional)
- Descrição de cirurgia
- Ficha anestésica
- Declaração de nascido vivo, no caso do RN
- Resumo de saída
- Declaração de óbito
- Laudos de exames (laboratoriais, de imagem etc.)
- Exames de imagens (radiogarfia, tomografia, ressonância magnética etc.)
- Termo de Consentimento Esclarecido
- Solicitação de exames e procedimentos (cirurgia, endoscopia etc.)
- Solicitação de interconsultas.

Esses documentos devem conter os seguintes itens de identificação:

- Nome completo do paciente (sem abreviaturas)
- Número de registro hospitalar.

Conforme o documento, serão necessárias outras informações complementares, como: unidade de internação, leito atual etc.

A identificação destes documentos pode ocorrer de duas maneiras:

- Por impressão das fichas ou de etiquetas de identificação, geradas a partir do sistema de informações do serviço de saúde (as etiquetas devem ser coladas nos respectivos documentos).
- Manualmente, escritas no próprio documento, pelo profissional responsável, garantindo a correção, a completude e a legibilidade das informações.

As informações de identificação do paciente devem ser sempre verificadas pelos profissionais responsáveis, confirmando se correspondem ao paciente em atendimento.

Verificação da identificação do paciente

A verificação da identificação do paciente é obrigatória e deve feita antes da realização de atendimento ou de procedimentos ao paciente.

No atendimento/consulta

O colaborador administrativo deve confirmar as informações do paciente (nome completo, número do registro hospitalar), durante a sua recepção, verificando os documentos do paciente (carteira de identidade, cartão do hospital, cartão nacional de saúde), e confirmando-as verbalmente com o paciente/acompanhante.

O profissional de saúde deve confirmar a identificação do paciente no início do atendimento/consulta, verificando as informações da pulseira, e confirmando-as verbalmente com o paciente/acompanhante.

Em procedimentos

O profissional (de saúde e/ou administrativo) deve confirmar o paciente e o procedimento antes de iniciá-lo.

O paciente deve portar a pulseira de identificação. O profissional (de saúde e/ou administrativo) deve verificar as informações da pulseira e confirmá-las verbalmente com o paciente/acompanhante:

- Nome completo do paciente
- Data de nascimento
- Nome da mãe.

Para o procedimento correto, o profissional (de saúde e/ou administrativo) deve verificar e confirmar:

- Nome do procedimento
- Data/horário prescritos, aprazados ou agendados para a realização do procedimento
- Cuidados e preparos necessários para a realização do procedimento
- Orientação e consentimento do paciente ou responsável.

Orientações adicionais:

- Verificar os documentos correlacionados (pedidos, prescrição, prontuário etc.)
- Confirmar o procedimento junto ao paciente/acompanhante (verbalmente)
- Verificar as orientações relacionados ao procedimento.

Entre os procedimentos mais frequentemente realizados no paciente e que devem ser precedidos de verificação da identificação do paciente e do procedimento estão:

- Administração de medicamentos
- Administração de sangue e hemocomponentes
- Administração de dietas
- Cirurgia
- Outros procedimentos invasivos
- Cuidados e controles em geral
- Consultas (em serviço de pronto-atendimento e pronto-socorro)
- Anamnese e exame físico
- Realização de exames:
    - Coleta de material biológico
    - Exames de imagem
    - Endoscopias
    - Exames invasivos
- Transferência do paciente (de leito, de unidade ou de hospital).

Cada um desses procedimentos tem informações específicas, também passíveis de confirmação prévia (preparos, jejum etc.).

Orientação do paciente/acompanhante

É necessário que os pacientes/acompanhantes sejam orientados pelos profissionais (de saúde e administrativos) quanto aos propósitos da confirmação dos itens de identificação do paciente (nome completo, data de nascimento e nome da mãe), sempre e antes da realização de atendimento ou procedimentos. O paciente/acompanhante deve cooperar, confirmando os itens de identificação sempre que questionado. Devem também ser orientados a manter a pulseira de identificação e comunicar sobre incorreções e/ou problemas de legibilidade da identificação à equipe de saúde.

CRITÉRIOS DE INCLUSÃO

O protocolo de identificação deve ser aplicado a todos os pacientes internados ou em atendimento em serviços de saúde, incluindo aqueles que realizarão procedimentos ambulatoriais e em hospital-dia.

TREINAMENTO E ORIENTAÇÕES SOBRE A IDENTIFICAÇÃO DO PACIENTE

Os profissionais, de saúde e administrativos, direta ou indiretamente relacionados à assistência ao paciente, devem receber treinamento sobre o Protocolo de Identificação do Paciente, na admissão e periodicamente, pela respectiva chefia. De modo geral, os profissionais devem ser orientados sobre como e quando realizar a verificação da identificação do paciente, de a fim de aprimorar seu conhecimento, suas capacidades e suas atitudes.

MONITORAMENTO DA IDENTIFICAÇÃO DO PACIENTE

Notificação de incidentes relacionados à identificação do paciente

Os erros de identificação do paciente que culminam em eventos adversos (EA) devem ser registrados e notificados ao Núcleo de Segurança do Paciente (NSP) do serviço de saúde, por meio de formulário impresso ou eletrônico. As notificações devem relatar e esclarecer a ocorrência. O NSP deve proceder à análise do evento, identificar suas causas e propor ações de melhoria no processo de identificação, com o objetivo de prevenir novas ocorrências. A notificação não deve ter o intuito de buscar responsáveis ou culpados pela ocorrência, tampouco ter caráter punitivo, mas sim de identificar as falhas de processo que contribuíram para que o evento ocorresse. Desse modo, recomenda-se a não obrigatoriedade da identificação do notificador.

Indicadores

Estão apresentados a seguir os indicadores propostos pelo Ministério da Saúde, no Protocolo de Identificação do Paciente.[2] No entanto, outros indicadores podem ser propostos e monitorados.

- Taxa de identificação do paciente (setorial)

$$\frac{\text{Número de pacientes com identificação*}}{\text{Número de pacientes internados/atentos}} \times 100$$

De verificação mensal (em data aleatória), setorialmente (unidades de internação/serviços de atendimento ao paciente), realizado pelo Núcleo de Segurança do Paciente (NSP) do serviço de saúde.

- Taxa de EA relacionados a erros de identificação do paciente:

$$\frac{\text{Número de EA notificados ao NSP, relacionados a erros de identificação do paciente}}{\text{Número de EA notificados ao NSP}} \times 100$$

De verificação mensal (a partir das notificações de EA encaminhadas ao NSP), realizado pelo Núcleo de Segurança do Paciente (NSP) do serviço de saúde.

COMITÊ DE ESPECIALISTAS

Recomenda-se a composição de um grupo com representantes das áreas de enfermagem, hospitalidade, internação, gestão da qualidade etc., cujas atribuições contemplem o desenvolvimento e a revisão periódica do protocolo de identificação do paciente, o monitoramento dos indicadores, a análise dos EA notificados e, assim, a melhoria contínua dos processos de trabalho. Este grupo deve estar vinculado

---

* Pulseira com informações completas e legíveis.

ao NSP e assessorá-lo nas análises e decisões relacionadas ao protocolo de identificação do paciente do serviço de saúde.

REFERÊNCIAS BIBLIOGRÁFICAS

1. Brasil. Ministério da Saúde. Portaria MS/GM n. 529, de 01/04/2013. Institui o Programa Nacional de Segurança do Paciente (PNSP).Brasília, DF: Ministério da Saúde; 2013. Disponível em: www20.anvisa.gov.br/segurancadopaciente/index.php/legislacao/item/portaria-529.

2. Brasil. Ministério da Saúde. Portaria MS/GM n. 2095 de 24/09/13. Aprova os Protocolos Básicos de Segurança do Paciente. Anexo 02 - Protocolo de identificação do paciente. Brasília: Ministério da Saúde; 2013. Disponível em www20.anvisa.gov.br/segurancadopaciente/index.php/publicacoes/category/diversos.

3. Conselho Regional de Enfermagem de São Paulo. 10 passos para a segurança do paciente. São Paulo: COREN-SP; 2010. Disponível em: www.coren-sp.gov.br/sites/default/files/10_passos_seguranca_paciente_0.pdf

23 Segurança na Administração de Medicamentos

Flávio Trevisani Fakih

INTRODUÇÃO

Na área da saúde, todos os processos assistenciais são passíveis de eventos adversos. Estudos recentes têm demonstrado que, dentre esses eventos, os relacionados ao processo de medicação são os mais frequentes, destacando-se como um problema de saúde pública nos EUA.[1] Esses estudos são alarmantes quanto às consequências dos erros de medicação, tanto pelos índices de morbimortalidade a eles relacionados quanto pelos custos adicionais gerados, além das questões ético-legais envolvidas nesses casos. Conforme destaca a publicação do Institute of Medicine (IOM) dos EUA, ocorre 1 erro de medicação/paciente hospitalizado/dia e cerca de 1,5 milhão de eventos adversos com medicamentos, resultando em 7 mil mortes por ano. Estudos mais recentes têm destacado que a ocorrência de eventos adversos em hospitais pode ser dez vezes maior que a apresentada na publicação do IOM.[2]

A Joint Commission on Accreditation of Healthcare Organizations (JCAHO) identificou cinco processos do sistema de medicação: seleção e obtenção do medicamento, prescrição, dispensação, preparo e administração de medicamentos e monitoramento do paciente em relação aos efeitos do medicamento[3], no entanto, o número e o tipo de processos podem variar de um serviço de saúde para outro.

Em relação à frequência dos erros, em cada um dos processos de medicação, um estudo apontou que 39% dos erros ocorreram no processo de prescrição de medicamentos, 12% na transcrição, 11% no processo de dispensação e 38% no de preparo e administração de medicamentos.[4]

O fato de a enfermagem atuar nos últimos processos, preparo e administração dos medicamentos e monitoramento do paciente, faz com que muitos erros cometidos não detectados no início ou no meio do sistema sejam-lhes atribuídos. Esse fato também aumenta a responsabilidade da equipe de enfermagem, pois ela tem a oportunidade de interceptar e evitar um erro ocorrido nos processos anteriores, transformando-se em uma das últimas barreiras de prevenção. A enfermagem é capaz de interceptar até 86% dos erros na medicação, provindos dos processos de prescrição, transcrição e dispensação, ao passo que apenas 2% dos erros na administração são interceptados.[4]

Configura-se dessa maneira um grande desafio para a enfermagem e para os serviços de saúde: melhorar seus processos de trabalho com o objetivo de evitar que os profissionais cometam erros e, assim, facilitar as ações corretas. Nesse sentido, é fundamental a implantação de estratégias de segurança efetivas, que reduzam os riscos e a ocorrência de incidentes na assistência. Por exemplo, a realização de verificações das ações (dupla checagem) e o envolvimento do paciente, como a "última barreira de segurança" nesse processo.

De modo geral, o controle de riscos é um componente importante do esforço progressivo na busca pela proteção contra os perigos e incidentes. A gestão do risco é uma aplicação sistêmica e contínua de políticas, procedimentos, condutas e recursos na identificação, análise, avaliação, comunicação e controle de riscos que podem afetar a segurança do paciente.[5] Desse modo, confere maior eficácia e efetividade à prevenção de incidentes na assistência.

O Ministério da Saúde, por meio do Programa Nacional de Segurança do Paciente (PNSP), lançado em 2013, estabeleceu protocolos para atendimento às metas internacionais de segurança, dentre os quais se destaca o "Protocolo de Segurança na Prescrição, Uso e Administração de Medicamentos", com a finalidade de promover práticas seguras no uso de medicamentos em estabelecimentos de saúde.[6,7]

OBJETIVOS

Promover práticas seguras, prevenir erros no processo de administração de medicamentos e reduzir riscos aos pacientes em serviços de saúde.

PRÁTICAS SEGURAS NA ADMINISTRAÇÃO DE MEDICAMENTOS

A administração de medicamentos compreende as etapas de preparo, administração propriamente dita, monitoramento do paciente e anotações relativas à administração do medicamento realizadas pela equipe de enfermagem.

A administração é precedida pelo aprazamento da medicação (determinação dos horários de administração de cada medicamento prescrito, com base na frequência determinada pelo médico). Deve ser realizada pelo enfermeiro após a finalização da prescrição médica (manual ou eletrônica).

Tradicionalmente, a segurança na administração dos medicamentos está baseada nos "cinco certos", informações que devem ser verificadas e confirmadas no preparo e antes da administração do medicamento, sendo:

- Paciente certo
- Medicamento certo
- Dose certa
- Via certa
- Horário certo.

Posteriormente, somaram-se outras informações, às quais o profissional deve estar atento, verificar e realizar, como:

- Forma farmacêutica certa: apresentação, adequação à via de administração e às condições clínicas do paciente etc.
- Orientação certa: indicação e ação, interação medicamentosa, orientação sobre preparo, administração, conservação e tempo/velocidade de infusão etc.
- Monitoramento certo: resposta ao tratamento, reações adversas, parâmetros vitais e laboratoriais etc.
- Registro certo: checagem e anotações
- Direito de recusa do paciente.

Somente a verificação dos "certos" não assegura a não ocorrência de erros de administração, mas pode prevenir significativamente parte deles, melhorando a segurança e a qualidade da assistência prestada ao paciente. Entretanto, muitos outros fatores são capazes de afetar diretamente a segurança na medicação, como os relacionados à formação e à capacitação dos profissionais de saúde e os aspectos estruturais dos serviços de saúde (o ambiente de trabalho e sua organização, as condições de trabalho, a sobrecarga operacional, dentre outros).

A gestão de riscos na medicação deve ser estruturada basicamente em atividades de identificação dos perigos existentes nessa prática e de suas causas, o cálculo dos riscos que estes perigos representam, a elaboração e a aplicação de medidas de redução desses riscos, com a posterior verificação da eficiência das medidas adotadas.

O presente protocolo está pautado na estrutura da gestão de riscos. Apresenta recomendações para o preparo e a administração segura de medicamentos, segundo os tipos de riscos (assistenciais, ambientais e ocupacionais) e os possíveis incidentes relacionados a essas práticas em serviços de saúde.

Definições

Para efeito deste protocolo, foram adotadas as seguintes definições:

Perigo. Qualquer fenômeno que tenha o potencial de causar ruptura no processo ou danos às pessoas e ao seu ambiente.[8]

Risco. Probabilidade de ocorrência de um evento que afete a integridade do paciente, da equipe de saúde ou da comunidade onde o serviço está inserido.[8]

Incidente. Evento ou circunstância que poderia ter resultado ou resultou em dano desnecessário à saúde.[5]

Dano. Comprometimento da estrutura ou função do corpo e/ou qualquer efeito dele oriundo, incluindo doenças, lesão, sofrimento, morte, incapacidade ou disfunção, podendo, assim, ser físico, social ou psicológico.[5]

Evento adverso. Incidente que resulta em dano ao paciente.[5]

E os riscos em saúde estão classificados em:

- Assistenciais
- Ocupacionais
- Ambientais
- Sanitários
- Legais
- Financeiros.

Neste protocolo, serão abordadas as três classes de riscos: assistenciais, ocupacionais e ambientais.

Definições das classes de riscos

Adaptação livre, elaborada a partir do Manual Brasileiro de Acreditação/ONA e das Normas ISO/IEC da ABNT:

- Assistenciais: inerentes ao próprio processo ou procedimento da assistência e do atendimento direto ao paciente. Provêm das situações que envolvem a dinâmica dos cuidados durante a internação ou período de permanência do paciente no hospital. Quanto à natureza, estes riscos podem ser: biológicos, químicos, físicos e ergonômicos. O alvo da ação é sempre o paciente
- Ocupacionais: probabilidade de agravo à saúde humana relacionada à atividade laboral. Pode ser de natureza biológica, química, física e ergonômica. O alvo no risco ocupacional é o profissional da saúde
- Ambientais: é a probabilidade de ocorrência de alteração no meio ambiente, decorrente da ação ou processos institucionais. Podem ser causados por agentes físicos, químicos ou biológicos. No risco ambiental, o alvo é o meio ambiente.

RECOMENDAÇÕES GERAIS PARA A MEDICAÇÃO SEGURA

Os itens da Tabela 23.1 apresentam as recomendações gerais para a medicação segura em serviços de saúde.

TIPOS DE RISCOS E POSSÍVEIS INCIDENTES RELACIONADOS AO PREPARO E À ADMINISTRAÇÃO DE MEDICAMENTOS

A Tabela 23.2 apresenta os riscos e os possíveis incidentes relacionados ao preparo e à administração de medicamentos.

Recomendações para o preparo seguro de medicamentos

A Tabela 23.3 apresenta as recomendações para o preparo seguro de medicamentos, segundo os tipos de riscos e os possíveis incidentes relacionados a essa prática.

Recomendações para a administração segura de medicamentos

As recomendações para a administração segura de medicamentos, segundo os tipos de riscos e os possíveis incidentes relacionados a essa prática (Tabela 23.4), compreendem, além da administração propriamente dita, o monitoramento do paciente e as anotações relacionadas à administração do medicamento em serviços de saúde.

Tabela 23.1 Recomendações gerais para a medicação segura em serviços de saúde.

Recomendações

1. Quanto à prescrição médica dos medicamentos
- Utilize a prescrição médica durante o preparo e a administração de medicamentos:
  - Não prepare ou administre medicamentos sem a prescrição médica vigente em mão
  - Não transcreva (não copie) a prescrição médica para preparar medicamentos
  - Não administre o medicamento caso haja dúvidas quanto à prescrição
- Em caso de dúvida:
  - Esclareça com o médico prescritor (não prepare o medicamento sem o devido esclarecimento)
  - Se necessário, solicite uma nova prescrição do item, de forma clara, legível e sem rasuras
  - Esclareça dúvidas sobre o preparo ou a administração com o enfermeiro ou com o farmacêutico
  - Fique atento às alterações feitas na prescrição (inclusões, cancelamentos ou alterações)
- A prescrição de medicamentos com a indicação "Se Necessário (S/N)":
  - Deve ser realizada somente se houver indicação bem clara, por exemplo: se febre (com parâmetro de temperatura corporal), se náuseas e vômitos, se dor etc.
  - Deve conter parâmetros e esquemas terapêuticos bem definidos e descritos na prescrição
  - Anote o motivo, o medicamento, a dose, a via e o horário da administração
- A prescrição de medicamentos com a indicação "A Critério Médico (ACM)":
  - Deve ser evitada pelo médico. O médico deve prescrever e alterar a prescrição sempre que necessário, alertando a equipe de enfermagem para as modificações feitas (p. ex.: alteração da dose/velocidade de infusão de drogas vasoativas com infusão contínua)
  - Anote as alterações realizadas, conforme a prescrição (medicamento, dose/velocidade de infusão e horário)
- Uso de abreviaturas:
  - Evite na prescrição de medicamentos
  - Caso seja indispensável, o serviço de saúde deve elaborar, formalizar e divulgar uma lista de abreviaturas padronizadas, de modo a promover a adequada comunicação entre os membros da equipe de saúde
  - Não deve conter abreviatura de "unidades" (U) e "unidades internacionais" (UI), utilização de fórmulas químicas (KCl, NaCl, KMnO4 e outras) e nomes abreviados de medicamentos (HCTZ, RIP, PEN BEZ, MTX, SMZ-TMP e outros)
  - Prefira o uso de "EV" (endovenosa) em vez de IV (intravenosa), por causa do risco de erro de interpretação do "IV" como "IM", sobretudo quando associado a pouca legibilidade da prescrição
- Prescrição médica a distância (por telefone, mensagens eletrônicas etc.) ou fora da validade:
  - Não deve ser realizada (conforme a resolução Cofen nº 487, de 25 de agosto de 2015), exceto nas situações de urgência e emergência, previstas e descritas na legislação (e realizada exclusivamente por enfermeiro)
  - Não administre medicamento não prescrito (mesmo que já tenha sido prescrito anteriormente)

2. Quanto ao aprazamento dos horários de administração dos medicamentos
- Deve ser definido pelo enfermeiro, conforme a frequência prescrita
- Deve considerar a interação medicamentosa (entre medicamentos e com alimentos) e a compatibilidade físico-química entre medicamentos injetáveis (levando-se em conta o pH e a concentração)
- Deve levar em conta a rotina de tarefas do setor, bem como a rotina dos pacientes (horários de alimentação, repouso, visitas, cuidados de higiene etc.)

3. Quanto ao local do preparo dos medicamentos
- Mantenha o local adequado ao preparo dos medicamentos, sendo:
  - Organizado (com boa disposição de armazenamento e identificação dos medicamentos e insumos) e limpo
  - Bem iluminado (com iluminação direcionada ao balcão de preparo)
  - Bem climatizado (arejado e com temperatura ambiente adequada)
  - Sem ruídos excessivos ou desnecessários
  - Sem excesso de circulação ou concentração de pessoas
  - Sem interrupções do preparo (por telefone, conversas paralelas, atividades simultâneas etc.)
- Observação: os medicamentos devem ser mantidos com sua identificação original (ou da farmácia) e em local adequado (protegidos da exposição à luz, ao calor, à umidade e a sujidades)

4. Quanto à identificação do paciente
- Confirme sempre o paciente, durante o preparo e antes da administração dos medicamentos, correlacionando:
  - Prescrição médica
  - Etiqueta de identificação do medicamento
  - Pulseira de identificação do paciente
  - Confirmação do próprio paciente ou familiar
- A pulseira de identificação do paciente deve conter (de modo legível):
  - Nome completo do paciente
  - Data de nascimento do paciente
- Observação: o nome da mãe do paciente pode ser mais uma alternativa de confirmação
- Não se recomenda a utilização do número do leito, visto que pode ser alterarado
- O paciente ou o familiar deve confirmar o nome, a data de nascimento e, eventualmente, o nome da mãe

(continua)

Tabela 23.1 (*Continuação*) Recomendações gerais para a medicação segura em serviços de saúde.

Recomendações

5. Quanto à identificação do medicamento
- Confirme sempre o medicamento, durante o preparo e antes da administração, correlacionando:
  - Prescrição médica
  - Etiqueta de identificação do medicamento
  - Pulseira de identificação do paciente
  - Confirmação do próprio paciente ou familiar
- A etiqueta de identificação do medicamento deve conter:
  - Nome do completo do paciente e o número do leito
  - Nome do medicamento (princípio ativo)
  - Dose/concentração
  - Horário de administração
  - Velocidade de infusão (para administração IV, lenta ou contínua)
  - Via de administração:
    - Destaque a via por trato gástrico (SNG ou SNE)
    - Destaque a via oral (VO) para soluções orais preparadas em seringas
- Observação: identifique os frascos de medicamentos manipulados que serão armazenados com: data e horário da manipulação, concentração do medicamento, validade e iniciais do responsável pelo preparo

6. Quanto às anotações relativas à administração e aos medicamentos e o monitoramento do paciente
- Confirme ("cheque") o horário de administração de cada medicamento, no respectivo horário aprazado, imediatamente após a sua administração e indique:
  - Se houve omissão da administração do medicamento: circule ("bole") o horário
  - Se o horário de administração não coincidiu com o horário aprazado: anote o horário em que foi realizada
  - Horário de início e término das infusões intravenosas (lenta ou contínua)
- Anote as informações sobre a administração de cada medicamento e o monitoramento do paciente (nas anotações de enfermagem):
  - Confirme cada medicamento administrado
  - Justifique a omissão e/ou o atraso da administração do medicamento
  - Relate as intercorrências relativas à administração do medicamento (queixas, reações alérgicas etc.)
  - Identifique: nome completo e o Coren do profissional que administrou o medicamento
- Faça anotações legíveis, completas, claras e compreensíveis: anotações com conteúdo conciso e objetivo, sem rasuras, utilizando apenas abreviaturas padronizadas

7. Quanto aos Medicamentos de Alta Vigilância – MAV (ou potencialmente perigosos)
- Devem ser identificados de modo diferenciado: com alerta (rótulo vermelho)
- Devem ser segregados: armazenados separadamente, por medicamento
- Devem ter o acesso restrito: armazenados em armário/gaveta fechada à chave (nas unidades)
- Seu uso deve seguir um protocolo de segurança (alerta na prescrição, dupla checagem no preparo e na administração, identificação de alerta de MAV, monitoramento do paciente)

8. Quanto aos "medicamentos com grafia ou pronúncia semelhantes"
- Elabore a lista de medicamentos com grafia ou pronúncia semelhantes padronizados na instituição
- Armazene-os separadamente
- Utilize mecanismos de diferenciação dos nomes desses medicamentos (etiquetas com os nomes impressos, destacando algumas letras no nome, como maiúsculas e/ou negrito, p. ex., CARBOplatina x CISplatina)
- Observação: dê atenção especial aos medicamentos com aparência semelhante (embalagem, rótulo, tipo de frasco, cor etc.): armazene separadamente; confirme o nome do medicamento com a prescrição, antes de prepará-lo etc.

9. Quanto aos "psicotrópicos"
- Devem estar identificados e armazenados separadamente (gaveta fechada à chave)
- Devem ser controlados (itens e quantidades) diariamente e por período (com registro em folha de controle)

10. Quanto aos medicamentos termolábeis
- Mantenha-os em geladeira exclusiva para medicamentos, à temperatura interna de 4 a 8°C
- Controle a temperatura interna da geladeira, diariamente e por período (com registro em folha de controle)

11. Quanto aos medicamentos fotossensíveis
- Mantenha-os protegidos da luz: durante seu armazenamento; após o preparo e durante a administração (cubra o frasco e utilize equipo opaco)

12. Quanto aos medicamentos multidoses (gotas, soluções etc.)
- Identifique os frascos com a data da abertura (validade de uma semana, a partir da data de abertura)
- Conserve-os em local limpo, seco, fresco e protegido da luz
- Fique atento para que não se abra mais de um frasco/bisnaga do mesmo medicamento, simultaneamente

(*continua*)

Tabela 23.1 *(Continuação)* Recomendações gerais para a medicação segura em serviços de saúde.

Recomendações

13. Quanto aos medicamentos incompatíveis com PVC (equipos de soro e frascos) – amiodarona e nitroglicerina
- Utilize frascos de vidro ou de plástico rígido (não utilize *bags* ou frascos com PVC em sua composição)
- Utilize equipos de soro especiais (polipropileno)
- Caso não disponha de equipo adequado, mantenha o mesmo equipo de soro (por até 24 h)

14. Quanto às conexões de cateteres, sondas e drenos
- Identifique os cateteres venosos (centrais e periféricos), sondas e drenos com cores diferentes
- Posicione os sistemas de infusão intravenosa e enteral, em direções opostas: venosas ↑ (superior), enterais ↓ (inferior)
- Verifique todos os cateteres, sondas e drenos, da inserção até a conexão, antes de utilizá-los
- Procure utilizar cateteres e sondas com dispositivos que impeçam conexões incorretas
- Procure utilizar seringas de cor diferenciada para a administração de soluções por via oral (VO) ou por trato gástrico (SNG ou SNE)
- Realizar a desinfecção das conexões, utilizando gaze estéril e álcool a 70%
- Não tente desobstruir cateteres venosos (solicite auxílio do enfermeiro)
- Oriente os pacientes e seus familiares a não manipularem cateteres, sondas e drenos e a sempre solicitarem a ajuda de um profissional de enfermagem

15. Quanto às informações sobre medicamentos
- Conheça a ação dos medicamentos a serem administrados
- Busque orientação junto a outros profissionais (enfermeiros, médicos, farmacêuticos) e consulte guias, bulas de medicamentos, protocolos institucionais e o "Formulário Terapêutico Hospitalar", em caso de dúvidas acerca do nome do medicamento, posologia, indicações, contraindicações, efeitos colaterais, precauções de uso, interações medicamentosas, preparo (reconstituição, diluição e estabilidade), armazenamento e administração

16. Quanto aos equipamentos
- Padronize os equipamentos tecnológicos (como bombas de infusão) no setor, limitando a variedade de opções
- Não utilize equipamentos (como bombas de infusão) com o prazo de calibração expirado
- Realize a prescrição de enfermagem para o uso de bombas de infusão, para a administração segura de fármacos
- Utilize os equipamentos de proteção individual (EPI) adequados aos riscos (químicos e biológicos). Seu uso é obrigatório e deve atender as diretrizes do Serviço de Controle de Infecção Hospitalar (SCIH) da instituição e a legislação vigente (Norma Regulamentadora 32 – NR32)

17. Quanto a pacientes e familiares
- Incentive a participação dos pacientes e seus familiares na confirmação dos medicamentos a serem administrados
- Respeite o direito de recusa do paciente ao tratamento medicamentoso – indague e registre os motivos
- Caso o paciente ou o familiar questione a terapia medicamentosa (medicamento, dose, apresentação, horário ou via), faça a revisão da prescrição e do medicamento preparado e confirme com o médico. Se tudo estiver correto, reoriente o paciente ou peça ao médico para que o faça (do contrário, corrija o procedimento e justifique-se junto ao paciente ou familiar)
- Durante a internação, o paciente dever ser orientado a não utilizar seus próprios medicamentos e a manifestar suas dúvidas ao médico ou ao enfermeiro. A equipe de enfermagem deve providenciar a guarda ou a devolução dos medicamentos trazidos pelo paciente à família

18. Quanto aos resíduos da medicação
- Consulte o Plano de Gerenciamento de Resíduos de Serviços de Saúde (PGRSS) da instituição

19. Quanto às reações adversas ou alérgicas do paciente
- Mantenha o carro de emergência equipado e próximo, para o pronto atendimento de intercorrências graves relacionadas a reações adversas e alérgicas a medicamentos
- Informe ao paciente e à família sobre eventuais reações adversas aos medicamentos e como relatá-las à equipe de saúde
- Notifique a ocorrência de reações adversas e demais problemas verificados com os medicamentos ao Serviço de Farmácia e à Gerência de Risco da instituição (ou diretamente à Anvisa – Sistema NOTIVISA/Farmacovigilância)

(continua)

Tabela 23.1 (*Continuação*) Recomendações gerais para a medicação segura em serviços de saúde.

Recomendações
20. Quanto à notificação de eventos adversos ocorridos, relacionados à medicação • Notifique (por escrito) a ocorrência de eventos adversos relacionados à administração de medicamentos, à Gerência de Enfermagem e ao Núcleo de Segurança do Paciente do serviço de saúde (que, conforme a análise do evento, notificará à Anvisa – Sistema NOTIVISA/Notificação de eventos adversos relacionados à assistência à saúde)
21. Quanto à atualização sobre segurança do paciente em medicação, promova • A incorporação de programas de treinamento e capacitação contínuos, centrados nos princípios gerais da segurança do paciente e do profissional, que incluam informações sobre o uso de novos medicamentos e equipamentos tecnológicos e o treinamento da equipe multiprofissional nas diferentes etapas do sistema de medicação • A realização de supervisão de técnicos e auxiliares de enfermagem, no preparo e na administração de medicamentos
22. Quanto à gestão de risco sobre medicação, realize • A análise dos eventos adversos ocorridos, relacionados ao uso de medicamentos, identificando e avaliando suas prováveis causas (análise de causa-raiz) • A identificação das deficiências e dos pontos vulneráveis do processo de medicação e a proposição de ações de melhoria (correção e/ou implantação de barreiras de segurança) • O desenvolvimento, a implantação e o monitoramento de indicadores de qualidade e segurança do processo de medicação, em todas as suas etapas • A análise dos eventos adversos não deve ser voltada à identificação de pessoas nem ter caráter punitivo
Observação: a gestão do risco em medicação é multiprofissional e deve envolver o Núcleo de Segurança do Paciente do serviço de saúde

Consulte o Capítulo 16 | Preparo e administração de medicamentos, p. 159.

Tabela 23.2 Riscos e possíveis incidentes relacionados ao preparo e à administração de medicamentos.

Riscos	Incidentes
Assistenciais	Troca acidental de paciente, medicamento, dose, via e horário de administração
	Atraso ou omissão do preparo e da administração de medicamento
	Duplicação do preparo e da administração de medicamento
	Uso de medicamento deteriorado ou com prazo de validade expirado
	Incidentes relacionados à reconstituição, diluição, compatibilidade e estabilidade dos medicamentos injetáveis
	Contaminação do paciente por agentes biológicos
	Reação alérgica ao medicamento
	Incidentes relacionados aos medicamentos de alta vigilância (MAV)
	Incidentes relacionados a falhas de monitoramento da administração do medicamento e do paciente
	Não conformidades relacionadas às anotações: ilegibilidade, omissão, incompletude e falta de clareza
	Danos ao paciente, relacionados a falhas no preparo e/ou na administração de medicamentos
Ambientais	Contaminação do meio ambiente por agentes químicos e biológicos
Ocupacionais	Acidentes e contaminação do profissional por agentes químicos e biológicos

Responsabilidade: enfermeiro, técnico e auxiliares de enfermagem.

Tabela 23.3 Recomendações para o preparo seguro de medicamentos, segundo os tipos de riscos e os possíveis incidentes relacionados a essa prática.

Riscos	Incidentes	Recomendações

Assistenciais	Troca acidental de paciente, medicamento, dose, forma farmacêutica, via e horário de administração	• Mantenha o local de preparo de medicamentos em boas condições (organizado, limpo, bem iluminado, sem ruídos excessivos, com circulação restrita etc.)
		• Esteja com a prescrição médica vigente, no momento da separação e do preparo dos medicamentos
		• Evite interrupções durante o preparo dos medicamentos
		• Leia atentamente a prescrição médica, verificando cada medicamento a ser preparado e confirmando: paciente (nome completo e leito), nome do medicamento (princípio ativo), forma farmacêutica, dose, via e horário de administração:
		  ▪ Fique atento aos pacientes homônimos, ou com nomes semelhantes, internados no mesmo setor
		  ▪ Fique atento aos medicamentos com nome ou embalagens semelhantes
		  ▪ Identifique cada medicamento por meio de etiqueta, contendo:
		  ▪ Paciente (nome completo) e leito
		  ▪ Nome do medicamento (princípio ativo)
		  ▪ Dose/concentração
		  ▪ Horário de administração
		  ▪ Velocidade de infusão (administração EV, intermitente ou contínua)
		  ▪ Via de administração:
		    ♦ Destaque a via por trato gástrico (SNG ou SNE)
		    ♦ Destaque a via oral (VO) para soluções orais preparadas em seringas
		• Observação: identifique os frascos de medicamentos manipulados que serão armazenados com: data e horário da manipulação, concentração do medicamento, validade e iniciais do responsável pelo preparo
		• Confira os cálculos da dosagem (dupla checagem – um profissional faz os cálculos e outro profissional os confere):
		  ▪ Atente para doses pediátricas ou doses fracionadas
		  ▪ Atente para medicamentos com doses expressas em unidades (insulinas, heparina etc.)
		  ▪ Atente para a dosagem final, após a reconstituição e/ou a diluição do medicamento
		  ▪ Em caso de dúvida, confirme os cálculos junto ao enfermeiro
		• Utilize a forma farmacêutica (apresentação) condizente à prescrição, à via de administração e à condição clínica do paciente
		• Não se recomenda cortar comprimidos para obter-se a dose prescrita. Nestes casos, sempre que possível, deve-se solicitar a apresentação adequada (dose certa) ou rever a prescrição médica
		• Não se recomenda abrir cápsulas para a diluição e administração de seu conteúdo (por qualquer via). Nesses casos, sempre que possível, deve-se solicitar a apresentação adequada ou rever a prescrição médica
		• Prepare os medicamentos individualmente – por paciente e um medicamento por vez
		• Separe os medicamentos preparados em recipientes (bandejas) individuais – por horário e por paciente

	Atraso ou omissão do preparo de medicamento	• Verifique antecipadamente a disponibilidade de medicamentos prescritos • Solicite os medicamentos não disponíveis ao serviço de farmácia (a tempo de serem entregues até o horário aprazado) • Confirme antecipadamente a presença do paciente na unidade, para o horário aprazado • Confirme o preparo de todos os medicamentos prescritos para o horário
	Duplicação do preparo de medicamento	• Prepare todos os medicamentos de um mesmo paciente, por horário (pelo mesmo profissional) • Indique (pontuando) a separação ou o preparo do medicamento na prescrição médica, ao lado do horário aprazado • Confira a quantidade de medicamentos da dose individualizada ou fracionada

(continua)

Tabela 23.3 (*Continuação*) Recomendações para o preparo seguro de medicamentos, segundo os tipos de riscos e os possíveis incidentes relacionados a essa prática.

Riscos	Incidentes	Recomendações

Assistenciais	Uso de medicamento com prazo de validade expirado ou deteriorado	• Verifique sempre o prazo de validade dos medicamentos
		• Não prepare medicamentos com prazo de validade expirado
		• Medicamentos multidoses (gotas, soluções etc.):
		  ▪ Identifique a data de abertura do frasco/bisnaga
		  ▪ Utilize apenas os medicamentos com identificação da data de abertura (por até uma semana)
		• Conserve os medicamentos termolábeis em geladeira (conforme recomendações da bula do medicamento, do "Formulário Terapêutico Hospitalar" ou do farmacêutico)
		• Observação: realize e registre o controle, diário e por período, da temperatura interna da geladeira (max. e min.), as quais devem permanecer entre 4 e 8°C
		• Mantenha os medicamentos fotossensíveis protegidos da luz (em embalagem/invólucros) após o preparo
		• Observe e não prepare medicamentos com sinais de alterações físico-químicas ou de contaminação, como:
		  ▪ Alteração da cor original
		  ▪ Presença ou formação de cristais, grumos em frascos de soluções
		  ▪ Presença de fungos e corpos estranhos em frascos de soluções

	Incidentes relacionados à reconstituição, diluição, compatibilidade e estabilidade dos medicamentos injetáveis	• O enfermeiro deve aprazar os horários de administração dos medicamentos considerando a interação medicamentosa (entre medicamentos e com alimentos) e a compatibilidade físico-química entre medicamentos injetáveis, inclusive soluções diluentes (levando-se em conta o pH e a concentração deles) • Verifique a necessidade e a forma correta de reconstituição de medicamentos injetáveis (pós e liofilizados) – utilize o diluente do próprio medicamento para reconstituí-lo • Verifique a necessidade e a forma correta de diluição de medicamentos injetáveis: tipo de diluente, volume, compatibilidade com o medicamento, velocidade/tempo de infusão, condições do paciente (idade, restrição do volume de infusão, diabetes, hipertensão, insuficiência renal, condições do acesso venoso etc.). Verifique a prescrição, consulte a bula do medicamento, o "Formulário Terapêutico Hospitalar" ou o farmacêutico • Prepare os medicamentos (reconstituição e/ou diluição) imediatamente antes da sua administração (máximo de 1 h de antecedência) • Medicamentos (sólidos ou líquidos) não devem ser misturados entre si, em uma mesma solução (na mesma seringa ou frasco), a menos que estejam prescritos dessa forma (p. ex.: solução de eletrólitos) • Verifique a estabilidade do medicamento após sua reconstituição e/ou diluição (por meio da bula do medicamento, do "Formulário Terapêutico Hospitalar" ou do farmacêutico): ▪ Medicamentos manipulados armazenados: verifique data e horário da manipulação, concentração do medicamento e iniciais do responsável pelo preparo (devem estar dentro do prazo de estabilidade, após a reconstituição e diluição, e armazenados conforme indicação do fabricante (sob refrigeração, protegido da luz etc.) • Verifique se há medicamento incompatível com PVC para ser preparado: providencie equipo de soro e frasco livres de PVC na sua composição • Substitua todas as soluções de infusão intravenosa contínuas, instaladas há mais de 24 h (ou em prazo inferior, em função da estabilidade após a diluição)
	Contaminação do paciente por agentes biológicos	• Retire anéis, aliança, pulseiras e relógio de pulso antes de higienizar as mãos • Higienize as mãos (lave-as ou friccione-as com álcool gel) antes do preparo dos medicamentos • Realize a desinfecção de bandejas com álcool a 70% • Realize a desinfecção de ampolas e frascos com algodão embebido em álcool a 70% • Realize o preparo do medicamento com técnica asséptica • Proteja conexões de equipos/buretas, frascos e seringas

(*continua*)

Tabela 23.3 (*Continuação*) Recomendações para o preparo seguro de medicamentos, segundo os tipos de riscos e os possíveis incidentes relacionados a essa prática.

Riscos	Incidentes	Recomendações
Assistenciais	Reação alérgica ao medicamento	• Verifique o histórico de alergia do paciente ao medicamento a ser preparado (junto à prescrição médica e à Sistematização da Assistência de Enfermagem – SAE/Coleta de dados): ▪ Pergunte previamente ao paciente se ele tem conhecimento sobre ser alérgico ou já ter tido reações aos medicamentos prescritos • Verifique as possíveis reações adversas ao medicamento (informadas na bula do fabricante)
	Incidentes relacionados aos Medicamentos de Alta Vigilância – MAV	• Destaque o MAV na prescrição (com carimbo, ao lado do item, com caneta marca-texto etc.) • Faça a dupla checagem do MAV preparado: o profissional de enfermagem deve conferir a separação e o preparo dos MAV, comparando-os com a prescrição médica e confirmando paciente (nome completo e leito), nome do medicamento (princípio ativo), dose, via, horário de administração e velocidade/tempo de infusão
	Danos ao paciente relacionados a falhas no preparo de medicamentos	• As recomendações do tópico anterior • Escolha previamente os dispositivos (agulhas e dispositivos venosos periféricos) adequados ao paciente (idade, massa corpórea etc.), conforme o medicamento e as vias de administração (consulte as descrições dos procedimentos de administração de medicamentos)

Ambientais	Contaminação do meio ambiente por agentes químicos	• Descarte adequadamente o material utilizado no preparo do medicamento:
		   ▪ Material perfurocortante (seringas com agulhas, dispositivos venosos): em caixa de perfurocortante (não desconectar as agulhas das seringas)
		   ▪ Demais materiais (seringas sem agulha, frascos em geral e equipos): em lixo com saco branco leitoso (infectante)
		   ▪ Resíduos químicos do "grupo B" (antineoplásicos, citostáticos, hormônios, antimicrobianos, imunossupressores, imunomoduladores e antirretrovirais): em recipiente com saco de cor laranja

Ocupacionais	Acidentes e contaminação do profissional por agentes químicos	• Descarte o material perfurocortante em caixa de perfurocortante (não desconecte ou reencape as agulhas) • Higienize as mãos antes e após manipular os medicamentos • Utilize os equipamentos de proteção individual (EPI) adequados: ▪ O preparo de medicamentos injetáveis (antineoplásicos, citostáticos, hormônios, ganciclovir sódico, imunossupressores e imunomoduladores) deve ser realizado em capela de fluxo laminar, com utilização de EPI adequados

Tabela 23.4 Recomendações para a administração segura de medicamentos, segundo os tipos de riscos e os possíveis incidentes relacionados a essa prática.

Riscos	Incidentes	Recomendações

Assistenciais	Troca acidental de paciente, medicamento, dose, forma farmacêutica, via e horário de administração	• Mantenha o local bem iluminado durante a administração
		• Esteja com a prescrição médica vigente, no momento da administração do medicamento
		• Confira cada medicamento a ser administrado (etiqueta) com a prescrição médica vigente, confirmando:
		   ▪ Paciente (nome completo e leito)
		   ▪ Nome do medicamento (princípio ativo)
		   ▪ Dose
		   ▪ Forma farmacêutica (apresentação)
		   ▪ Via de administração
		   ▪ Velocidade/tempo de infusão (na administração intravenosa)
		   ▪ Horário de administração
		• Verifique todos os cateteres, sondas e drenos, da inserção até a conexão, antes de utilizá-los
		• Confirme o paciente (perguntando ao paciente/acompanhante: o nome e a data de nascimento) e verifique a pulseira de identificação
		• Informe ao paciente ou familiar sobre cada medicamento a ser administrado (nome do medicamento e via de administração)
		• Administre os medicamentos individualmente (um paciente por vez)

(*continua*)

Tabela 23.4 (*Continuação*) Recomendações para a administração segura de medicamentos, segundo os tipos de riscos e os possíveis incidentes relacionados a essa prática.

Riscos	Incidentes	Recomendações
Assistenciais	Atraso ou omissão da administração de medicamento	• Confirme antecipadamente a presença do paciente na unidade para o horário aprazado • Confirme a administração de todos os medicamentos prescritos para o horário aprazado: ▪ Faça a checagem (confirmação) da administração na prescrição médica
	Duplicação da administração de medicamento	• Administre todos os medicamentos de um mesmo paciente, por horário (pelo mesmo profissional) • Cheque a administração do medicamento, imediatamente após sua realização • Oriente o paciente a não utilizar seus próprios medicamentos – providencie a guarda ou a devolução dos medicamentos trazidos pelo paciente à família

	Incidentes relacionados a compatibilidade, estabilidade e validade dos medicamentos injetáveis	• Não administre simultaneamente (conexões Y) medicamentos injetáveis incompatíveis entre si (levando-se em conta o pH e a concentração). Nesse caso:
		  ▪ Altere o aprazamento ou escolha outra via de acesso venoso
		  ▪ Administre-os sequencialmente, lavando o acesso venoso com solução fisiológica 0,9% 10 mℓ entre as infusões
		  ▪ Consulte as bulas dos medicamentos em questão, o "Formulário Terapêutico Hospitalar" ou o farmacêutico
		• Não administre medicamentos, reconstituídos ou diluídos, com prazo de estabilidade ou de validade vencidos (consulte a bula do medicamento, o "Formulário Terapêutico Hospitalar" ou o farmacêutico)
		• Observe alterações físicas das soluções injetáveis, como:
		  ▪ Alteração da cor original
		  ▪ Formação de cristais e precipitados em frascos de soluções
		• Observação: em caso de dúvida, não devem ser administradas
		• Homogeneíze as soluções intravenosas (por meio de movimentos circulares do frasco) antes de iniciar a infusão
		• Administre os medicamentos termolábeis logo após seu preparo
		• Mantenha os medicamentos fotossensíveis protegidos da luz (frasco e equipo) durante a administração
		• Substitua todas as soluções de infusão intravenosa contínuas, instaladas há mais de 24 h (ou em prazo inferior, em função da estabilidade pós diluição – informada na bula do medicamento)

	Contaminação do paciente por agentes biológicos	• Retire anéis, aliança, pulseiras e relógio, antes de higienizar as mãos
		• Higienize as mãos (lave-as ou friccione-as com álcool gel) antes e após a administração dos medicamentos, a cada paciente
		• Realize a desinfecção das conexões dos dispositivos venosos com gaze estéril e solução asséptica alcoólica a 70%, antes de desconectar o sistema
		• Realize a administração com técnica asséptica
		• Não utilize as agulhas usadas no preparo do medicamento
		• Proteja as conexões dos dispositivos venosos (com equipos, etc.)
		• Realize a troca de materiais e dispositivos:
		  ▪ Equipos de soro para infusão contínua: a cada 72 h
		  ▪ Equipos de soro para infusão intermitente: a cada infusão
		  ▪ Buretas para administração de medicamentos: a cada 48 h
		  ▪ Torneirinhas, extensores e conectores: a cada 72 h
		  ▪ Venosos periféricos: até 72 h
		  ▪ Sempre que houver desconexão, refluxo sanguíneo, obstrução, infiltração, secreção local e sinais flogísticos
		• Realize a troca de curativos de dispositivos de acesso venoso:
		  ▪ Periféricos: a cada 24 h (se com fita adesiva hipoalergênica), ou a cada 72 h (se com película transparente)
		  ▪ Central: a cada 24 h (se com gaze e fita adesiva hipoalergênica), ou a cada 7 dias (se com película transparente)
		  ▪ Sempre que apresentar sujidade ou sangramento

(*continua*)

Tabela 23.4 (*Continuação*) Recomendações para a administração segura de medicamentos, segundo os tipos de riscos e os possíveis incidentes relacionados a essa prática.

Riscos	Incidentes	Recomendações

Assistenciais	Incidentes relacionados a falhas de monitoramento (da administração do medicamento e do paciente)	Antes da administração do medicamento, verifique:
		• A ação do medicamento a ser administrado
		• Os sinais vitais e os exames/testes laboratoriais – quando recomendados para administrar determinados medicamentos (p. ex.: anti-hipertensivos, insulinas, digitálicos, anticoagulantes etc.)
		• As condições do paciente: acesso venoso (validade, infiltração, flebite, hematoma, dor); presença de sondas gástricas; dificuldade de deglutição; locais de administração intramuscular e subcutânea (sistema de rodízio de locais); orientação e cooperação do paciente etc.
		• Os alertas de alergias a medicamentos (prescrição, SAE, pulseira):
		  ▪ Pergunte ao paciente se ele tem conhecimento sobre ser alérgico, ou já ter tido reações, aos medicamentos a serem administrados
		• Verifique a necessidade e utilize a bomba de infusão contínua (BIC):
		  ▪ Verifique a data da calibração da BIC e o prazo de validade
		  ▪ Realize a programação da BIC (velocidade de infusão)
		  ▪ Ligue o alarme sonoro
		• Verifique e confirme o MAV a ser administrado
		
		Durante a administração do medicamento, monitore:
		• As condições do acesso venoso durante a administração intravenosa
		• Os sinais e sintomas sugestivos de reações adversas ou alérgicas imediatas ao medicamento administrado: gastrintestinais, neurológicas, renais, cardiovasculares, respiratórias, cutâneas, oftalmológicas etc. (comunicar imediatamente ao enfermeiro e ao médico)
		• Os sinais vitais, durante a administração intravenosa de medicamentos vasoativos
		• A velocidade/tempo de administração intravenosa (*bolus*, lenta, contínua):
		  ▪ Controle o tempo de administração intravenosa contínua ou lenta (gotejamento) indicado, até a sua finalização
		  ▪ Anote o horário de início da administração intravenosa contínua, no rótulo de identificação do frasco
		  ▪ Se houver BIC instalada, confira:
		    ♦ A programação (velocidade de infusão)
		    ♦ Se o alarme sonoro está ligado
		• A administração de MAV
		• A aceitação e a deglutição de medicamentos administrados por via oral
		• Pergunte ao paciente sobre possíveis desconfortos ou reações percebidas durante a administração dos medicamentos
		
		Após a administração do medicamento, monitore:
		• Os sinais e sintomas do paciente, sugestivos de reações adversas ou alérgicas tardias ao medicamento administrado: gastrintestinais, neurológicas, renais, cardiovasculares, respiratórias, cutâneas, oftalmológicas etc. (comunique imediatamente as reações observadas ao enfermeiro e ao médico)
		• Pergunte ao paciente sobre possíveis desconfortos ou reações percebidas após a administração dos medicamentos

	Não conformidades relacionadas às anotações: ilegibilidade, omissão, incompletude e falta de clareza	• Confirme ("cheque") o horário de administração de cada medicamento, no respectivo horário aprazado:
		  ▪ Confirme a administração: faça um traço diagonal sobre o horário
		  ▪ Indique a omissão da administração: circule ("bole") o horário
		  ▪ Quando o horário de administração não coincidir com o horário aprazado: anote, ao lado do horário aprazado, o horário em que foi efetivamente realizada
		  ▪ Em caso de administração intravenosa (lenta ou contínua):
		    ♦ Anote o horário de início da administração (no rótulo do frasco e na prescrição)
		    ♦ Anote o horário de término da administração (na prescrição)
		• Anote as informações sobre a administração de cada medicamento (nas anotações de enfermagem):
		  ▪ Confirme cada medicamento administrado

(*continua*)

Tabela 23.4 (*Continuação*) Recomendações para a administração segura de medicamentos, segundo os tipos de riscos e os possíveis incidentes relacionados a essa prática.

Riscos	Incidentes	Recomendações
Assistenciais		<ul><li>Justifique a omissão da administração do medicamento (por indisponibilidade do medicamento, recusa do paciente, dificuldades do acesso venoso etc.)</li><li>Justifique o atraso da administração do medicamento (atraso na entrega, ausência do paciente, dificuldades do acesso venoso etc.)</li><li>Relate as intercorrências relativas à administração do medicamento (queixas do paciente, reações adversas ou alérgicas etc.)</li><li>Identifique o nome completo e o Coren do profissional que administrou o medicamento</li></ul><ul><li>Faça anotações legíveis, completas, claras e compreensíveis:<ul><li>Com grafia legível</li><li>Sem rasuras</li><li>Com conteúdo conciso e objetivo</li><li>Utilizando apenas abreviaturas padronizadas</li></ul></li></ul>
	Danos ao paciente relacionados a falhas na administração de medicamentos	<ul><li>As recomendações anteriores</li><li>Escolha o local recomendado para a aplicação e realize a técnica adequada ao procedimento, segundo a via de administração e o medicamento (consulte as descrições dos procedimentos de administração de medicamentos, a prescrição e a bula do medicamento)</li><li>Não utilize as agulhas usadas no preparo para puncionar o paciente</li><li>Faça o rodízio dos locais de aplicação dos medicamentos injetáveis</li><li>Respeite o tempo/velocidade recomendados para a administração do medicamento por via intravenosa (consulte a prescrição e bula)</li><li>Monitore as condições dos acessos venosos periféricos, antes, durante e após as infusões intravenosas, e observe a formação de infiltrações, extravasamento, hematomas e as queixas do paciente</li><li>Faça a fixação adequada dos dispositivos de acesso venoso periférico</li><li>Oriente o paciente quanto aos cuidados com os dispositivos venosos</li><li>Verifique as condições dos acessos venosos (central ou periférico) dos pacientes, antes, durante e após a administração de medicamentos por via EV</li></ul>
Ambientais	Contaminação do meio ambiente por agentes químicos e biológicos	<ul><li>Descarte adequadamente o material utilizado na administração da medicação:<ul><li>Encaminhe e descarte os resíduos da medicação no expurgo da unidade (não descartar no lixo do paciente)</li><li>Material perfurocortante (seringas com agulhas, dispositivos venosos): em caixa de perfurocortante (não desconectar as agulhas das seringas)</li><li>Demais materiais (seringas sem agulha, frascos e equipos de soro): em lixo com saco branco leitoso (infectante)</li><li>Resíduos químicos do "grupo B" (antineoplásicos, citostáticos, hormônios, antimicrobianos, imunossupressores, imunomoduladores e antirretrovirais): em recipiente com saco de cor laranja</li></ul></li><li>Observe se há indicação de "Precauções por Contato" para com o paciente e siga as recomendações preconizadas pelo Serviço de Controle de Infecção Hospitalar</li></ul>
Ocupacionais	Acidentes e contaminação do profissional por agentes químicos e biológicos	<ul><li>Descarte o material perfurocortante em caixa de perfurocortante (não desconecte ou reencape as agulhas)</li><li>Higienize as mãos após manipular medicamentos</li><li>Utilize luvas de procedimentos ao puncionar pacientes, manipular acessos venosos e administrar medicamentos injetáveis<ul><li>Durante a administração de medicamentos (antineoplásicos, citostáticos, hormônios, ganciclovir sódico, imunossupressores e imunomoduladores), utilize luvas cirúrgicas e avental impermeável de mangas longas e com elástico nos punhos</li></ul></li><li>Observe se há indicações de isolamento e precauções para com o paciente e siga as recomendações preconizadas pelo Serviço de Controle de Infecção Hospitalar</li></ul>

PROCEDIMENTOS OPERACIONAIS PADRÃO

Estão relacionados ao preparo e à administração de medicamentos, segundo a via de administração. O Procedimento Operacional Padrão (POP) é um documento organizacional que traduz o planejamento do trabalho a ser executado. É uma descrição detalhada de todas as medidas necessárias para a realização de uma tarefa.

O POP tem como objetivo manter o processo em funcionamento por meio da padronização e da minimização de ocorrência de desvios na execução da atividade, ou seja, assegura que as ações tomadas para garantir a qualidade e a segurança do paciente sejam padronizadas.

Os POP relacionados ao preparo e à administração de medicamentos devem contemplar as etapas de verificação dos "certos" (paciente certo; medicamento certo; dose certa; via certa; horário certo; forma farmacêutica certa; orientação certa; monitoramento certo e registro certo), bem como prever os perigos e os riscos inerentes a essa prática e determinar ações que evitem a ocorrência de incidentes que possam afetar a segurança do paciente.

Os POP relacionados ao preparo e à administração de medicamentos, segundo a via de administração (dermatológica, enteral, inalatória, intradérmica, intramuscular, intravenosa, nasal, oftálmica, oral, otológica, peridural, retal, subcutânea, sublingual e vaginal) estão detalhados no Capítulo 16.

MEDICAMENTOS DE ALTA VIGILÂNCIA (OU POTENCIALMENTE PERIGOSOS)

Os medicamentos de alta vigilância (MAV), ou potencialmente perigosos, são aqueles que têm risco aumentado de provocar danos significativos aos pacientes em decorrência de falha no processo de utilização (Tabela 23.5). Os erros que ocorrem com esses medicamentos podem não ser muito frequentes, porém suas consequências tendem a ser mais graves, podendo ocasionar lesões permanentes ou morte. Organizações dedicadas à segurança do paciente no mundo recomendam que os profissionais de saúde que trabalham com estes medicamentos conheçam seus riscos e que os hospitais implantem práticas para minimizar a ocorrência de erros com eles.

As estratégias envolvendo os MAV incluem padronização de prescrições, armazenamento, dispensação do preparo e administração desses medicamentos; melhorias no acesso às informações sobre esses fármacos; restrição ao acesso; uso de rótulos auxiliares e verificação independente (duplo *check*), manual ou automatizada.

Tabela 23.5 Medicamentos de alta vigilância (MAV), ou potencialmente perigosos, utilizados em serviços de saúde, segundo o Instituto para Práticas Seguras no Uso de Medicamentos (ISMP).[9]

Medicamentos potencialmente perigosos utilizados em hospitais (ISMP)	
Classes terapêuticas	**Exemplos de medicamentos**
Agonistas adrenérgicos intravenosos	Epinefrina, fenilefrina, norepinefrina
Analgésicos opioides endovenosos, transdérmicos e de uso oral incluindo líquidos concentrados e formulações de liberação imediata ou prolongada	–
Anestésicos gerais, inalatórios e endovenosos	Propofol, cetamina
Antagonistas adrenérgicos endovenosos	Propranolol, metroprolol
Antiarrítmicos endovenosos	Lidocaína, amiodarona
Antitrombóticos: 1. Anticoagulantes: warfarina, heparinas não fracionadas e de baixo peso molecular 2. Inibidor do fator Xa 3. Inibidores diretos da trombina 4. Trombolíticos 5. Inibidores da glicoproteína IIb/IIIa	1. Enoxaparina, dalteparina, nadroparina 2. Fondaparinux, rivaroxabana, apixabana 3. Dabigatrana, lepirudina 4. Alteplase, tenecteplase 5. Eptifibatide, tirofibana

(*continua*)

Tabela 23.5 (*Continuação*) Medicamentos de alta vigilância (MAV), ou potencialmente perigosos, utilizados em serviços de saúde, segundo o Instituto para Práticas Seguras no Uso de Medicamentos (ISMP).[9]

Medicamentos potencialmente perigosos utilizados em hospitais (ISMP)

Classes terapêuticas	Exemplos de medicamentos
Bloqueadores neuromusculares	Suxametônio/succinilcolina, rocurônio, pancurônio, vecurônio
Contrastes radiológicos endovenosos	–
Hipoglicemiantes orais	–
Inotrópicos endovenosos	Milrinona
Insulina subcutânea e endovenosa (em todas as formas de apresentação e administração)	–
Medicamentos administrados por via epidural ou intratecal	–
Medicamentos na forma lipossomal e seus correspondentes medicamentos na forma convencional	Anfotericina B lipossomal, doxorrubicina lipossomal, anfotericina B deoxicolato, cloridrato de doxorrubicina
Quimioterápicos de uso parenteral e oral	–
Sedativos de uso oral de ação moderada, para crianças	Hidrato de cloral
Sedativos endovenosos de ação moderada	Dexmedetomidina, midazolam
Soluções cardioplégicas	–
Soluções para diálise peritoneal e hemodiálise	–
Soluções de nutrição parenteral	–

Medicamentos específicos

Água estéril para inalação e irrigação em embalagens de 100 ml ou volume superior

Cloreto de potássio concentrado injetável

Cloreto de sódio hipertônico injetável (concentração maior que 0,9%)

Epinefrina subcutânea

Fosfato de potássio injetável

Glicose hipertônica (concentração maior ou igual a 20%)

Metotrexato de uso oral (uso não oncológico)

Nitroprussiato de sódio injetável

Oxitocina endovenosa

Prometazina endovenosa

Sulfato de magnésio injetável

Tintura de ópio

Vasopressina injetável

Recomendações para o preparo e a administração de MAV

- Na prescrição, destaque o medicamento como "Medicamento de Alta Vigilância" (com carimbo, caneta marca-texto etc.)
- A equipe de enfermagem deve verificar os "certos" no preparo e na administração do MAV
- Realize a dupla checagem (por dois profissionais) dos "certos", no preparo e na administração do MAV (medicamento, dose/cálculos, diluição, via, horário, paciente, velocidade de infusão, monitoramento e anotação). Esse procedimento deve ser descrito na anotação de enfermagem, com nome dos responsáveis

- Devem permanecer nas unidades de internação apenas os MAV que sejam absolutamente necessários à assistência do paciente
- Os MAV devem ser identificados de forma diferenciada, por meio de etiquetas ou invólucros exclusivos (p. ex., na cor vermelha)
- Os MAV devem ser armazenados de forma segregada (entre si e dos demais medicamentos), diferenciada (com identificação de MAV) e com restrição de acesso – especialmente os eletrólitos de alta concentração
- Preferencialmente, o preparo de misturas intravenosas contendo MAV deve ser centralizado na farmácia hospitalar.

CRITÉRIOS DE INCLUSÃO

As práticas seguras de preparo e administração de medicamentos devem ser aplicadas a todos os pacientes internados ou em atendimento em serviços de saúde, com prescrição de terapia medicamentosa. Devem abranger os pacientes ambulatoriais e em hospital-dia.

TREINAMENTO SOBRE PRÁTICAS SEGURAS NA ADMINISTRAÇÃO DE MEDICAMENTOS

Os profissionais de saúde, direta ou indiretamente relacionados ao processo de medicação, devem receber treinamento sobre o Protocolo de Segurança em Medicação, na admissão e periodicamente, pelas respectivas chefias. De modo geral, os profissionais devem ser orientados sobre as práticas seguras em medicação de modo a aprimorar seu conhecimento, suas capacidades e suas atitudes nas diferentes etapas envolvendo medicação.

MONITORAMENTO DA ADMINISTRAÇÃO DE MEDICAMENTOS

Notificação de incidentes relacionados à administração de medicamentos

Os eventos adversos que ocorreram na etapa de administração de medicamentos, bem como nas demais etapas do processo de medicação, devem ser registrados e notificados ao Núcleo de Segurança do Paciente (NSP) do serviço de saúde, por meio de formulário impresso ou eletrônico. O NSP deve proceder à análise do evento, identificar suas causas e propor ações de melhoria no processo de medicação, com o objetivo de prevenir novas ocorrências. A notificação não deve ter o intuito de buscar responsáveis ou culpados pela ocorrência, tampouco ter caráter punitivo, mas sim de identificar as falhas de processo que contribuíram para que o evento ocorresse. Desse modo, recomenda-se a não obrigatoriedade da identificação do notificador.

Indicadores

Está apresentado a seguir o indicador proposto pelo Ministério da Saúde no "Protocolo de Segurança na Prescrição, Uso e Administração de Medicamentos".[7] No entanto, outros indicadores podem ser propostos e monitorados.

- Taxa de erros na administração de medicamentos:

$$\frac{\text{Número de medicamentos administrados com erro de omissão}}{\text{Número de medicamentos administrados}} \times 100$$

A omissão corresponde a medicamento prescrito e não administrado (não devem ser incluídas as omissões de dispensação do medicamento ou as situações em que o paciente recusar a administração do medicamento)

- Periodicidade de verificação: mensal
- Responsável: gerência dos serviços de enfermagem.

COMITÊ DE ESPECIALISTAS

Recomenda-se a composição de um grupo com representantes das áreas de Enfermagem, Medicina, Farmácia e Gestão da Qualidade, cujas atribuições contemplem o desenvolvimento e a revisão periódica do protocolo de segurança em medicação institucional, o monitoramento dos indicadores, a análise dos eventos adversos notificados e, assim, a melhoria contínua dos processos de trabalho. Esse grupo deve estar vinculado ao Núcleo de Segurança do Paciente (NSP) e assessorá-lo nas análises e decisões relacionadas ao protocolo de segurança em medicação do serviço de saúde.

REFERÊNCIAS BIBLIOGRÁFICAS

1. Kohn LT, Corrigan JM, Donalds MS (eds.). To err is human: building a safer health system. 2.

ed. Washington, DC: National Academy Press; 2000. 312p.
2. Classen D, Resar R, Griffin F, Federico F, Frankel T, Kimmel N et al. "Global Trigger Tool" shows that adverse events in hospitals may be tem times greater than previously measured. Health Aff. 2011;30(4):518-9.
3. Nadzan DM. A system approach to medication use. In: Cousins DM. Medication use: a system approach to reducing errors. Oakbrook Terrace: Joint Commission; 1998. p.5-18.
4. Leape LL, Kabcenell AI, Gandhi TK, Carver P, Nolan TW, Berwick DM. Reducing adverse drug events: lessons from a breakthrough series collaborative. Jt Comm J Qual Improv. 2000;25(6):321-31.
5. Brasil. Agência Nacional de Vigilância Sanitária. Resolução RDC nº 36 de 26 de julho de 2013. Institui ações para a segurança do paciente em serviços de saúde e dá outras providências. Disponível em: www.segurancadopaciente.com.br/central_conteudo/mais/normativas/rdc-36-de-2013/. Acesso em 09/07/2016.
6. Brasil. Ministério da Saúde. Portaria MS/GM n. 529, de 1º de abril de 2013. Institui o Programa Nacional de Segurança do Paciente (PNSP). Disponível em: www20.anvisa.gov.br/segurancadopaciente/index.php/legislacao/item/portaria-529. Acesso em 09/07/2016.
7. Brasil. Ministério da Saúde. Portaria MS/GM n. 2095 de 24/09/13. Aprova os Protocolos Básicos de Segurança do Paciente. Anexo 03 – Protocolo de Segurança na Prescrição, Uso e Administração de Medicamentos; 2013. Disponível em: www20.anvisa.gov.br/segurancadopaciente/index.php/publicacoes/category/diversos. Acesso em 09/07/2016.
8. World Health Organization. The conceptual framework for the international classification for patient safety v1.1. Final technical report. Annexes, 2009. Disponível em: www.who.int/patientsafety/taxonomy/icps_full_report.pdf. Acesso em 20/08/2016.
9. Medicamentos Potencialmente Perigosos de Uso Hospitalar e Ambulatorial. Instituto para Práticas Seguras no Uso de Medicamentos/ISMP Brasil. Boletim ISMP. 2015;4(3). Disponível em: www.boletimismpbrasil.org/boletins/pdfs/boletim_ISMP_32.pdf. Acesso em 20/11/2015.

BIBLIOGRAFIA

Brasil. Conselho Federal de Enfermagem. Resolução COFEN n. 487, de 25 de agosto de 2015. Veda aos profissionais de Enfermagem o cumprimento da prescrição médica à distância e a execução da prescrição médica fora da validade. Disponível em: www.cofen.gov.br/resolucao-cofen-no-4872015_33939.html. Acesso em 29/09/2015.

Cassiani SHB, Miasso AI, Silva AEBC, Fakih FT, Oliveira RC. General aspects and number of phases of the medication system in four brazilian hospitals. Rev Latino-Am Enfermagem. 2004;12(5):781-89.

Conselho Regional de Enfermagem de São Paulo. Erros de Medicação. Definições e Estratégias de Prevenção. São Paulo: COREN-SP; 2011. Disponível em: inter.coren-sp.gov.br/sites/default/files/erros_de_medicacao-definicoes_e_estrategias_de_prevencao.pdf. Acesso em 09/07/2016.

Miasso AI, Silva AEBC, Cassiani SHB, Grou CR, Oliveira RC, Fakih FT. O processo de preparo e administração de medicamentos: identificação de problemas para propor melhorias e prevenir erros de medicação. Rev Latino-Am Enfermagem. 2006;14(3):354-63.

Miasso AI, Grou CR, Cassiani SHB, Silva AEBC, Fakih FT. Medication errors: types, causes and measures taken in four brazilian hospitals. Rev Esc Enferm USP. 2006;40(4):524-32.

Miasso AI, Oliveira RC, Silva AEBC, Lyra Junior DP, Gimenes FRE, Fakih FT, Cassiani SHB. Erros de prescrição em hospitais brasileiros: um estudo exploratório multicêntrico. Cad Saúde Pública. 2009;25(2):313-20.

24 Cirurgia Segura

Flávio Trevisani Fakih

INTRODUÇÃO

Em outubro de 2004, a Organização Mundial da Saúde (OMS) lançou a Aliança Mundial para Segurança do Paciente. A iniciativa foi uma resposta à Resolução n. 55.18 da Assembleia Mundial da Saúde, ocorrida em maio de 2002, que recomendou à OMS e aos Estados-Membros a maior atenção possível ao problema da segurança do paciente. Periodicamente, a Aliança organiza programas que abrangem aspectos sistêmicos e técnicos para melhora da segurança do paciente pelo mundo, sendo um deles o lançamento de Desafios Globais para a Segurança do Paciente.

O primeiro Desafio, para o biênio 2005-2006, teve como foco as infecções relacionadas à assistência à saúde. O segundo, para o biênio 2007-2008, foi "Cirurgia Segura Salva Vidas", com o objetivo de melhorar a segurança da assistência cirúrgica no mundo em quatro áreas nas quais poderiam haver grandes progressos na segurança da assistência cirúrgica: prevenção de infecção de local cirúrgico, anestesia segura, equipes cirúrgicas eficientes e mensuração da assistência cirúrgica.[1]

O aumento no número de cirurgias foi possível por meio do extraordinário avanço tecnológico, que trouxe benefícios consideráveis para os pacientes. Os resultados melhoraram de forma significativa, e procedimentos cirúrgicos altamente complexos se tornaram rotineiros. Por outro lado, o avanço tecnológico tornou o ambiente cirúrgico mais inseguro.[2]

Em 2008, a Aliança Mundial para a Segurança do Paciente estimou que aproximadamente 234 milhões de cirurgias extensas seriam feitas anualmente em todo o mundo, o que corresponde a uma operação para cada 25 pessoas vivas, e que cerca de 7 milhões de pacientes apresentariam complicações sérias e um milhão morrem durante ou logo após a cirurgia.[1]

Em um período de 6 meses em um centro cirúrgico nos Estados Unidos, foi evidenciada uma taxa de mortalidade relacionada a erros na assistência de uma para cada 270 (0,4%), e 65% desses erros foram considerados evitáveis.[3] Estima-se uma taxa de eventos adversos de um a cada 10.000 cirurgias. No trauma ortopédico, essa taxa sobe para um a cada 100. A taxa de mortalidade cirúrgica, se comparada à da aviação civil (inferior a uma por 1.000.000 de exposições), faz com que a área da saúde seja considerada uma das mais perigosas[4], além do custo social e financeiro decorrentes desses erros.

Mesmo os procedimentos mais simples envolvem dezenas de etapas críticas, com inúmeras oportunidades para falhas e enorme potencial de erros que resultam em injúrias aos pacientes.[5] O obstáculo mais crítico para o bom desempenho de uma equipe cirúrgica é a própria equipe. Cirurgiões, anestesiologistas, enfermeiros e outros membros devem ter um bom relacionamento e uma comunicação efetiva para utilizar seus conhecimentos e suas habilidades em benefício do paciente e prevenir uma proporção considerável das complicações que ameaçam a vida.[2] Para tanto, é necessário combinar a precisão técnica com a segurança do paciente. Nesse contexto, o uso correto de ferramentas, como o Protocolo de Cirurgia Segura da OMS, pode ajudar a atingir essa meta.[1]

O Ministério da Saúde do Brasil aderiu, em 2008, à campanha Cirurgias Seguras Salvam Vidas da OMS, promovendo a adesão dos hospitais a uma lista de verificação padronizada a fim de ajudar as equipes cirúrgicas na redução de erros e danos ao paciente. Instituiu o Programa Nacional de Segurança do Paciente (PNSP), por meio da Portaria MS/GM n. 529 de 1º de abril de 2013, com o objetivo de produzir, sistematizar e difundir conhecimentos sobre segurança do paciente[6], e também publicou a Portaria MS/GM n. 1.377, de 9 de julho de 2013, cujo Anexo 03 apresenta o "Protocolo para Cirurgia Segura".[7]

Este protocolo abrange os principais tópicos e documentos que norteiam as condutas relacionadas às ações de segurança do paciente cirúrgico, a saber: lista de verificação, avaliação pré-anestésica (APA), termo de consentimento esclarecido (TCE), sistematização da assistência de enfermagem perioperatória (SAEP), demarcação da lateralidade de sítio cirúrgico e protocolo de profilaxia antimicrobiana.

OBJETIVOS

Determinar e instituir medidas preventivas de ocorrência de incidentes, eventos adversos e mortalidade cirúrgica, visando a aumentar a segurança na realização dos procedimentos cirúrgicos em serviços de saúde.

MEDIDAS QUE INTEGRAM O PROTOCOLO DE CIRURGIA SEGURA

Lista de verificação da cirurgia segura (*check list*)

Deve ser feita de acordo com o protocolo da cirurgia segura, em todas as cirurgias, e está dividida em três etapas de verificação (Tabela 24.1):
- Primeira etapa: ocorre antes da indução anestésica, em que é conferida a identidade do paciente, a marcação do local cirúrgico, a assinatura do termo de consentimento, a realização da avaliação pré-anestésica (sempre que possível com a participação do paciente) e a conformidade de medicamentos e equipamentos de anestesia. Também são antecipadas as dificuldades de intubação, alergias e o risco de hemorragias. Nessa etapa, também é questionado o início da administração de antimicrobianos, quando indicados
- Segunda etapa: ocorre antes da incisão na pele, deve-se fazer uma breve pausa antes da incisão para que todos os membros da equipe – cirurgiões, anestesiologistas, enfermeiros e quaisquer outras pessoas envolvidas – se apresentem, confirmem verbalmente a identificação do paciente, o local cirúrgico, o procedimento a ser feito e a posição do paciente (pela segunda vez) e antecipem as possíveis complicações da cirurgia. Confere-se a disponibilidade de todos os exames de imagem, do instrumental e de equipamentos, se estes últimos estão funcionando e se a esterilização dos materiais e instrumentais foi realizada com sucesso. Essa etapa é um meio de assegurar a comunicação entre os membros da equipe e evitar erros como "paciente errado" ou "local errado", além de complicações pós-operatórias
- Terceira etapa: ocorre antes da saída do paciente da sala cirúrgica, momento em que o procedimento realizado é novamente verificado, os materiais e os instrumentais utilizados são conferidos, as amostras de material biológico, quando existem, são verificadas, identificadas e encaminhadas. Aspectos críticos do pós-operatório imediato são discutidos pela equipe.

Sempre que houver divergências ou dúvidas quanto à conferência de compressas, gazes, agulhas e instrumental cirúrgico, é obrigatória a realização de radioscopia ou radiografia antes do fechamento da ferida operatória do paciente.

Em cada uma das etapas, o coordenador da lista de verificação deve confirmar se a equipe cirúrgica completou todas as tarefas para aquela etapa, antes de prosseguir para a nova fase.

Ao final do preenchimento do *check list*, devidamente assinado, ele deve ser anexado no prontuário do paciente. Uma cópia do *check list* deve ser arquivada no respectivo centro cirúrgico, para análise posterior.

Tabela 24.1 Lista de verificação da cirurgia segura (*check list*).

Antes da indução anestésica (na presença de, pelo menos, membro da equipe de enfermagem e do anestesiologista)	Antes da incisão cirúrgica (na presença da equipe de enfermagem, do anestesiologista e do cirurgião)	Antes da saída do paciente da sala cirúrgica (na presença da equipe de enfermagem, do anestesiologista e do cirurgião)
O paciente confirmou sua identidade, o local da cirurgia, o procedimento e deu seu consentimento? ☐ Sim	Confirmar que todos os membros se apresentaram, indicando seu nome e sua função	O membro da equipe de enfermagem confirma verbalmente ☐ O nome do procedimento ☐ A conclusão da contagem de instrumentos, compressas e agulhas ☐ A identificação das amostras (ler as identificações das amostras em voz alta, inclusive o nome do paciente) ☐ Se há quaisquer problemas com os equipamentos a serem resolvidos
O local está demarcado? ☐ Sim ☐ Não aplicável	Confirmar o nome do paciente, o procedimento e onde será aplicada a incisão	Para o cirurgião, o anestesiologista e a equipe de enfermagem ☐ Quais são as principais preocupações para a recuperação e manejo deste paciente?
Foi concluída a verificação do equipamento de anestesiologia e da medicação? ☐ Sim	A profilaxia antimicrobiana foi administrada nos últimos 60 minutos? ☐ Sim ☐ Não aplicável	–
O oxímetro de pulso está colocado no paciente e funcionando? ☐ Sim	Prevenção de eventos críticos Para o cirurgião ☐ Quais são as etapas críticas ou não rotineiras? ☐ Qual a quantidade de perda de sangue prevista? Para o anestesiologista ☐ Há alguma preocupação especificamente relacionada ao paciente? Para a equipe de enfermagem ☐ Foi confirmada a esterilização (incluindo os resultados dos indicadores)? ☐ Há alguma preocupação ou problema com relação aos equipamentos?	
O paciente tem: Alergia conhecida? ☐ Não ☐ Sim Via aérea difícil ou risco de aspiração? ☐ Não ☐ Sim, e equipamentos/assistência disponíveis Risco de perda sanguínea > 500 mℓ (7 mℓ/kg para crianças)? ☐ Não ☐ Sim, e 2 acessos endovenosos/ou 1 acesso central e fluidos previstos	Os exames essenciais estão disponíveis? ☐ Sim ☐ Não aplicável	–

Esta lista não pretende ser exaustiva. Acréscimos e modificações para a adaptação à prática local são incentivados.
Adaptada de Ministério da Saúde, 2013.[8]

Avaliação pré-anestésica

É uma avaliação realizada pelo médico anestesiologista, previamente ao ato anestésico. Essa avaliação consiste em entrevista contendo interrogatório sobre diversos sistemas, antecedentes pessoais, anestésicos, cirúrgicos, hábitos, alergias, uso de medicações, entre outras informações relevantes sobre suas condições física e psicológica. Além da história e avaliação dos exames complementares, faz-se o exame físico e, se necessário, solicitam-se outros exames e até a avaliação de um especialista.

Durante a avaliação e/ou consulta pré-anestésica, o anestesiologista informa o paciente sobre os cuidados antes, durante e depois da realização do procedimento. Essas informações são basicamente sobre o período de jejum pré-operatório, as rotinas da anestesia e as informações gerais sobre a técnica anestésica que será empregada para a realização da cirurgia. Este é o momento ideal para esclarecer dúvidas do paciente, aliviar preocupações, ansiedade, medo, além de permitir a identificação de características individuais que podem aumentar o risco anestésico. Essa consulta visa a estabelecer medidas apropriadas para diminuir o risco anestésico, planejar a técnica anestésica, a assistência pós-operatória e obter o termo de consentimento esclarecido da anestesia.

O estado físico do paciente é graduado de acordo com a classificação da Sociedade Americana de Anestesiologia (ASA), e dá uma estimativa da condição clínica do paciente, não sendo uma avaliação de risco.

Termo de Consentimento Esclarecido (cirúrgico e anestésico)

Seu objetivo é informar ao paciente e/ou seu responsável sobre o procedimento cirúrgico e anestésico ao qual será submetido, seus riscos e benefícios. O paciente ou o responsável deve ter tempo hábil para ler atentamente e ter oportunidade para esclarecer dúvidas. Ao final, paciente/responsável e médico devem assinar e datar. Observações:

- Todo procedimento cirúrgico deve ser explicado antecipadamente ao paciente ou ao seu representante, em caso de incapaz (menores de idade, senilidade, estados confusionais etc.), pelo médico executor ou ao que participará do procedimento, salvo em risco iminente de morte, conforme o artigo 22 do capítulo IV do Código de Ética Médica do Conselho Federal de Medicina, resolução n. 1.931/2009, em vigor desde 13/4/2010, e o artigo 39 do Código de Defesa do Consumidor (Lei n. 8.0780/90)
- A realização do procedimento está sujeita ao aceite do paciente ou responsável, e ao preenchimento do TCE completo
- O paciente não deve ser encaminhado para o centro cirúrgico ou à sala de operação sem o TCE devidamente preenchido e assinado pelo médico e pelo paciente ou responsável
- Nas amputações e em transplante de órgãos, é necessário outro termo específico, e deve constar a assinatura de testemunhas
- O TCE do procedimento cirúrgico deve ser preenchido em duas vias, sendo uma delas arquivada no prontuário do paciente e a outra entregue ao paciente ou responsável
- O TCE do procedimento anestésico deve ser feito em uma via, na ficha do APA, que será anexada ao prontuário do paciente
- O médico também deve registrar a realização da orientação/esclarecimento do paciente/responsável quanto aos procedimentos cirúrgico e anestésico, seus riscos e o consentimento dele no prontuário.

Sistematização da assistência de enfermagem perioperatória (SAEP)

Consiste na realização da prática de enfermagem de modo sistemático (organizado e planejado) e tem como objetivo subsidiar meios para uma assistência de enfermagem global atendendo as necessidades do paciente cirúrgico.

Orientações gerais:

- O foco principal é o paciente e as intervenções para atender suas necessidades
- Respeite o paciente como indivíduo, protegendo seus direitos e dignidade
- Reduza a ansiedade do paciente e de sua família
- Ofereça assistência individualizada (cada pessoa é diferente e tem suas necessidades)
- Busque a satisfação do paciente, dos familiares e da equipe.

As etapas da SAEP vão desde a admissão do paciente, com coleta de dados, avaliação, identificação dos diagnósticos de enfermagem, prescrição das intervenções de enfermagem e registro de sua evolução durante toda a internação com reavaliação diária e em cada situação, assim como as anotações de todas as ocorrências com o paciente durante esse período, utilizando os impressos apropriados e seguindo os protocolos de Documentação em Enfermagem.

Para realizá-la, são utilizados alguns instrumentos, como a coleta de dados (sistematização da assistência de enfermagem – SAE), que é preenchida pelo enfermeiro do setor de internação na admissão no hospital. Além desse instrumento, no momento em que o paciente é encaminhado ao centro cirúrgico, é preenchido um formulário de confirmação de execução do preparo pré-operatório, que pode ser feito por todos os profissionais de enfermagem (enfermeiro, técnico e auxiliar de enfermagem).

Desde a admissão ao centro cirúrgico até o retorno à unidade de destino (unidade de internação ou de terapia intensiva – UTI), os profissionais de enfermagem do centro cirúrgico preenchem o instrumento da SAEP.

Alguns tópicos importantes registrados no SAEP são de fundamental importância para garantir a segurança no procedimento cirúrgico, sendo eles: recepção, posicionamento do paciente, presença de acessos vasculares, monitoramento, local da placa do bisturi e local da incisão. Além disso, são controladas e registradas as compressas, as gazes, as agulhas e o instrumental utilizado, assim como as peças para exame anatomopatológico.

Procedimentos Operacionais Padrão

É um documento organizacional que traduz o planejamento do trabalho a ser executado. É uma descrição detalhada de todas as medidas necessárias para a realização de uma tarefa.

O POP tem como objetivo manter o processo em funcionamento, por meio da padronização e da minimização de ocorrência de desvios na execução da atividade, ou seja, assegura que as ações tomadas para a garantia da qualidade e segurança do paciente sejam padronizadas.

Os responsáveis em cada área envolvida com a cirurgia segura (equipe médica, de enfermagem, engenharia clínica, serviço de controle de infecção hospitalar [SCIH], higiene, central de desinfecção e esterilização de materiais, central de processamento de roupas, farmácia, entre outras) têm o compromisso de desenvolver e revisar constantemente seus POP e divulgá-los.

Demarcação de lateralidade de local cirúrgico

Tem como objetivo demarcar o membro, região, lado ou nível de localização onde será realizada a cirurgia ou o procedimento terapêutico invasivo.

Observações sobre a demarcação:

- Todo procedimento cirúrgico ou terapêutico invasivo que possa ter mais do que uma localização deve ser demarcado antes de o paciente ser encaminhado para o local de realização do procedimento
- A marcação é feita pelo cirurgião responsável ou médico que participará do procedimento, desde que esteja presente durante o procedimento
- Sempre que possível, a demarcação deve ser realizada com a participação ativa do paciente e/ou responsável
- A marca padronizada (alvo, ⊙; Figura 24.1) será feita próxima ao local, de forma a não deixar dúvidas, e suficientemente permanente para continuar visível após a preparação da pele. Marcadores adesivos não são permitidos
- Em procedimentos que serão realizados em regiões bilaterais, a demarcação deve ser feita em ambos os lados.

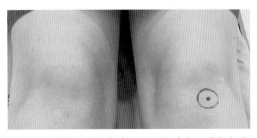

Figura 24.1 Ilustração da demarcação da lateralidade de local cirúrgico.

A demarcação do local cirúrgico é obrigatória na maioria dos procedimentos cirúrgicos, exceto:

- Cirurgia em órgão único
- Casos de intervenção nos quais o local de inserção do cateter/instrumento não é predeterminado. Por exemplo: cateterização cardíaca, laparotomia exploradora
- Cirurgias em dentes, face e mucosas – escrever nome e local no TCE (não usar abreviaturas)
- Crianças prematuras: pelo risco de tatuagem definitiva, indicar órgão e lateralidade no TCE
- Recusa do paciente: escrever no prontuário a recusa, com data e assinatura do paciente ou responsável
- Cirurgias de emergência: o médico responsável deve confirmar o local de intervenção em prontuário e a checagem deve ocorrer antes da incisão
- O paciente não será encaminhado à sala de operação sem a marcação (exceto nos casos já descritos).

Profilaxia antimicrobiana | Diretrizes do SCIH do serviço de saúde

Seu objetivo é prevenir a infecção de local cirúrgico, atingindo níveis do antibiótico no sangue e nos tecidos que exceda, em toda a duração do procedimento, as concentrações inibitórias mínimas dos microrganismos mais frequentemente encontrados naquele local.

Os aspectos críticos da antibioticoprofilaxia cirúrgica são a escolha do antimicrobiano adequado, o uso de dose adequada para o peso do paciente (atenção aos obesos) e a manutenção de níveis séricos e teciduais terapêuticos durante a cirurgia, o que pode requerer a repetição de doses em cirurgias mais prolongadas.

A terapia antimicrobiana (pré, intra e pós-operatória), deve ser definida, divulgada e controlada pelo SCIH do serviço de saúde (Protocolo de Profilaxia Antimicrobiana – PPA). Deve trazer a indicação do uso de antimicrobianos (princípio ativo, dose, frequência e duração do tratamento), de acordo com cada procedimento cirúrgico.

Como regra geral, a administração da primeira dose do antimicrobiano deve ocorrer antes e/ou durante a indução anestésica e ser finalizada entre 30 e 60 min antes da incisão cirúrgica. Especificamente, quando houver indicação de ciprofloxacino ou vancomicina, a administração deve ser iniciada 2 h antes da incisão e sua completa infusão deve durar 60 min. Conforme a indicação, a profilaxia é feita apenas durante o intraoperatório ou pode prolongar-se por 24 ou 48 h, conforme a especificidade, com intervalos definidos (no intra e no pós-operatório). As indicações deste protocolo destinam-se às cirurgias limpas ou potencialmente contaminadas. No caso de cirurgia com infecção ou de tratamento de processos infecciosos, deve-se seguir as orientações da equipe de infectologia ou do SCIH do serviço de saúde.

O PPA deve estar disponível em cada sala de operação, junto ao aparelho de anestesia, na recuperação pós-anestésica (RPA), UTI e unidades de internação.

CRITÉRIOS DE INCLUSÃO

As práticas da cirurgia segura devem ser aplicadas a todos os pacientes internados ou em atendimento em serviços de saúde que realizarão procedimentos cirúrgicos. Devem ser incluídos os pacientes ambulatoriais e em hospital-dia.

TREINAMENTO E ORIENTAÇÕES SOBRE O PROTOCOLO DE CIRURGIA SEGURA

Os profissionais de saúde e administrativos, direta ou indiretamente relacionados à assistência ao paciente, devem receber treinamento sobre o protocolo de cirurgia segura, na admissão e periodicamente, pelas respectivas chefias. De modo geral, os profissionais devem ser orientados sobre como e quando utilizar o protocolo, de maneira a aprimorar seu conhecimento, suas capacidades e suas atitudes.

MONITORAMENTO DA CIRURGIA SEGURA

Notificação de incidentes relacionados à cirurgia

Em caso de ocorrência de não conformidades ou quase erros, de acordo com a lista de verificação da cirurgia segura, estas devem ser notificadas à coordenação do centro cirúrgico e ao comitê da cirurgia segura do serviço de saúde, para que se realizem as adequações dos processos de trabalho e se implantem medidas preventivas junto aos gestores dos setores e serviços envolvidos.

Caso ocorra um evento adverso grave (p. ex., cirurgia em parte errada do corpo ou cirurgia em paciente errado), o evento deve ser notificado ao Núcleo de Segurança do Paciente (NSP) do serviço de saúde, por meio de formulário impresso ou eletrônico. As notificações devem relatar e esclarecer a ocorrência. O NSP deve analisar o evento, identificar suas causas e propor ações de melhoria no protocolo de cirurgia segura, com o objetivo de evitar novas ocorrências. A notificação não deve ter o intuito de buscar responsáveis ou culpados pela ocorrência, tampouco ter caráter punitivo, mas, identificar as falhas de processo que contribuíram para que o evento ocorresse. Desse modo, recomenda-se a não obrigatoriedade da identificação do notificador.

Indicadores

Estão apresentados a seguir os indicadores propostos pelo Ministério da Saúde no "Protocolo para Cirurgia Segura".[7] No entanto, outros indicadores podem ser propostos e monitorados.

Taxa de adesão ao *check list*

$$\frac{\text{Número de check lists realizados}}{\text{Total de cirurgias eletivas realizadas}} \times 100$$

- Periodicidade: 1 mês a cada semestre
- Realização: coordenação do Comitê de Cirurgia Segura ou pelo NSP do serviço de saúde.

Taxa de pacientes que receberam o antibiótico profilático corretamente no intraoperatório (medicamento e tempo)

$$\frac{\text{Número de pacientes que receberam corretamente o antibiótico}}{\text{Total de pacientes com indicação de profilaxia antimicrobiana}} \times 100$$

- Periodicidade: 1 mês a cada semestre
- Realização: coordenação do Comitê de Cirurgia Segura ou pelo NSP do serviço de saúde.

Número de eventos adversos graves

- Pacientes com EAG:
  - Número de cirurgias em paciente errado
  - Número de cirurgias em local errado
  - Número de procedimentos errados
  - Número de óbitos no intraoperatório
- Periodicidade: mensal
- Realização: coordenação do Comitê de Cirurgia Segura ou pelo NSP do serviço de saúde.

Os dados devem ser coletados a partir do impresso da "Lista de verificação da cirurgia segura" e das informações sobre a cirurgia realizada, presentes no prontuário do paciente.

COMITÊ DE ESPECIALISTAS

Recomenda-se a composição de um comitê de cirurgia segura, com representantes das áreas médica (cirurgiões, anestesiologistas), de enfermagem, do SCIH, administrativa do centro cirúrgico, farmácia, engenharia clínica, internação e gestão da qualidade, cujas atribuições contemplem o desenvolvimento e a revisão periódica do protocolo de cirurgia segura, o monitoramento dos indicadores, a análise dos eventos adversos notificados, a melhoria contínua dos processos de trabalho e a orientação e capacitação das equipes. Este comitê deve estar vinculado ao NSP e assessorá-lo nas análises e decisões relacionadas ao protocolo de cirurgia segura do serviço de saúde.

REFERÊNCIAS BIBLIOGRÁFICAS

1 Organização Mundial da Saúde. Segundo desafio global para a segurança do paciente: Manual - cirurgias seguras salvam vidas. Rio de Janeiro: Organização Pan-Americana da Saúde/Ministério da Saúde/Anvisa; 2009. Disponível em: bvsms.saude.gov.br/bvs/publicacoes/seguranca_paciente_cirurgia_salva_manual.pdf.
2 Panesar SS, Shaerf DA, Mann BS, Malik AK. Patient safety in orthopaedics: state of the art. J Bone Joint Surg Br. 2012;94(12):1595-7.
3 Calland JF, Adams RB, Benjamin Jr DK. Thirty-day postoperative death rate at an academic medical center. Ann Surg. 2002;235(5):690-6.
4 Amalberti R, Auroy Y, Berwick D, Barach P. Five system barriers to achieving ultrasafe health care. Ann Intern Med. 2005;142(9):756-64.
5 Motta Filho GR, Silva LFN, Ferracini AM, Bähr GL. Protocolo de Cirurgia Segura da OMS: O grau de conhecimento dos ortopedistas brasileiros. Rev Bras Ortop. 2013; 48(6):554-62.

6. Brasil. Ministério da Saúde - Portaria MS/GM n. 529 de 1º de abril de 2013. Institui o Programa Nacional de Segurança do Paciente (PNSP); 2013. Disponível em: bvsms.saude.gov.br/bvs/saudelegis/gm/2013/prt0529_01_04_2013.html.
7. Brasil. Ministério da Saúde. Portaria MS/GM n. 1377 de 09/07/13. Aprova os Protocolos Básicos de Segurança do Paciente. Anexo 03 – Protocolo para cirurgia segura; 2013. Disponível em: www20.anvisa.gov.br/segurancadopaciente/index.php/publicacoes/category/diversos.
8. Brasil. Agência Nacional de Vigilância Sanitária. Assistência segura: uma reflexão teórica aplicada à prática. 2013. Disponível em: www20.anvisa.gov.br/segurancadopaciente/images/documentos/livros/Livro1-Assistencia_Segura.pdf.

BIBLIOGRAFIA

Associação Nacional de Hospitais Privados. Observatório ANAHP. Gestão de risco e segurança evidenciam governança clínica nos hospitais da ANAHP. Edição 03/2011.

Bohomol E. Boas práticas para promoção de segurança em centro cirúrgico. In: Viana DL. Boas práticas de enfermagem. São Paulo: Yendis; 2010.

Brasil. Agência Nacional de Vigilância Sanitária. Assistência Segura: Uma Reflexão Teórica Aplicada à Prática Brasileira, DF: Ministério da Saúde; 2013. Disponível em: www20.anvisa.gov.br/segurancadopaciente/images/documentos/livros/Livro1-Assistencia_Segura.pdf.

Código de Ética Médica do Conselho Federal de Medicina. Disponível em: www.cremesp.org.br.

Grigoleto ARL, Gimenes FRE, Avelar MCQ. Segurança do cliente e as ações frente ao procedimento cirúrgico. Rev Eletr Enf. 2011; 13(2):347-54.

Kohn LT, Corrigan JM, Donaldson MS (eds.). To err is human: building a safer health system. Washington: National Academy Press; 2000.

National Health Service. Being open: communicating patient safety incidents with patients, their families, and cares. Disponível em: www.nrls.npsa.nhs.uk/resources/?entryid45=65077.

Vendramini RCR, Silva EA, Ferreira KASL, Possari JF, Baia WRM. Segurança do paciente em cirurgia oncológica: experiência do Instituto do Câncer do Estado de São Paulo. Rev da Esc de Enf USP. 2010; 44(3).

World Health Organization. World Alliance for Patient Safety: Forward Programme, 2008-2009. Disponível em: www.who.int/patientsafety/en.

25 Prevenção de Quedas

Maria Isabel Sampaio Carmagnani

INTRODUÇÃO

As quedas ocorrem em todas as fases da vida, sendo mais frequentes na infância e na idade mais avançada, quando pode se constituir em um evento mórbido que diminui a qualidade de vida, podendo levar ao óbito. Elas estão entre os principais eventos adversos que podem ser prevenidos em instituições de saúde. Os índices de queda em hospitais variam de 1,4 a 13 quedas para cada 1.000 pacientes por dia, de acordo com a característica da instituição. As lesões estão presentes de 15 a 50% dos eventos de queda.[1]

A queda é definida como um deslocamento não intencional do corpo para um nível inferior à posição inicial, provocado por circunstâncias multifatoriais, resultando ou não em dano. Considera-se queda quando o paciente é encontrado no chão ou quando, durante o deslocamento, necessita de amparo, ainda que não chegue ao chão. A queda pode ocorrer da própria altura, da maca/cama ou de assentos.

Os fatores de risco para queda são muitos, e suas consequências, imprevisíveis; na maioria das vezes, não ocorrem lesões graves, mas pode levar o indivíduo ao óbito ou interferir negativamente em sua qualidade de vida. As quedas são eventos mais prevalentes em pessoas idosas, e ocorrem na comunidade, nos hospitais e nas instituições para idosos.[2,3]

Segundo dados da Organização Mundial da Saúde (OMS), a frequência de quedas aumenta com a idade e o nível de fragilidade. Nas pessoas com mais de 65 anos de idade, de 28 e 35% sofrem quedas a cada ano. Em pessoas com mais de 70 anos, esse índice sobe para 34%, entre 80 e 90 o índice é de 45% e após os 90 anos chega a 50%. A causa da queda é multifatorial e sua prevenção depende de várias intervenções, dependendo da magnitude do risco.[4]

Alguns fatores de risco são considerados importantes por vários autores: idade igual ou maior que 75 anos, sedentarismo, presença de fraqueza muscular, dificuldade para andar (utilização de apoio), declínio cognitivo, dificuldade em realizar atividades de vida diária, utilização de quatro ou mais medicamentos por dia, história de quedas com fraturas e de acidente vascular cerebral (AVC)[4,5]. Pacientes com maior número de comorbidades (AVC, doenças cardiovasculares, renais, pulmonares e diabetes), quando sofrem uma queda tendo como consequência fratura de fêmur, têm maior chance de morrer (50% morre em 1 ano) A queda também leva a imobilização, lesões de tecidos moles, contusões, entorses, feridas e abrasões, lesões musculares e neurológicas, surgimento de outras doenças, dor, declínio funcional e da atividade física, atendimento médico, hospitalização, reabilitação, medo de quedas, abandono de atividades, tristeza, mudança na vida/comportamentos, sentimento de impotência, declínio em atividade social, perda de autonomia, institucionalização e morte.[1,6]

As fraturas decorrentes de quedas são responsáveis por aproximadamente 70% das mortes acidentais em pessoas com mais de 75 anos. Idosos apresentam dez vezes mais hospitalizações e oito vezes mais mortes por consequência de quedas.[7]

Os autores dividem os fatores de risco de quedas em extrínsecos e intrínsecos. Os riscos intrínsecos são relacionados ao próprio paciente: mudanças fisiológicas, alterações patológicas e psicológicas. As mudanças fisiológicas próprias da idade são descontrole da postura e do andar; ao se desequilibrarem, os idosos atrasam na seletividade das respostas mais complexas, por isso tropeçam mais, precisam se apoiar para subir e descer escadas e muitas vezes se escoram nas paredes para andar.[8]

As principais doenças que predispõem a queda são cardiovasculares, neurológicas, endocrinológicas, osteomusculares, geniturinária, oncológicas, psiquiátricas e sensoriais. Os medicamentos são fatores de risco pelo seu efeito prolongado e também pela interação entre eles. Os mais citados são psicotrópicos, benzodiazepínicos, analgésicos, diuréticos, laxantes e bloqueadores do canal de cálcio.[3,4,7]

As causas psicológicas em geral são decorrentes de uma queda que tenha provocado algum tipo de lesão e se manifestam por medo de cair novamente; o paciente passa a evitar suas atividades rotineiras, com tendência a ficar isolado.[1,3,5]

Os fatores extrínsecos são aqueles relacionados ao comportamento de risco (como subir em cadeiras), tabagismo, alcoolismo e outros hábitos. As residências geralmente são organizadas internamente de modo a serem consideradas de baixo risco para pessoas jovens, mas podem representar perigos para os idosos: escadas inclinadas sem corrimão, tapetes espalhados pela casa, tacos soltos, pisos escorregadios, fios elétricos soltos, má iluminação, excesso de móveis, objetos de uso frequente guardados em locais altos. Com relação à moradia, existe um agravante bastante comum: idosos com risco de quedas morando sozinhos, com pouco ou nenhum apoio dos familiares.[5]

Essa inadequação ambiental também pode ocorrer em hospitais, onde nem sempre há a infraestrutura preconizada pela Anvisa, por meio da RDC n. 50/2002, pois faltam profissionais de enfermagem, os processos de trabalho não são condizentes com a realidade e são desvinculados dos padrões de qualidade e de segurança do paciente.[9]

As quedas de pacientes produzem danos em 30 a 50% dos casos, sendo que de 6 a 44% desses pacientes sofrem danos graves, como fraturas, hematomas subdurais e sangramentos, que podem levar ao óbito. Elas também contribuem para aumentar o tempo de permanência hospitalar e os custos assistenciais, causar ansiedade na equipe de saúde, além de produzir repercussões como falta de credibilidade da instituição; muitas das situações são encaminhadas para processos legais.[3,4,6]

A incidência de queda é um dos mais sensíveis indicadores de qualidade e segurança do paciente, porque demonstra como os gestores empenham os recursos financeiros para o cuidado com o paciente e a prevenção de danos. Os relatos de ocorrência após uma queda delineiam o perfil de saúde dos pacientes que caem e como ocorrem as quedas.[1,9]

Estudos demonstram que o local de ocorrência em mais de 70% das quedas em pacientes hospitalizados é no quarto, durante a transferência da cama, cadeira ou cadeira de rodas, e cerca de 19% ocorrem na deambulação durante o trajeto de ida e volta ao banheiro.[3,6]

A segurança do paciente é o aspecto crucial da qualidade, o qual não se resume apenas em evitar danos previsíveis, mas proporcionar uma assistência efetiva. A ocorrência de quedas está vinculada a questões de segurança e qualidade, sendo indicativos dos processos assistenciais, em especial da assistência de enfermagem, porque os enfermeiros são os profissionais que estão presentes nas 24 h prestando cuidados. De igual importância são as condições e o suporte que os gestores oferecem para que ocorra uma assistência segura.

OBJETIVOS

- Diminuir a ocorrência de quedas nos pacientes hospitalizados
- Implementar medidas de prevenção de quedas: realizar a avaliação de riscos

- Promover educação do paciente, família e aos profissionais da instituição, e eliminar as condições externas que possam contribuir com a queda
- Orientar ações, procedimentos assistenciais e administrativos (registros e encaminhamentos) quando ocorrer uma queda
- Monitorar as ocorrências das quedas e suas consequências e aplicar os indicadores preconizados.

MEDIDAS QUE INTEGRAM O PROTOCOLO DE PREVENÇÃO DE QUEDAS

Avaliação do risco de queda

A avaliação do risco de queda deve ser feita no momento da admissão do paciente com o emprego de uma escala adequada ao perfil dos pacientes da instituição. Essa avaliação deve ser repetida diariamente até a alta do paciente. Nesse momento, também se deve avaliar a presença de fatores que podem contribuir para o agravamento do dano em caso de queda.

Segundo alguns autores[1,3], os fatores de risco intrínsecos funcionais incluem:

- Idade acima de 65 anos
- Alterações do nível de consciência
- Distúrbios do equilíbrio
- Déficit motor
- Déficit sensorial
- Síncope
- Incontinência urinária
- Incontinência fecal
- Uso de medicamentos (sedativos, anti-hipertensivos etc.)
- Hipotensão postural
- História de queda recente.

Os fatores intrínsecos relacionados às patologias são:

- Doenças osteomioarticulares
- Neurológicas
- Otológicas
- Cardiovasculares.

Perracini[5] apresenta uma proposta de questionário para avaliar o risco de queda e outro a ser empregado depois da queda. A autora considera essencial que haja diferentes níveis de risco para melhor conduzir as intervenções, tendo um diferencial entre risco e alto risco. Todos os idosos devem ser classificados quanto ao grau de risco. Muitas vezes o paciente apresenta apenas o fator idade como risco para queda, nesse caso, ele pode ser classificado como risco para queda, todavia, se ele tomar muitas medicações e ter história recente de queda, deve ser classificado como alto risco.

A autora recomenda que seja avaliada a marcha e o equilíbrio (testes específicos) e a investigação minuciosa de evento de queda para definir a causa. Essa estratégia pode colaborar muito no reconhecimento do paciente com alto risco.

O Ministério da Saúde[3] tem um modelo de avaliação e prevenção do risco de quedas; geralmente a queda está vinculada ao ambiente físico e ao perfil de saúde do paciente em que se destaca: idade avançada (sobretudo acima de 85 anos), redução da mobilidade, história de queda recente, incontinência urinária, uso de diversos medicamentos e hipotensão postural. O protocolo orienta a intervenções possíveis para diminuir estes fatores de risco. Quanto aos fatores externos (inerentes à organização), cita pisos desnivelados, camas e cadeiras com altura inadequada, objetos e mobiliários no meio do caminho e falta de profissionais de enfermagem em situações ocasionais ou de forma rotineira.

Segundo dados da literatura, assim como dados evidenciados na prática, outros modelos têm sido implementados, dirigidos ao perfil dos pacientes e baseados nas medidas de segurança do paciente adotadas na instituição. Recentemente, a escala *Morse Fall Scale* (de risco para quedas em adultos) foi traduzida para a língua portuguesa, validada e submetida à adaptação cultural por Urbanetto et al.[10] Esses autores concluíram um estudo para identificar os pontos de corte para a predição do risco e analisar de forma mais consistente a aplicação dessa escala no Brasil.

Prevenção de quedas em instituições de saúde

O Ministério da Saúde orienta que os serviços de saúde adotem medidas universais para a prevenção de quedas de todos os pacientes, independentemente do risco. Essas medidas incluem a criação de um ambiente de cuidado seguro conforme a legislação vigente: pisos antiderrapantes, mobiliário e boa iluminação, corredores livres de entulho, o uso de vestuário e calçados adequados e a movimentação segura dos pacientes.

As intervenções com multicomponentes tendem a ser mais efetivas na prevenção de quedas, sendo as mais utilizadas nos protocolos de prevenção:

- Após avaliação e identificação do paciente em risco de queda, realize a prescrição de enfermagem com as medidas profiláticas (pelo enfermeiro)
- Realize a identificação do paciente com risco de queda por meio de pulseira e/ou de sinalização à beira do leito
- Identifique o prontuário do paciente com a etiqueta de risco de queda
- Os pacientes com risco de queda devem ter supervisão intensiva, sobretudo aqueles que apresentarem confusão mental. Nessa situação, procure conscientizar a família sobre a importância da presença de um acompanhante
- Comunique à equipe multiprofissional sobre o risco de queda do paciente
- Oriente a equipe e o acompanhante para que acompanhem o paciente na ida ao banheiro e não o deixem sozinho, inclusive durante o banho. Recomenda-se deixar uma luz do banheiro acesa à noite. Se o paciente tiver vários fatores de risco e estiver sem acompanhante (sozinho no quarto), mantenha a porta do quarto aberta
- Deixe a área de circulação do quarto livre de móveis e utensílios
- Identifique as solicitações de exames externos com etiqueta de risco
- Registre no prontuário do paciente todas as intervenções realizadas
- Entregue a orientação institucional sobre a prevenção de quedas (panfletos etc.), ao paciente e ao acompanhante, no primeiro dia de internação
- Reforce e acrescente as orientações, à equipe e ao acompanhante, quando surgirem outros riscos (introdução de medicamentos, intervenções cirúrgicas, piora do quadro clínico etc.)
- Oriente a equipe e o acompanhante para que auxiliem o paciente na saída e no retorno ao leito, na transferência do leito para a maca, cadeira de rodas e poltrona
- Oriente a equipe multiprofissional e o acompanhante para que mantenham as grades do leito do paciente com risco de quedas sempre elevadas
- Mantenha a cama na posição baixa, se possível, e com as rodas travadas
- Mantenha a campainha e os objetos pessoais ao alcance do paciente
- Avalie a necessidade de realizar a contenção mecânica do paciente no leito, em razão de seu estado mental. A contenção somente deve ser realizada quando todas as demais intervenções tiverem sido ineficazes e o paciente estiver em condição de ser um risco para si mesmo
- Explique ao paciente e ao acompanhante o tipo de calçado que o paciente deve usar: com solado antiderrapante e fácil de calçar
- Sempre que necessário, acione as equipes de manutenção e limpeza do serviço de saúde a fim de manter o ambiente (quartos, corredores, banheiros) em boas condições de circulação (piso limpo, seco, livre de irregularidades e obstruções).

Na ocorrência de queda

- Em caso de queda, encaminhe o paciente ao leito, comunique a enfermeira e o médico da unidade ou de plantão
- Verifique e anote no prontuário do paciente e na ficha de ocorrência de quedas, de maneira clara e completa, as circunstâncias em que ocorreu a queda, incluindo:
  - Risco de queda, identificado no dia em que ela ocorreu
  - Período do dia em que ocorreu o evento
  - Local da queda
  - Como ocorreu a queda
  - Se o paciente estava sozinho ou com acompanhante
  - Se o paciente estava confuso
  - Se houve testemunhas
  - Se o paciente acionou a campainha ou chamou antes da queda
  - Quais as medicações em uso

- Se havia prescrições voltadas à prevenção de quedas no prontuário do paciente
- A conduta médica – registro indispensável
• Verifique e anote as condições externas que colaboraram para a queda, como a altura da cama, se estava com as grades baixadas, se a campainha do quarto e banheiro estavam funcionando. Registre também o quadro de pessoal da unidade e como foi feita a divisão de trabalho naquele dia
• Solicite avaliação médica, mesmo quando parecer que não houve lesões e que o paciente está bem (os pacientes podem não valorizar alguns sintomas porque não os associam com a queda)
• Preste atenção às reações do paciente nas 24 h seguintes
• Encaminhe a ficha de ocorrência de queda para a coordenação de enfermagem e para a comissão de prevenção de quedas para análise
• Acompanhe o monitoramento do paciente após a queda, com a comissão de prevenção de quedas ou com o Núcleo de Segurança do Paciente (NSP).

A abordagem dos fatores de risco de quedas da pessoa idosa que sofreu uma queda deve ser feita de forma minuciosa pelo médico. Uma queda pode ser a expressão clínica de vários eventos, e os fatores intrínsecos precisam ser avaliados de forma multidisciplinar. A equipe de enfermagem deve pesquisar e rever diariamente o risco para quedas em todos os pacientes na admissão.

CRITÉRIOS DE INCLUSÃO

Todos os pacientes internados ou em atendimento em serviços de saúde. Também devem ser incluídos os pacientes (ambulatoriais, hospital-dia ou internados) que realizarão procedimentos.

TREINAMENTO E ORIENTAÇÕES SOBRE O PROTOCOLO DE PREVENÇÃO DE QUEDAS

Os profissionais de saúde e administrativos, direta ou indiretamente relacionados à assistência ao paciente, devem receber treinamento sobre o protocolo de prevenção de quedas, na admissão e periodicamente, pelas respectivas chefias. De modo geral, os profissionais devem ser orientados sobre como e quando realizar a prevenção de quedas, de modo a aprimorar seu conhecimento, suas capacidades e suas atitudes.

MONITORAMENTO DE QUEDAS

Notificação

As ocorrências de quedas de pacientes devem ser registradas e notificadas ao NSP do serviço de saúde, por meio de formulário impresso ou eletrônico. O NSP deve proceder com a análise do evento, identificar suas causas e propor ações de melhoria no processo de medição, com o objetivo de prevenir novas ocorrências. A notificação não deve ter o intuito de buscar os responsáveis ou os culpados pela ocorrência, mas identificar as falhas de processo que contribuíram para que o evento ocorresse. Desse modo, recomenda-se uma anotação completa sobre o evento, sobretudo as medidas tomadas pela equipe e a prontidão do atendimento.

Indicadores

Os indicadores propostos pelo Ministério da Saúde no protocolo de prevenção de quedas são apresentados a seguir, no entanto, outros indicadores podem ser propostos e monitorados:

- Proporção de pacientes com avaliação de risco de queda realizada na admissão
- Número de quedas com dano
- Número de quedas sem dano
- Índice de quedas:

$$\frac{\text{Número de eventos}}{\text{Número de pacientes-dia}} \times 1.000$$

Esse indicador pode ser monitorado utilizando um diagrama de controle, visando não só a construir a série histórica do evento, como também auxiliar a estabelecer metas e parâmetros de avaliação.

COMITÊ DE ESPECIALISTAS

Recomenda-se a composição de uma comissão de prevenção de quedas, com representantes das áreas de enfermagem, medicina, fisioterapia e farmácia, cujas atribuições contemplem o desenvolvimento e a revisão periódica do protocolo de prevenção de quedas, o monitoramento dos indicadores, a análise dos eventos adversos notificados e, assim, a melhoria contínua dos processos de trabalho. Essa comissão deve estar vinculada ao NSP e assessorá-lo nas análises e decisões relacionadas ao protocolo.

REFERÊNCIAS BIBLIOGRÁFICAS

1. Correa AD, Marques IAB, Martinez MC, Santesso PL, Leão ER, Chimentão DMN. Implantação de um protocolo para gerenciamento de quedas em hospital: resultados de quatro anos de seguimento. Rev Esc Enferm. 2012;46(1):67-74.
2. Sociedade Brasileira de Geriatria e Gerontologia. Quedas em idosos: prevenção. Projeto Diretrizes da Associação Médica Brasileira e Conselho Federal de Medicina. São Paulo; 2008.
3. Brasil. Ministério da Saúde. Agência Nacional de Vigilância Sanitária. Fundação Oswaldo Cruz. Protocolo Prevenção de quedas. Brasília: Ministério da Saúde; 2013.
4. Organização Mundial da Saúde. Relatório Global da OMS sobre Prevenção de Quedas na Velhice. Coordenação de Controle de Doenças. Secretaria de Estado da Saúde; 2007.
5. Perracini MR. Prevenção e Manejo de Quedas no Idoso. In: Ramos LR, Toniolo Neto, J. Geriatria e Gerontologia. Guias de Medicina Ambulatorial e Hospitalar/ Unifesp – Escola Paulista de Medicina. São Paulo: Manole, 2005.
6. Diccini S, Pinho PG, Silva FO. Assessment of risk and incidence of falls in neurosurgical inpatients. Rev Latino Am Enferm. 2008;16(4):752-7.
7. Fabricio SCC, Rodrigues RAP, Costa Junior ML. Causas e consequências de quedas em idosos atendidos em hospital público. Rev Saúde Pública. 2004;38(1):93-9.
8. Papaléo Neto, M. Gerontologia: a velhice e o envelhecimento em visão globalizada. São Paulo: Atheneu; 1966.
9. Mesquita GV et al. Morbimortalidade em idosos por fratura proximal do fêmur. Rev Texto Contexto Enferm. 2009;18(1):67-73.
10. Urbanetto J de S, Creutzberg M, Franz F, Ojeda BS, da S et al. Morse Fall Scale: tradução e adaptação transcultural para a língua portuguesa. Rev Esc Enferm USP [Internet]. 2013 June [cited 2015 Sept 05]; 47(3):569-75.

26 | Prevenção de Lesões por Pressão

Ieda Aparecida Carneiro

INTRODUÇÃO

Em abril de 2016, o *National Pressure Ulcer Advisory Panel* (NPUAP), organização norte-americana dedicada à prevenção e ao tratamento de lesões por pressão, anunciou uma mudança em sua terminologia: a nomenclatura "úlceras por pressão" foi substituída pelo termo "lesão por pressão", pois descreve com mais precisão as lesões em peles intactas e ulceradas, atualizando a versão anterior datada de 2007.[1,2] Lesão por pressão, em sua atual definição, caracteriza-se por dano localizado na pele e/ou tecidos moles adjacentes, geralmente sobre uma proeminência óssea ou relacionada ao uso de dispositivo médico ou a outro artefato (Figura 26.1). A lesão pode se apresentar em pele íntegra ou como úlcera aberta, podendo ser dolorosa. A lesão ocorre como resultado da pressão intensa e/ou prolongada em combinação com o cisalhamento (deformação sofrida por um corpo quando sujeito à ação de forças cortantes). A tolerância do tecido mole à pressão e ao cisalhamento também pode ser afetada por microclima, nutrição, perfusão, comorbidades e sua condição.[2,3] O novo sistema de classificação inclui ainda as definições relacionadas aos estágios descritos a seguir.[2]

Estágio 1 | Pele íntegra com eritema que não embranquece

Caracteriza-se por pele íntegra com área localizada de eritema que não embranquece e que pode parecer diferente em pele de cor escura. Presença de eritema que embranquece ou mudanças na sensibilidade, temperatura ou consistência (endurecimento) podem preceder as mudanças visuais. Mudanças na cor não incluem descoloração púrpura ou castanha, as quais podem indicar dano tecidual profundo.[2]

Estágio 2 | Perda da pele em sua espessura parcial com exposição da derme

O leito da ferida é viável, de coloração rosa ou vermelha, úmido e pode também apresentar-se como uma bolha intacta contendo exsudato seroso ou rompida. Não estão presentes: tecido adiposo, tecidos profundos, tecido de granulação, esfacelo e escaras. Essas lesões geralmente resultam de microclima inadequado e cisalhamento da pele na região da pelve e do calcâneo. O estágio 2 não descreve as lesões de pele associadas à umidade, incluindo a dermatite associada à incontinência (DAI), a dermatite

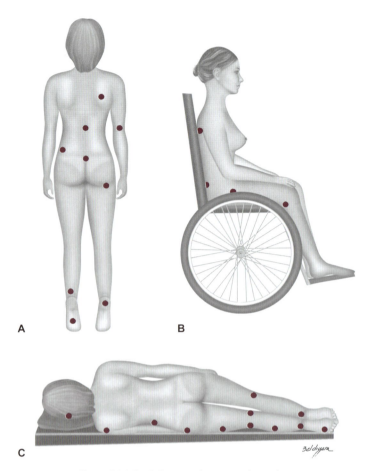

Figura 26.1 A a C. Regiões de proeminência óssea.

intertriginosa, a lesão de pele associada a adesivos ou a feridas traumáticas (fricção, queimaduras, abrasões).[2]

Estágio 3 | Perda da pele em sua espessura total

Ocorre a perda da pele em sua espessura total, na qual a gordura é visível e, com frequência, estão presentes tecido de granulação e epíbole (lesão com bordas enroladas) e pode estar visível o esfacelo e/ou escara. A profundidade do dano tecidual varia conforme a localização anatômica e as áreas com adiposidade significativa podem desenvolver lesões profundas. Podem ocorrer descolamento e túneis. Não há exposição de fáscia, músculo, tendão, ligamento, cartilagem e/ou osso. Quando o esfacelo ou escara prejudica a identificação da extensão da perda tecidual, deve-se classificá-la como lesão por pressão não classificável.[2]

Estágio 4 | Perda da pele em sua espessura total e perda tecidual

Caracteriza-se pela perda da pele em sua espessura total e perda tecidual com exposição ou palpação direta de fáscia, músculo, tendão, ligamento, cartilagem ou osso. Pode estar visível o esfacelo e/ou escara, ocorrendo frequentemente a epíbole (lesão com bordas enroladas), deslocamento e/ou túneis. A profundidade varia conforme a localização anatômica. A Figura 26.2 apresenta exemplos dos quatro estágios das lesões por pressão.

Quando o esfacelo ou escara prejudica a identificação da extensão da perda tecidual, deve-se classificá-la como lesão por pressão não classificável.[2]

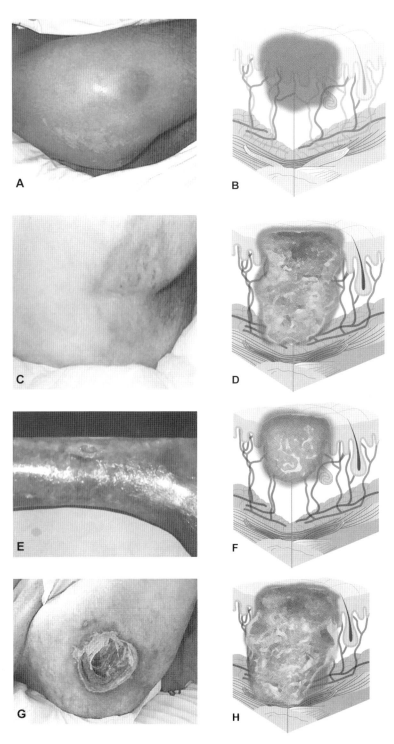

Figura 26.2 Estágios 1 (A e B), 2 (C e D), 3 (E e F) e 4 (G e H) das lesões por pressão.

Pressão não classificável | Perda da pele em sua espessura total e perda tecidual não visível

Caracteriza-se pela perda da pele em sua espessura total e perda tecidual na qual a extensão do dano não pode ser confirmada, pois está encoberta por esfacelo ou escara. Estes, ao serem removidos, deixam aparentes as lesões no estágio 3 ou 4. A escara estável (seca, aderente, sem eritema ou flutuação), em membro isquêmico ou no calcâneo não deve ser removida.[2]

Pressão tecidual profunda | Descoloração vermelho-escura, marrom ou púrpura, persistente e que não embranquece

A pele pode estar intacta ou não, com área localizada e persistente de coloração vermelho-escura, marrom ou púrpura, que não embranquece, ou separação epidérmica que mostra lesão com leito escurecido ou bolha com exsudato sanguinolento. A dor e a mudança na temperatura muitas vezes precedem as alterações de coloração da pele. A descoloração pode apresentar-se diferente em pessoas com pele de tonalidade mais escura. Essa lesão resulta de pressão intensa e/ou prolongada e de cisalhamento na interface sobre o músculo. A ferida pode evoluir rapidamente e revelar a extensão atual da lesão tecidual ou resolver sem perda tecidual. Quando estiverem visíveis tecido necrótico (Figura 26.3), tecido subcutâneo, tecido de granulação, fáscia, músculo ou outras estruturas adjacentes, indica lesão por pressão com perda total de tecido (lesão por pressão não classificável, ou estágio 3 ou 4). Não se deve utilizar a categoria lesão por pressão tecidual profunda (LPTP) para descrever condições vasculares, traumáticas, neuropáticas ou dermatológicas.[2] Estas são categorizadas em definições adicionais.

Pressão relacionada a dispositivo médico

Essa terminologia resulta do uso de dispositivos criados e aplicados para fins diagnósticos e terapêuticos. A lesão por pressão resultante geralmente apresenta o padrão ou forma do dispositivo. Essa lesão deve ser categorizada usando o sistema de classificação de lesões por pressão.[2]

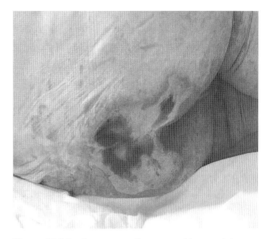

Figura 26.3 Lesão por pressão com tecido necrótico.

Pressão em membranas mucosas

Esse tipo de lesão é encontrada em casos de uso de dispositivos médicos no local do dano. Em virtude da anatomia do tecido, essas lesões não podem ser categorizadas.[2]

OBJETIVOS

Avaliar os pacientes no âmbito hospitalar, identificar o potencial de risco em desenvolver lesão por pressão, implementar medidas preventivas para evitar seu aparecimento ou minimizá-lo. No caso de aparecimento da lesão por pressão, os profissionais de enfermagem devem classificá-la e monitorar sua evolução.[3]

Medidas que integram o protocolo de lesão por pressão

Avaliação do paciente em risco de lesão por pressão

A avaliação do paciente deve ser global, multidimensional e interdisciplinar, abrangendo as dimensões biológicas, psicossocial e funcional. Na avaliação é importante verificar a capacidade, a habilidade e a motivação do paciente ou seu cuidador no tratamento da lesão.[3,4]

A avaliação de risco de lesão por pressão deve ser feita por profissional treinado em reconhecer os fatores de risco e implementar medidas preventivas, adequadas ao estágio da lesão. Recomenda-se que a avaliação de risco seja feita até 6 h após a admissão do paciente, e a reavaliação sempre que houver uma mudança na condição clínica e/ou funcional do paciente. As avaliações devem ser documentadas e acessíveis a todos os membros da equipe interdisciplinar.[3,4]

Na inspeção da pele, deve-se atentar para as áreas de risco mais vulneráveis às lesões como joelhos, região sacral, trocanter, tuberosidade isquiática, cotovelos, região temporal e occipital, ombros, artelhos e regiões do corpo em que pressão, fricção e cisalhamento podem ocorrer ou que existam forças externas exercidas relacionada a algum dispositivo médico. Os pacientes participativos e com autonomia devem ser encorajados a realizar a inspeção, seguindo as orientações dos profissionais.

Os profissionais devem estar atentos aos sinais que possam indicar desenvolvimento de lesões como eritema persistente, bolha, descoloração, calor, edema e enduração localizada. Em pacientes com pele de tonalidade mais escura, deve-se localizar áreas púrpuras, escuras e com calor local.[3,4]

Todas as alterações na pele devem ser documentadas em prontuário.

Instrumentos de avaliação de risco

A utilização de escalas de avaliação de risco para lesão por pressão facilita a identificação de fatores de risco presentes e oferece oportunidade para planejar os cuidados preventivos e de controle das lesões. As escalas são úteis, pois estabelecem, por intermédio de pontuação, a probabilidade de ocorrência de lesões por pressão em pacientes, com base em uma série de parâmetros considerados fatores de risco. Essas escalas incluem condição geral do paciente, avaliação da pele, mobilidade, umidade, incontinência, nutrição e dor. Recomenda-se a adoção de uma escala que já tenha sido testada, validada e que se adapte às necessidades da instituição; dentre as escalas mais comumente utilizadas estão as de Waterlow, Braden e Braden Q.[5,6]

Escala de Waterlow

Avalia sete tópicos principais: relação peso/altura (IMC), avaliação visual da pele em áreas de risco, sexo, idade, presença de incontinência, mobilidade, apetite e medicamentos. Tem ainda quatro itens que pontuam fatores especiais de risco: subnutrição do tecido celular, deficiência neurológica, tempo de cirurgia acima de 2 h e traumas de medula lombar (Tabela 26.1). Os pacientes que apresentam escores alto têm maior risco de desenvolver a lesão por pressão e são estratificados em grupos de risco, para tanto pode ser utilizado o Cartão de Pontuação de Waterlow (Tabela 26.2).[5]

Tabela 26.1 Escala de Waterlow (versão adaptada e validada para o Brasil).

Itens	Pontos
IMC	
Média	0
Acima da média	1
Obeso	2
Abaixo da média	3
Tipo de pele (em áreas de risco)	
Saudável	0
Muito fina	1
Seca	1
Com edema	1
Úmida e pegajosa (em alta temperatura)	1
Descorada	2
Quebradiça/marcada	3
Sexo/idade	
Masculino	1
Feminino	2
14-49	1
50-64	2
65-74	3
75-80	4
80+	5
Continência	
Uso de SVD ou continente	0
Ocasionalmente incontinente	1
Uso de SVD e incontinente fecal	2
Duplamente incontinente	3

(continua)

Tabela 26.1 (*Continuação*) Escala de Waterlow (versão adaptada e validada para o Brasil).

Itens	Pontos
Mobilidade	
Total	0
Inquieto/agitado	1
Apático	2
Restrito/contido	3
Inerte	4
Dependente de cadeira de rodas	5
Subnutrição do tecido celular	
Caquexia	8
Insuficiência cardíaca	5
Doença vascular periférica	5
Anemia	2
Fumante	1
Deficiência neurológica	
Diabetes	4
Paraplegia motora ou sensitiva	6
Cirurgia de grande porte/trauma	
Abaixo da medula lombar	5
Acima de duas horas	5
Apetite	
Normal	0
Pouco	1
Somente líquido	2
SNG/E	
Anorético	3
Medicação/alta dosagem	
Esteroides	
Citotóxicos	
Anti-inflamatório	
Total	
Em risco	10+
Alto risco	15+
Altíssimo risco	20+

Adaptada e validada para o Brasil por Rocha, 2007.[5]

Escala de Braden

Leva em consideração a fisiopatologia das lesões por pressão e permite avaliação de aspectos importantes à formação da lesão, segundo seis parâmetros: percepção sensorial, umidade, mobilidade e atividade, nutrição, fricção e cisalhamento. Os escores relacionados a percepção sensorial, umidade, mobilidade e atividade e nutrição recebem uma pontuação que varia de 1 (menos favorável) a 4 (mais favorável). Os escores fricção e cisalhamento recebem pontuação de 1 a 3. A estratificação é feita em faixas, sendo que menores valores indicam piores condições.[6]

A pontuação varia de 6 a 23, e consideram-se pacientes sem risco com escores entre 19 e 23, com baixo risco, escores de 15 a 18. Em risco moderado, escores de 13 a 14, de alto risco, escores de 10 a 12 e altíssimo risco escores entre 6 e 9 (Tabela 26.3).[6-11]

Escala de Braden Q

É a versão pediátrica da escala de Braden, desenvolvida por Curley e Quigley em 2004. A escala avalia os riscos de desenvolvimento de lesões por pressão em crianças por meio de dois parâmetros: o primeiro considera a intensidade e a duração da pressão por meio da avaliação da mobilidade, atividade e percepção sensorial, e o segundo, a tolerância dos tecidos pela avaliação da umidade, cisalhamento, nutrição, perfusão e oxigenação dos tecidos. Essa escala foi traduzida e adaptada para o Brasil em estudo realizado por Maia *et al.*(Tabela 26.4).[12]

Prevenção

Conhecendo os riscos associados ao desenvolvimento lesões por pressão, medidas preventivas devem ser priorizadas. Todos os pacientes devem ser considerados de risco para o desenvolvimento de lesões. A utilização de escalas requer uma avaliação clínica e cuidados específicos com a pele.[1]

CRITÉRIOS DE INCLUSÃO

Todos os pacientes internados devem ser incluídos: os pacientes ambulatoriais e de hospital-dia, com mobilidade reduzida ou que apresentem fatores de risco para desenvolvimento de lesões por pressão.

Tabela 26.2 Cartão de pontuação de Waterlow.

Constituição peso/altura	Sexo	Apetite	Tipo de pele	Mobilidade	Débito neurológico	Continência	Riscos especiais Má nutrição tecidual	Cirurgia de grande porte ou trauma	Medicação
Normal: 0	Masc 1 Fem 2	Normal: 0	Saudável: 0	Total: 0	MS paraplegia: 4 a 6	Normal: 0	Caquexia terminal: 8	Ortopédica abaixo da cintura, coluna dorsal 5	Esteroides: 4
Acima da média: 1	Idade	Diminuído: 1	Fina (folha de papel): 1	Nervoso: 1	–	Incontinência ocasional: 1	Insuficiência cardíaca: 5	Na mesa de operação: > 2 horas 5	Citotóxicos: 4
Obeso: 2	14 a 49: 1	SNG (líquidos): 2	Seca: 1	Apático: 2	–	Cateter incontinência: 2	Doença vascular periférica: 5	–	Anti-inflamatórios: 4
Abaixo da média: 3	50 a 64: 2	NBM anoréxico: 3	Edematosa: 1	Restrita: 3	–	Incontinência dupla: 3	Anemia: 2	–	–
	65 a 74: 3	–	Viscosa: 1	Inerte/tração: 4	–	–	Fumo: 1	–	–
	75 a 80: 4	–	Descorada: 2	Preso à cadeira de rodas: 5	–	–	–	–	–
	> 85: 5	–	Quebradiça: 3	–	–	–	–	–	–
Pontuação	Médio risco: > 10 pontos			Alto risco: > 15 pontos					

Adaptada de Rocha, 2007.[5]

Tabela 26.3 Escala de Braden (adaptada e validada para o Brasil).

Área do cuidado	1 Ponto	2 pontos	3 pontos	4 pontos	Pontuação
Percepção sensorial Capacidade de reagir significativamente à pressão relacionada ao desconforto	Totalmente limitado: não reage (não geme, não se segura em nada, não se esquiva) a estímulo doloroso, devido ao nível de consciência diminuído, à sedação ou à capacidade limitada de sentir dor na maior parte do corpo	Muito limitado: somente reage a estímulo doloroso, não é capaz de comunicar desconforto exceto por meio de gemido ou agitação; ou tem alguma deficiência sensorial que limita a capacidade de sentir dor ou desconforto em mais de metade do corpo	Levemente limitado: responde a comando verbal, mas nem sempre é capaz de comunicar o desconforto ou expressar necessidade de ser mudado de posição, ou tem certo grau de deficiência sensorial que limita a capacidade de sentir dor ou desconforto em uma ou duas extremidades	Nenhuma limitação: responde a comandos verbais; não tem déficit sensorial que limite a capacidade de sentir ou verbalizar dor ou desconforto	
Umidade Nível ao qual a pele é exposta a umidade	Completamente molhada: a pele é mantida molhada quase constantemente por transpiração, urina etc. Umidade é detectada às movimentações do paciente	Muito molhada: a pele está frequentemente (mas nem sempre molhada); a roupa de cama deve ser trocada pelo menos uma vez por turno	Ocasionalmente molhada: a pele fica ocasionalmente molhada, requerendo uma troca extra de roupa de cama por dia	Raramente molhada: a pele geralmente está seca, a troca de roupa de cama é necessária somente nos intervalos de rotina	
Atividade Grau de atividade física	Acamado: confinado à cama	Confinado à cadeira: a capacidade de andar está severamente limitada ou nula; não é capaz de sustentar o próprio peso e/ou precisa ser ajudado a se sentar	Anda ocasionalmente: anda ocasionalmente durante o dia, embora distâncias muito curtas, com ou sem ajuda; passa a maior parte de cada turno na cama ou na cadeira	Anda frequentemente: anda fora do quarto pelo menos 2 vezes/dia e dentro do quarto pelo menos uma vez a cada 2 horas	
Mobilidade Capacidade de mudar e controlar a posição do corpo	Totalmente imóvel: não faz nem mesmo pequenas mudanças na posição do corpo ou das extremidades sem ajuda	Bastante limitado: faz pequenas mudanças ocasionais na posição do corpo ou extremidades, mas é incapaz de fazer mudanças frequentes ou significativas sozinho	Levemente limitado: faz frequentes, embora pequenas, mudanças na posição do corpo ou extremidades sem ajuda	Não apresenta limitações: faz importantes e frequentes mudanças sem auxílio	

(continua)

Tabela 26.3 (*Continuação*) Escala de Braden (adaptada e validada para o Brasil).

Área do cuidado	1 Ponto	2 pontos	3 pontos	4 pontos	Pontuação
Nutrição Padrão usual de consumo alimentar.	Muito pobre: nunca come uma refeição completa; raramente come mais de 1/3 do alimento oferecido; come duas porções ou menos de proteína (carnes ou laticínios) por dia; ingere pouco líquido; não aceita suplemento alimentar líquido ou é mantido em jejum e/ou com dieta líquida e/ou IV por mais de 5 dias	Provavelmente inadequado: raramente come uma refeição completa; geralmente come cerca de metade do alimento oferecido. A ingestão de proteína inclui somente três porções de carne ou laticínios por dia. Ocasionalmente aceita um suplemento alimentar ou o recebe abaixo da quantidade satisfatória de dieta líquida ou alimentação por sonda	Adequado: come mais da metade da maioria das refeições; come um total de quatro porções de alimento rico em proteína (carne e laticínios) todo dia. Ocasionalmente recusa uma refeição, mas geralmente aceita um complemento oferecido; ou é alimentado por sonda ou regime de nutrição parenteral total, o qual provavelmente satisfaz a maior parte das necessidades nutricionais	Excelente: come a maior parte de cada refeição; nunca recusa uma refeição Geralmente ingere um total de quatro ou mais porções de carne e laticínios Ocasionalmente come entre as refeições. Não requer suplemento alimentar	
Fricção e cisalhamento	Problema: requer assistência moderada a máxima para se mover. É impossível levantá-lo ou erguê-lo completamente sem que haja atrito da pele com o lençol. Frequentemente escorrega na cama ou cadeira, necessitando de ajustes de posição com o máximo de assistência. Espasticidade, contratura ou agitação levam à quase constante fricção	Problema em potencial: move-se, mas sem vigor, ou requer mínima assistência. Durante o movimento provavelmente ocorre algum atrito da pele com o lençol, a cadeira ou outros. Na maior parte do tempo mantém posição relativamente boa na cama ou na cadeira, mas ocasionalmente escorrega	Nenhum problema: move-se sozinho na cama ou cadeira e tem suficiente força muscular para erguer-se completamente durante o movimento. Sempre mantém boa posição na cama ou cadeira		
				Pontuação total:	

Risco muito alto: 6 a 9
Risco alto: 10 a 12
Risco moderado: 13 a 14
Baixo risco:15 a 18
Sem risco: 19 a 23
Adaptada de Paranhos *et al*., 1999.[6]

Tabela 26.4 Escala de Braden Q (versão adaptada e validada para o Brasil para avaliação do risco de lesão por pressão em crianças).

Área do cuidado	1 ponto	2 pontos	3 pontos	4 pontos
Mobilidade Capacidade de mudar e controlar a posição do corpo	Completamente imóvel: não faz mudanças, nem mesmo pequenas, na posição do corpo ou das extremidades, sem ajuda	Muito limitado: faz pequenas mudanças ocasionais na posição do corpo ou extremidades, mas é capaz de fazer mudanças completamente sozinho	Levemente limitado: faz mudanças frequentes, embora pequenas, na posição do corpo ou das extremidades, sem ajuda	Nenhuma limitação: faz mudanças importantes e frequentes na posição do corpo, sem ajuda
Atividade Grau de atividade física	Acamado: permanece no leito o tempo todo	Restrito à cadeira: a capacidade de deambular está gravemente limitada ou inexistente. Não consegue sustentar o próprio peso e/ou precisa de ajuda para sentar-se em uma cadeira ou cadeira de rodas	Deambulação ocasional: deambula ocasionalmente durante o dia, porém por distâncias bem curtas, com ou sem ajuda. Passa a maior parte do turno no leito ou na cadeira	Crianças jovens demais para deambular ou deambulam frequentemente: deambula fora do quarto pelo menos 2 vezes/dia e dentro do quarto pelo menos 1 vez a cada 2 h durante as horas em que está acordado
Percepção sensorial Capacidade de responder de maneira apropriada ao desconforto relacionado à pressão	Completamente limitada: não responde ao estímulo doloroso (não geme, não se encolhe ou se agarra), por causa da diminuição do nível de consciência, ou sedação ou limitação da capacidade de sentir dor na maior parte da superfície corporal	Muito limitada: responde apenas ao estímulo doloroso. Não consegue comunicar desconforto, exceto por gemido ou inquietação; ou apresenta alguma disfunção sensorial que limita a capacidade de sentir dor ou desconforto em mais da metade do corpo	Levemente limitada: responde aos comandos verbais, mas nem sempre consegue comunicar o desconforto ou a necessidade de ser mudado de posição, ou apresenta alguma disfunção sensorial em uma ou duas extremidades que limita a capacidade de sentir dor	Nenhuma alteração: responde aos comandos verbais. Não apresenta déficit sensorial que limite a capacidade de sentir ou comunicar dor ou desconforto
Umidade Grau de exposição da pele à umidade	Constantemente úmida: a pele fica constantemente úmida por suor, urina etc. A umidade é percebida cada vez que o paciente é movimentado ou mudado de posição	Frequentemente úmida: a pele está frequentemente, mas nem sempre, úmida. A roupa de cama precisa ser trocada pelo menos a cada 8 h	Ocasionalmente úmida: a pele está ocasionalmente úmida, necessitando de troca de roupa de cama a cada 12 h	Raramente úmida: a pele geralmente está seca, as trocas de fraldas são feitas de rotina e as roupas de cama necessitam ser trocadas apenas a cada 24 h

(continua)

Tabela 26.4 (*Continuação*) Escala de Braden Q (versão adaptada e validada para o Brasil para avaliação do risco de lesão por pressão em crianças).

Área do cuidado	1 ponto	2 pontos	3 pontos	4 pontos
Fricção e cisalhamento Fricção: a pele se move contra as estruturas de suporte Cisalhamento: a pele e a superfície óssea adjacente deslizam uma sobre a outra	Problema importante: a espasticidade, a contratura, o prurido ou a agitação levam a criança a debater-se no leito e há fricção quase constante	Problema: necessita de ajuda moderada a máxima para se mover. É impossível se levantar completamente sem deslizar sobre os lençóis do leito ou cadeira, necessitando de reposicionamento frequente com o máximo de assistência	Problema potencial: movimenta-se com dificuldade ou necessita de mínima assistência. Durante o movimento, provavelmente ocorre atrito entre a pele e os lençóis, cadeira, coxins ou outros dispositivos. Na maior parte do tempo, mantém uma posição relativamente boa na cadeira e no leito, mas ocasionalmente escorrega	Nenhum problema aparente: capaz de se levantar completamente durante uma mudança de posição. Movimenta-se sozinho na cadeira e no leito, e tem força muscular suficiente para levantar-se completamente durante o movimento. Mantém uma posição adequada no leito e na cadeira o tempo todo
Nutrição Padrão habitual de consumo alimentar	Muito pobre: em jejum ou mantido com ingesta hídrica ou hidratação IV por mais de 5 dias ou albumina < 2,5 mg/dℓ ou nunca come uma refeição completa. Raramente come mais da metade de algum alimento oferecido. O consumo de proteínas inclui apenas duas porções de proteína (carne ou derivados de leite) por dia. Ingere pouco líquido. Não ingere suplemento dietético líquido	Inadequada: dieta líquida por sonda ou NPP que fornece calorias e minerais insuficientes para a idade ou albumina < 3 mg/dℓ ou raramente come uma refeição completa. Geralmente come apenas a metade de algum alimento oferecido. O consumo de proteínas inclui apenas três porções de carne ou derivados de leite por dia. Ocasionalmente ingere suplemento dietético	Adequada: dieta por sonda ou NPP que fornece calorias e minerais suficientes para a idade ou come mais da metade da maioria das refeições. Consome um total de quatro porções de proteínas (carne, derivados do leite) por dia. Ocasionalmente recusa uma refeição, mas geralmente toma suplemento dietético, se oferecido	Excelente: dieta geral que fornece calorias suficientes para a idade. Por exemplo, come/bebe a maior parte de cada refeição/alimentação. Nunca recusa uma refeição. Geralmente come um total de quatro ou mais porções de carne e derivados do leite. Ocasionalmente, come entre as refeições. Não necessita de suplementação
Perfusão tecidual e oxigenação	Extremamente comprometida: hipotenso (PAM < 50 mmHg; < 40 mmHg em recém-nascido) ou o paciente não tolera as mudanças de posição	Comprometida: normotenso. Apresenta saturação de oxigênio < 95% ou hemoglobina < 10 mg/dℓ ou tempo de enchimento capilar > 2 s. O pH sérico é < 7,40	Adequada: normotenso. Apresenta saturação de oxigênio < 95% ou hemoglobina < 10 mg/dℓ ou tempo de enchimento capilar > 2 s. O pH sérico é normal	Excelente: normotenso. Apresenta saturação de oxigênio > 95%, hemoglobina normal e tempo de enchimento capilar < 2 s

Variação: 7-28 pontos; escore 28: sem risco de úlcera de pressão; escore 7: risco máximo. Adaptada de Maia et al., 2011.[12]

TREINAMENTO E ORIENTAÇÕES SOBRE O PROTOCOLO DE LESÕES POR PRESSÃO

Os profissionais de enfermagem e profissionais da equipe interdisciplinar devem receber treinamento sobre o protocolo de lesões por pressão, na admissão e periodicamente, conforme normatização da instituição. De modo geral, os profissionais devem ser orientados sobre como e quando realizar os cuidados conforme o protocolo, de modo a aprimorar seu conhecimento, suas capacidades e suas atitudes.

Dentre as principais recomendações, destacam-se:[1,13]

- Mantenha a pele do paciente sempre limpa e seca
- Utilize sabão pouco irritante e com pH neutro
- Na inspeção da pele, observe atentamente as proeminências ósseas das regiões sacral, trocantérica e calcânea, procurando por escoriações, eritema, maceração
- Cheque temperatura local
- Evite água muito quente – prefira a água morna
- Utilize cremes hidratantes
- Evite realizar massagens sobre proeminências ósseas
- Utilize películas protetoras de poliuretano, espuma ou hidrocoloide extrafino em regiões suscetíveis
- Observe os locais suscetíveis para recorrência de lesões já tratadas
- Trate os processos que ocasionam umidade na pele do paciente
- Minimize os efeitos da pressão levando em consideração mobilização, mudanças posturais e utilização de superfícies especiais de suporte
- Elabore, na mobilização, um plano de cuidados que auxilie na mobilidade e nas atividades do paciente
- Realize o reposicionamento a cada 2 h em pacientes acamados, seguindo orientação institucional, evitando o contato direto com proeminências ósseas (Figura 26.4)
- Utilize técnicas de posicionamento segundo o plano de assistência individualizado de prevenção e tratamento (Figura 26.5)
- Utilize superfícies de suporte e dispositivos complementares na prevenção e no tratamento de lesões por pressão (Figura 26.6).

Com relação aos demais dispositivos e procedimentos:

- Dentre as superfícies de suporte e dispositivos complementares, estão os de superfícies

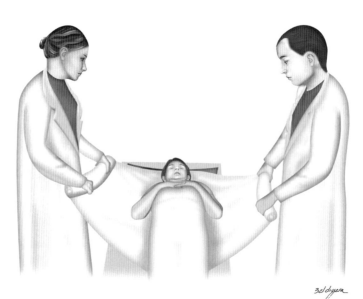

Figura 26.4 Mobilização do paciente com manutenção do alinhamento corporal, da distribuição do peso e do equilíbrio do paciente.

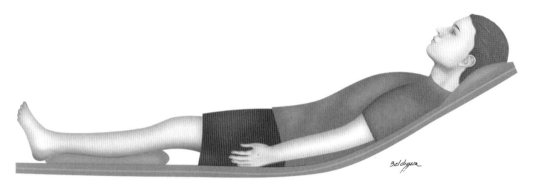

Figura 26.5 Elevação dos calcâneos.

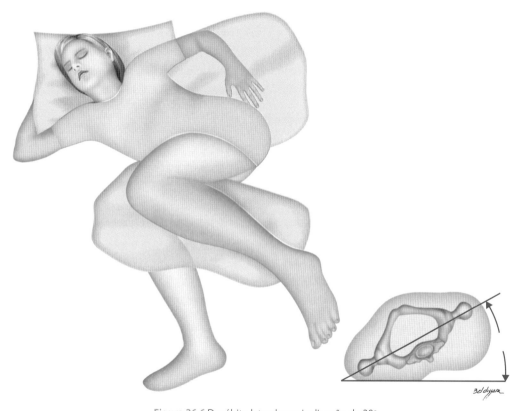

Figura 26.6 Decúbito lateral com inclinação de 30º.

estáticas, como os colchões piramidais, e os de superfícies dinâmicas, como colchões alternantes de ar. As superfícies de suporte devem reduzir ou aliviar a pressão tecidual, diminuir as forças de cisalhamento e ser de fácil manutenção e higienização
- Os dispositivos do tipo anel ou boia não são recomendados
- A avaliação nutricional deve ser realizada por membro da equipe interdisciplinar
- O programa de educação composto pela equipe interdisciplinar deve envolver o paciente e seus familiares ou cuidadores
- Todo o planejamento assistencial deve estar detalhadamente descrito e documentado em prontuário.

MONITORAMENTO DE LESÕES POR PRESSÃO

Conforme recomendação do Ministério da Saúde, por meio da Portaria n. 529/2013, que institui o Programa Nacional de Segurança do Paciente (PNSP), o principal objetivo é monitorar a incidência de lesões por pressão, além de outros programas que visem minimizar esses e outros agravos. O Núcleo de Segurança do Paciente (NSP), conforme RDC n. 36/2013 da ANVISA, deve ser implementado nos serviço de saúde. O NSP deve proceder à análise de cada evento de lesão por pressão, identificar suas causas e propor ações de melhoria, com o objetivo de prevenir novas ocorrências. A notificação deve ter o objetivo de identificar as falhas de processo que contribuíram para que o evento ocorresse. Desse modo, recomenda-se a não obrigatoriedade da identificação do notificador.

Indicadores

Estão apresentados a seguir os indicadores propostos pelo Ministério da Saúde no protocolo para prevenção de lesões por pressão e, além dele, outros indicadores podem ser propostos e monitorados.[3] No protocolo, sugerem-se três indicadores de processo e um indicador de resultado para as lesões:

- Percentual de pacientes submetidos à avaliação de risco de lesões por pressão na admissão
- Percentual de pacientes de risco recebendo cuidado preventivo apropriado para lesões por pressão
- Percentual de pacientes recebendo avaliação diária para risco de lesões por pressão
- Incidência de lesões por pressão.

COMITÊ DE ESPECIALISTAS

Recomenda-se a composição de um grupo com representantes das áreas de Enfermagem, Medicina, Nutrição e Fisioterapia cujas atribuições contemplem o desenvolvimento e a revisão periódica do protocolo de lesões por pressão, o monitoramento dos indicadores, a análise dos eventos adversos notificados e, assim, a melhoria contínua dos processos de trabalho. Este grupo deve estar vinculado ao NSP e assessorá-lo nas análises e decisões relacionadas ao protocolo de lesões por pressão.

O direcionamento do cuidado e a validação de intervenções prioritárias ao cuidado de pacientes com lesões por pressão, propostas pelo grupo, podem ser consideradas a partir da situação clínica evidenciada, dos conhecimentos e habilidades dos profissionais de enfermagem, do uso de instrumentos preditivos de risco e na intervenção nos fatores de risco para o desenvolvimento de lesões por pressão.

REFERÊNCIAS BIBLIOGRÁFICAS

1 National Pressure Ulcer Advisory Panel (NPUAP) 2007. Disponível em www.npuap.org.
2 National Pressure Ulcer Advisory Panel (NPUAP), 2016. Disponível em www.npuap.org/resources/educational-and-clinical-resources/pressure-%20injury-staging-illustrations.
3 Brasil. Ministério da Saúde. Anvisa. Fiocruz. Protocolo para prevenção de úlcera por pressão. Brasília: Ministério da Saúde; 2013.
4 Agency for Health Care Policy and Research. Clinical practice Guideline number 3. Pressure ulcers in adults: prediction and prevention – US Department of Health and Human Services Publication. 1992; 92-0047.
5 Rocha ABL, Barros SMO. Avaliação de risco de úlcera por pressão: propriedades de medida da versão em português da escala de Waterlow. Acta Paul Enferm. 2007;20(2):143-50.
6 Paranhos WY, Santos VL. Avaliação de risco para úlceras por pressão por meio da Escala de Braden, na língua portuguesa. Rev Esc Enferm USP. 1999;33:191-206.
7 Ayello EA, Braden B. How and why to do pressure ulcer risk assessment. Adv Skin & Wound Care. 2002; 15(3):125-33.
8 Blanes L, Yoshitome AY, Ferreira LM. Úlcera por pressão: utilizando instrumentos de avaliação de risco como estratégia para a prevenção. Estima. 2003; 1(3);37-45.
9 Blanes L, Yoshitome AY, Ferreira LM. Úlcera por pressão. Rev Medicina e Cultura. 2009;1:14-21.
10 Bryant RA, Shannon ML, Pieper B, Braden BJ, Morris DJ. Pressure ulcers. In: Bryant RA. Acute and chronic wounds - nursing management. Missouri: Mosbi; 1992.
11 Cardoso JRS, Blanes L, Calil JA, Chacon JMF, Ferreira LM. Prevalence of pressure ulcers in a Brazilian hospital: results of a cross-sectional study. OWM. 2010; 56(10):52-7.
12 Maia ACAR, Pellegrino DMS, Blanes L, Dini GM, Ferreira LM. Tradução para a língua portuguesa e validação da escala de Braden Q para avaliar o risco de úlcera por pressão em crianças. Rev Paul Pediatr. 2011, 29(3):406-14.
13 Grupo Nacional para el Estudio y Asesoramiento en Úlceras por Presión y Heridas Crónicas. Documentos GNEAUPP. Logrono: GNEAUPP; 2000.

Bibliografia

Agência Nacional de Vigilância Sanitária. Medidas de prevenção de infecção relacionadas à assistência à saúde. Série Segurança do Paciente e Qualidade em Serviços de Saúde. Capítulo 3 – Medidas de Prevenção de Infecção da Corrente Sanguínea. 2017.

Agency for Health Care Policy and Research. Clinical practice guideline n. 3. Pressure ulcers in adults: prediction and prevention – U.S. Department of Health and Human Services. Publication n. 92-0047; 1992.

Alexander M. Infusion nursing: standards of practice. J Infusion Nurs. 2006;29(1S).

Alexander M. Infusion-related complications. J Intravenous Nurs. 2000; 23(1S):S58-S59.

Alexandre NMC, Brito E. Procedimentos básicos de enfermagem do Departamento de Enfermagem da Faculdade de Ciências Médicas da Universidade de Campinas. São Paulo: Atheneu; 2000.

Aliança Internacional dos Comitês de Ressuscitação. American Heart Association. Suporte básico de vida para profissionais de saúde; 2004.

Aliança Internacional dos Comitês de Ressuscitação. American Heart Association. Suporte básico de vida para profissionais de saúde; 2005.

Amalberti R, Auroy Y, Berwick D, Barach P. Five system barriers to achieving ultrasafe health care. Ann Intern Med. 2005;142(9):756-64.

Archer E. Procedimentos e protocolos. Rio de Janeiro: Guanabara Koogan; 2006.

Associação Nacional de Hospitais Privados. Observatório ANAHP. Gestão de risco e segurança evidenciam governança clínica nos hospitais da ANAHP. 2011;3:12-7.

Avello IMS, Grau CF. Enfermagem fundamento do processo de cuidar. São Paulo: Difusão Cultural do Livro; 2003.

Ayello EA, Braden B. How and why to do pressure ulcer risk assessment. Adv Skin & Wound Care. 2002;15(3):125-33.

Azarpazhooz A, Leake JL. Systematic review of the association between respiratory diseases and oral health. J Periodontol. 2006;77(9):1465-82.

Barreto SSM, Vieira SRR, Pinheiro CTS. Rotinas em terapia intensiva. 3.ed. Porto Alegre: Artmed; 2001.

Berry AM, Davidson PM, Nicholson L, Pasqualotto C, Rolls K. Consensus based clinical guideline for oral hygiene in the critically ill. Intensive Crit Care Nurs. 2011;27(4):180-5.

Blanes L. Tratamento de feridas. São Paulo; 2004. Disponível em: www.bapbaptista.com.br/file.php?arquivo=140705021638.pdf.

Blanes L, Ferreira LM. Prevenção e tratamento de úlcera por pressão. São Paulo: Atheneu; 2014.

Bohomol E. Boas práticas para promoção de segurança em centro cirúrgico. In: Viana DL. Boas práticas de enfermagem. São Caetano do Sul: Yendis; 2010.

Brasil. Ministério da Saúde. Agência Nacional de Vigilância Sanitária. Assistência segura: uma reflexão teórica aplicada à prática. Brasília, DF: Anvisa; 2013. Disponível em: www20.anvisa.gov.br/segurancadopaciente/images/documentos/livros/Livro1-Assistencia_Segura.pdf.

Brasil. Ministério da Saúde. Agência Nacional de Vigilância Sanitária. Manual Cirurgias seguras salvam vidas. Aliança Mundial para Segurança do Paciente. Brasília, DF: Anvisa; 2008. Disponível em: portal.anvisa.gov.br/wps/portal/anvisa/home.

Brasil. Ministério da Saúde. Agência Nacional de Vigilância Sanitária. Portaria GM/MS n. 529, de 01/04/2013. Institui o Programa Nacional de Segurança do Paciente (PNSP). Brasília, DF: Anvisa; 2013. Disponível em: www20.anvisa.gov.br/segurancadopaciente/index.php/legislacao/item/portaria-529.

Brasil. Ministério da Saúde. Agência Nacional de Vigilância Sanitária. Portaria GM/MS n. 1.377 de 9/7/2013. Aprova os Protocolos Básicos de Segurança do Paciente. Anexo 3 – Protocolo para cirurgia segura. Brasília, DF: Anvisa; 2013. Disponível em: www20.anvisa.gov.br/segurancadopaciente/index.php/publicacoes/category/diversos.

Brasil. Ministério da Saúde. Agência Nacional de Vigilância Sanitária. Portaria GM/MS n. 2.095 de 24/9/2013. Aprova os Protocolos Básicos de Segurança do Paciente. Anexo 1 – Protocolo de prevenção de quedas; Brasília, DF: Anvisa; 2013.

Disponível em: www20.anvisa.gov.br/segurancadopaciente/index.php/publicacoes/category/diversos.

Brasil. Ministério da Saúde. Agência Nacional de Vigilância Sanitária. Portaria GM/MS n. 2.095 de 24/9/2013. Aprova os Protocolos Básicos de Segurança do Paciente. Anexo 2 – Protocolo de identificação do paciente. Brasília, DF: Anvisa, 2013. Disponível em www20.anvisa.gov.br/segurancadopaciente/index.php/publicacoes/category/diversos.

Brasil, Ministério da Saúde. Agência Nacional de Vigilância Sanitária. Portaria GM/MS n. 2.095, de 24/9/2013. Aprova os Protocolos Básicos de Segurança do Paciente. Anexo 3 – Protocolo de Segurança na Prescrição e de Uso e Administração de Medicamentos. Brasília, DF: Anvisa; 2013. Disponível em: bvsms.saude.gov.br/bvs/saudelegis/gm/2013/prt2095_24_09_2013.html. Acesso em: 2/3/2015.

Brasil. Ministério da Saúde. Agência Nacional de Vigilância Sanitária. Procedimentos laboratoriais: da requisição do exame à análise microbiológica. Mod III Anvisa. Brasília, DF: Anvisa; 2004.

Brasil. Ministério da Saúde. Agência Nacional de Vigilância Sanitária. Resolução RDC n. 36 de 26 de julho de 2013. Institui ações para a segurança do paciente em serviços de saúde e dá outras providências. Brasília, DF: Anvisa; 2013. Disponível em: www.segurancadopaciente.com.br/central_conteudo/mais/normativas/rdc-36-de-2013/.

Brasil. Ministério da Saúde. Agência Nacional de Vigilância. Resolução RDC n. 50, de 21 de fevereiro de 2002. Dispõe sobre o Regulamento Técnico para planejamento, programação, elaboração e avaliação de projetos físicos de estabelecimentos assistenciais de saúde. Brasília, DF: 2002. Disponível em: www.cvs.saude.sp.gov.br.

Brasil. Ministério da Saúde. Agência Nacional de Vigilância Sanitária. Resolução da Diretoria Colegiada – RDC n. 36, de 25 de julho de 2013. Institui ações para a segurança do paciente em serviços de saúde e dá outras providências. Brasília, DF: Anvisa; 2013. Disponível em bvsms.saude.gov.br/bvs/saudelegis/anvisa/2013/rdc0036_25_07_2013.pdf. Acesso em: 29/4/2015.

Brasil. Ministério da Saúde. Agência Nacional de Vigilância Sanitária. Segurança do paciente em serviços de saúde: higienização das mãos. Brasília, DF: Anvisa; 2009.

Brasil. Ministério da Saúde. Hipertensão arterial sistêmica. Cadernos de Atenção Básica. n. 15. Brasília, DF: Ministério da Saúde; 2006. Disponível em dab.saude.gov.br/docs/publicacoes/cadernos_ab/abcad15.pdf. Acesso em: 10/08/2015.

Brasil. Ministério da Saúde. Instituto Nacional de Câncer. Divisão de Comunicação Social. Cuidados com a sua estomia: orientações aos pacientes. Instituto Nacional de Câncer. Divisão de Comunicação Social. Rio de Janeiro: INCA, 2010.

Brasil. Ministério da Saúde. Instituto Nacional de Câncer. Orientações sobre ostomias. Rio de Janeiro: INCA, 2003. Disponível em: www.inca.gov.br/publicacoes/ostomias.pdf.

Brasil. Ministério da Saúde. Anvisa/Fiocruz. Protocolo para prevenção de úlcera por pressão. Disponível em: www20.anvisa.gov.br/segurancadopaciente/index.php/publicacoes/item/ulcera-por-pressao.

Brasil. Ministério da Saúde. Secretaria de Vigilância em Saúde. Departamento de Vigilância Epidemiológica. Guia de Orientações para Coleta de Escarro. Brasília, DF: Ministério da Saúde; 2014.

Brasil. Ministério da Saúde. Secretaria de Vigilância Sanitária. Portaria n. 272, de 8 de abril de 1998. Regulamento Técnico para a Terapia de Nutrição Parenteral. Brasília, DF: Ministério da Saúde; 1998.

Broadhurst P. Removal of central venous catheter and venous air embolis. BMJ. 1992;305:775.

Brockmeyer J, Simon T, Seery J, Johnson E, Armstrong P. Cerebral air embolism following removal of central venous catheter. Military Medicine. 2009;174:878-880.

Bryant RA, Shannon ML, Pieper B, Braden BJ, Morris DJ. Pressure ulcers. In: Bryant RA. Acute and chronic wounds – nursing management. Missouri: Mosbi; 1992. p.105-63.

Camerini FG, Silva LD. Segurança do paciente: análise do preparo de medicação intravenosa em hospital da rede sentinela. Texto Contexto Enferm. 2011;20(1):41-9.

Campinas LLSL, Ferrazoli L, Telles MAS, Matsumoto NF, Biagolini REM, Ferraz SMP et al. Manual de orientação para coleta de amostras de escarro e outros materiais para baciloscopia e cultura para diagnóstico e controle da tuberculose. Centro de Vigilância Epidemiológica Prof. Alexandre Vranjac. Governo do Estado de São Paulo. Divisão de Tuberculose; 2002.

Cardoso JRS, Blanes L, Calil JA, Chacon JMF, Ferreira LM. Prevalence of pressure ulcers in a Brazilian hospital: results of a cross-sectional study. OWM. 2010; 56(10):52-7.

Carmagnani MIS, Fakih FT, Canteras LMS, Labbadia LL, Tanaka LH. Procedimentos de enfermagem: guia prático. Rio de Janeiro: Guanabara Koogan; 2009.

Carrara D. Diretrizes práticas para terapia Intravenosa. São Paulo: INS Brasil; 2008.

Cassiani SHB, Miasso AI, Silva AEBC, Fakih FT, Oliveira RC. General aspects and number of phases of the medication system in four Brazilian hospitals. Rev Latino-Am Enfermagem. 2004;12(5):781-89.

Centers for Disease Control and Prevention. Guideline for hand hygiene in healthcare settings:

recommendations of the healthcare infection control practices advisory committee and the HICPAC/SHEA/APIC/IDSA Hand Hygiene Task Force. MMWR Recomm Rep. 2002;51(RR-16):1-45.

Centers for Disease Control and Prevention. Guidelines for the prevention of intravascular catheter-related infections; 2011.

Centers for Disease Control and Prevention. Guidelines for the prevention of intravascular catheter-related infections. MMWR 2002;51(RR-10).

Centro Cultural Ministério da Saúde. Rio de Janeiro. Disponível em: www.ccs.saude.gov.br.

Cesaretti IUR, Santos VLCG, Schiftan SS, Vianna LAC. Irrigação da colostomia: revisão acerca de alguns aspectos técnicos. Acta Paul Enferm. 2008:21(2):338-44.

Chulay M, Burns SM. Fundamentos de enfermagem em cuidados críticos da AACN. Porto Alegre: Artmed; 2012.

Cintra EA, Nishida VM, Nune WA. Assistência de enfermagem ao paciente crítico. São Paulo: Atheneu; 2000.

Classen D, Resar R, Griffin F, Federico F, Frankel T, Kimmel N et al. "Global Trigger Tool" shows that adverse events in hospitals may be tem times greater than previously measured. Health Aff. 2011;30(4):518-9.

Clayton BD. Farmacologia na prática de enfermagem. Rio de Janeiro: Elsevier; 2006.

Comissão de Epidemiologia Hospitalar do Hospital São Paulo. Diretrizes para a prevenção e o controle de infecções relacionadas à assistência à saúde. São Paulo; 2012. Disponível em: www.corporativo.hsp.spdm.org.br/ceh/Manual_de_Recomendacoes_da_CCIH.pdf.

Conselho Federal de Enfermagem. Resolução COFEN n. 487, de 25 de agosto de 2015. Veda aos profissionais de Enfermagem o cumprimento da prescrição médica a distância e a execução da prescrição médica fora da validade. Disponível em: www.cofen.gov.br/resolucao-cofen-no-4872015_33939.html. Acessado em: 29/9/2015.

Conselho Federal de Medicina. Código de Ética Médica do Conselho Federal de Medicina. Brasília; 2009. Disponível em: www.cremesp.org.br/?siteAcao=PesquisaLegislacao&dif=s&ficha=1&id=8822&tipo=RESOLU%C7%C3O&orgao=Conselho%20Federal%20 de%20Medicina&numero=1931&situacao=VIGENTE&data=17-09-2009.

Conselho Regional de Enfermagem de São Paulo. Dez passos para a segurança do paciente [Internet]. São Paulo: COREN-SP; 2010 [citado em 9/7/2016]. Disponível em: www.coren-sp.gov.br/sites/default/files/10_passos_seguranca_paciente_0.pdf.

Conselho Regional de Enfermagem de São Paulo. Erros de medicação – definições e estratégias de prevenção. São Paulo: COREN; 2011. Disponível em: inter.coren-sp.gov.br/sites/default/files/erros_de_medicacao-definicoes_e_estrategias_de_prevencao.pdf. Acesso em: 20/4/2015.

Conselho Regional de Enfermagem de São Paulo. Parecer COREN-SP 045/2013. Parecer sobre punção de veia jugular por Enfermeiro. São Paulo: COREN; 2013.

Conselho Regional de Enfermagem de São Paulo. Oximetria de pulso arterial. Artigo de atualização. Câmara técnica do Coren-SP 2008-2011; 2009.

Correa AD, Marques IAB, Martinez MC, Santesso PL, Leão ER, Chimentão DMN. Implantação de um protocolo para gerenciamento de quedas em hospital: resultados de 4 anos de seguimento. Rev Esc Enferm. 2012;46(1):67-74.

Diccini S, Pinho PG, Silva FO. Assessment of risk and incidence of falls in neurosurgical inpatients. Rev Latino Am Enferm. 2008;16(4):752-7.

Fabricio SCC, Rodrigues RAP, Costa Junior ML. Causas e consequências de quedas em idosos atendidos em hospital público. Rev Saúde Pública. 2004;38(1):93-9.

Fakih FT. Manual de administração de medicamentos injetáveis. Rio de Janeiro: Reichmann e Affonso; 2000.

Fakih FT, Freitas GF, Secoli SR. Medicação: aspectos ético-legais no âmbito da enfermagem. Rev Bras Enferm. 2009;62(1):132-35.

Fernandes AP, Vancini CR, Cohrs F, Moreira RSL. Qualidade das anotações de enfermagem relacionadas à ressuscitação cardiopulmonar comparadas ao modelo Utstein. Acta Paul Enferm. 2010;23(6):757-63.

Fernandes MVL, Lacerda RA, Hallage NM. Construção e validação de indicadores de avaliação de práticas de controle e prevenção de infecção do trato urinário associado a cateter. Acta Paulista de Enfermagem. 2006;19(2):174-89. Disponível em www.scielo.br/pdf/ape/v19n2/a09v19n2. Acesso em agosto de 2016.

Ferreira AM, Andrade D. Revisão integrativa da técnica limpa e estéril: consensos e controvérsias na realização de curativos. Acta Paul Enferm. 2008;21(1):117-21.

Ferreira AM, Andrade D. Sítio cirúrgico: avaliação e intervenções de enfermagem no pósoperatório. Arq Ciênc Saúde. 2006;13(1):27-33.

Ferreira GMM. Transporte intra-hospitalar do paciente grave. [Dissertação de mestrado]. Universidade Federal de São Paulo. São Paulo; 2003.

Figueiredo LPF, Capone Neto A. Como identificar, tratar e prevenir a embolia gasosa relacionada com cateteres venosos centrais? Rev Assoc Med Bras. 2001;47(3):179-80.

Figueiredo NMA, Carreiro MA; Passos JP. Boas práticas de enfermagem na promoção da higiene. In: Viana DL. Boas práticas de enfermagem. São Caetano do Sul: Yendis; 2010.

Fleury. Manual de exames. São Paulo: Laboratório Fleury; 2009.

Giovani AMM. Cálculo e administração de medicamentos. São Paulo: Legnar Informática; 1999.

Grigoleto ARL, Gimenes FRE, Avelar MCQ. Segurança do cliente e as ações frente ao procedimento cirúrgico. Rev Eletr Enf. 2011;13(2):347-54.

Groll D, Davies B, MacDonald J, Nelson S, Virani T. Evaluation of the psychometric properties of the phlebitis and infltration scales for the assessment of complications of peripheral vascular access devices. Journal of Infusion Nursing. 2010;33(6):385-90.

Grupo Nacional Úlceras por Presión y Heridas Crónicas (GNEAUPP). Documentos GNEAUPP. GNEAUPP: Logrono; 2000. 40p.

Harada MJCS, Pedreira MLG. Terapia intravenosa e infusões. São Caetano do Sul: Yendis; 2011.

Hazinski MF, Nadkarni VM, Hickey RW, O'Connor R, Becker LB, Zaritsky A. Major Changes in the 2005 AHA Guidelines for CPR and ECC: reaching the tipping point for change. 2005 American Heart Association Guidelines for Cardiopulmonary Resuscitation and Emergency Cardiovascular Care. Circulation. 2005;112(suppl IV):IV-206-IV-211.

Hinkle JL, Cheever KH. Brunner e Suddarth: tratado de enfermagem médico-cirúrgica. 13.ed. Rio de Janeiro: Guanabara Koogan; 2015.

Homenko AS, Lelis MAS, Cury J. Verdades e mitos no seguimento de pacientes com cateteres vesicais de demora. Sinopse de Urologia. 2003;7(2):35-40.

Hospital São Paulo. Manual da Qualidade do Laboratório Central; 2016.

Huddleston SS, Ferguson SG. Emergências clínicas: abordagens, intervenções e autoavaliação. 3.ed. Rio de janeiro: Guanabara Koogan; 2006.

Inácio HP, Santos MA, Camcilheri RN, Nascimento GO, Diniz SOS. Elaboração de diagnósticos de enfermagem e proposta de intervenção a um cliente submetido a toracocentese. Revista da Rede de Cuidados em Saúde. 2014;8(2):1-4.

Instituto para Práticas Seguras no Uso de Medicamentos. Medicamentos Potencialmente Perigosos de Uso Hospitalar e Ambulatorial. Boletim ISMP; 2015;4(3). Disponível em: www.boletimismpbrasil.org/boletins/pdfs/boletim_ISMP_32.pdf.

Knobel E. Condutas no paciente grave. 4.ed. São Paulo: Atheneu; 2016.

Koch RM (org.). Técnicas básicas de enfermagem. 20.ed. Curitiba: Século XXI; 2003.

Kohn LT, Corrigan JM, Donalds MS. To err is human: building a safer health system. 2.ed. Washington, DC: National Academy Press; 2000.

Leape LL, Bates DW, Cullen DJ, Cooper J, Demonaco HJ, Gallivan T et al. System analisys of adverse drug events. JAMA. 1995;274(1):35-43.

Leape LL, Kabcenell AI, Gandhi TK, Carver P, Nolan TW, Berwick DM. Reducing adverse drug events: lessons from a breakthrough series collaborative. Jt Comm J Qual Improv. 2000;25(6):321-31.

LeMone P, Lillis C, Taylor C. Fundamentos de enfermagem: a arte e a ciência de enfermagem. 3.ed. São Paulo: Artmed; 2007.

Lenz LL. Cateterismo vesical: cuidados, complicações e medidas preventivas. Arquivos Catarinenses de Medicina. 2006;35(1):82-91. Disponível em www.acm.org.br/revista/pdf/artigos/361.pdf. Acesso em agosto de 2016.Lynn P. Manual de habilidades de enfermagem clínica de Taylor. Porto Alegre: Artmed; 2012.

Lopes FM, López MF. Impacto do sistema de aspiração traqueal aberto e fechado na incidência de pneumonia associada à ventilação mecânica: revisão de literatura. Rev Bras Ter Intensiva. 2009;21(1):80-8.

Machado AF. Motivo da retirada e tempo de permanência de cateteres venosos periféricos em crianças: estudo experimental com três tipos de curativos. [Dissertação de mestrado]. Universidade Federal de São Paulo, São Paulo; 2003.

Maia ACAR, Pellegrino DMS, Blanes L, Dini GM, Ferreira LM. Tradução para a língua portuguesa e validação da escala de Braden Q para avaliar o risco de úlcera por pressão em crianças. Rev Paul Pediatr. 2011; 29(3):406-14.

Marie BS. The complex pain patient: interventional treatment and nursing issues. Nurs Clin N Am. 2003;38:539-54.

Marimar. Ambulância, Resgate, Reabilitação. Disponível em: www.marimar.com.br/medico/o_que_e_enfermagem.htm. Acessado em: 22/6/2007.

Mayor ERC. Manual de procedimentos e assistência de enfermagem. São Paulo: Atheneu, 2003.

Mayor ERC, Mendes EMT, Oliveira KR. Manual de procedimentos e assistência de enfermagem. São Paulo: Atheneu; 1999.

Mazzo A, Godoy S, Alves LM, Mendes IAC, Trevizan MA, Rangel EML. Cateterismo urinário: facilidades e dificuldades relacionadas a sua padronização. 2011;20(2):333-339. Disponível em www.producao.usp.br/handle/BDPI/3611. Acessado em agosto de 2016.McCallum L, Higgins D. Measuring body temperature. Nursing Times. 2012;108(45)20-2.

Medeiros EAS, Wey SB. Diretrizes para a prevenção e o controle de infecções relacionadas à assistência à saúde. Comissão de epidemiologia hospitalar. Hospital São Paulo, Universidade Federal de São Paulo (Unifesp). São Paulo; 2011.

Medeiros EAS, Wey SB, Guerra CM. Diretrizes para a prevenção e o controle de infecções relacionadas à saúde 2006-2007. Comissão de Epidemiologia Hospitalar, Hospital São Paulo, Universidade Federal de São Paulo. São Paulo; 2006.

Medeiros EAS, Wey SB, Guerra CM. Diretrizes para a prevenção e o controle de infecções relacionadas à saúde 2007-2008. Comissão de Epidemiologia Hospitalar, Hospital São Paulo, Universidade Federal de São Paulo (Unifesp). São Paulo; 2007.

Meireles LFS. Cuidados de enfermagem à pessoa vítima de trauma torácico. Instituto Politécnico de Setúbal. Escola Superior de Saúde. [Dissertação de mestrado] Disponível em comum.rcaap.pt/bitstream/10400.26/17280/1/Relat%C3%B3rio%20 Trabalho%20 Projeto%20 MEMC%20 LFM%20 FINAL%2012_2016.pdf. Acesso em: 02/01/2017.

Mesquita GV, Lima MALTA, Santos AMR, Alvez ELM, Brito JZPO, Martins MCC. Morbimortalidade em idosos por fratura proximal do fêmur. Rev Texto Contexto Enferm. 2009;18(1):67-73.

Miasso AI, Grou CR, Cassiani SHB, Silva AEBC, Fakih FT. Medication errors: types, causes and measures taken in four brazilian hospitals. Rev Esc Enferm USP. 2006;40(4):524-32.

Miasso AI, Oliveira RC, Silva AEBC, Lyra Junior DP, Gimenes FRE, Fakih FT et a.l. Erros de prescrição em hospitais brasileiros: um estudo exploratório multicêntrico. Cad Saúde Pública. 2009;25(2):313-20.

Miasso AI, Silva AEBC, Cassiani SHB, Grou CR, Oliveira RC, Fakih FT. O processo de preparo e administração de medicamentos: identificação de problemas para propor melhorias e prevenir erros de medicação. Rev Latino-Am Enfermagem. 2006;14(3):354-63.

Micromedex. Healthcare series. Greenwood Village: Thompson Micromedex; 2005. Disponível em: www.micromedex.com/products/drugdex.

Nadzan DM. A system approach to medication use. In: Cousins DM. Medication use: a system approach to reducing errors. Oakbrook Terrace (IL): Joint Commission; 1998. p. 5-18.

National Clinical Guideline Center. Infection: prevention and control of healthcare-associated infections in primary and community care. London; 2012.

National Health Service. Being open: communicating patient safety incidents with patients, their families, and cares. Londres; 2009. Disponível em: www. nrls.npsa.nhs.uk/resources/?entryid45=65077.

National Pressure Ulcer Advisory Panel (NPUAP), 2007. Disponível em www.npuap.org.

National Pressure Ulcer Advisory Panel (NPUAP), 2016. Disponível em: www.npuap.org/resources/educational-and-clinical-resources/pressure-%20injury-staging-illustrations.

Nettina SM. Práticas de enfermagem. 10. ed. Rio de Janeiro: Guanabara Koogan; 2016.

Nishida G, Sarrão BD, Colferai DR, Tenório GOS, Bandeira COP. Cuidados com o sistema de drenagem torácico em adultos internados no Hospital Universitário Regional de Maringá. Acta Scientiarum, Health Sciences, Maringá. 2011;33(2): 173-79.

Nogueira VO. Informações on-line sobre o transporte intra-hospitalar de pacientes críticos adultos. São Paulo; 2003. Disponível em: www.transporteintrahospitalar.hpg.com.br.

Pagotto IM, Oliveira LRC, Araújo FCLC, Carvalho NAA, Chiavone P. Comparação entre os sistemas aberto e fechado de aspiração. Revisão Sistemática. Rev Bras Ter Intensiva. 2008;20(4):331-8.

Paiva, M. C. M. da. S. de. et al. Caracterização das quedas de pacientes segundo notificação em boletins de eventos adversos. Rev Esc Enferm USP. São Paulo, v.44, n.1, 2010.

Papaléo Neto M. Gerontologia: a velhice e o envelhecimento em visão globalizada. São Paulo: Atheneu; 1966.

Paranhos WY, Santos VL. Avaliação de risco para úlceras por pressão por meio da Escala de Braden, na língua portuguesa. Rev Esc Enferm USP. 1999;33(n.esp.):191-206.

Parra AV, Amorin RC, Wigman SE, Baccaria LM. Retirada de dreno torácico em pós-operatório de cirurgia cardíaca. Arquivos Ciência e Saúde. 2005;12(2):116-19.

Pedreira MLG, Harada MJCS. Terapia intravenosa e infusões. São Caetano do Sul: Yendis; 2011.

Pereira Junior GA, Carvalho JB, Ponte filho AD, Malzone DA, Pedersoli CE. Transporte intra-hospitalar de paciente crítico. Medicina (Ribeirão Preto). 2007;40:500-8.

Pereira Júnior GA, Nunes TL, Basile-Filho A. Transporte do paciente crítico. Simpósio de Medicina Intensiva (Ribeirão Preto); 2001. Disponível em: revista.fmrp.usp.br/2001/vol34n2/transporte_paciente.pdf.

Perkins GD, Handleyc AJ, Koster RW, Castréne M, Smytha MA, Olasveengen T et al. European Resuscitation Council Guidelines for Resuscitation 2015 Section 2. Adult basic life support and automated external defibrillation. Resuscitation. 2015; 95:81-99.

Perracini MR. Prevenção e manejo de quedas no idoso. In: Ramos LR, Toniolo Neto J. Guias de medicina ambulatorial e hospitalar da Unifesp/EPM Geriatria e gerontologia. Barueri: Manole; 2005.

Phillips LD. Manual de terapia intravenosa. 2.ed. Porto Alegre: Artmed; 2001.

Porto CC. Exame clínico: bases para a prática médica. 3.ed. Rio de Janeiro: Guanabara Koogan; 1996.

Potter PA, Perry AG, Stockert PA, Hall AM. Fundamentos de Enfermagem. 8. ed. Rio de Janeiro: Elsevier; 2013.Posso MBS. Semiologia e semiotécnica de enfermagem. São Paulo: Atheneu; 2002.

Prado AR, Dantas LS. Cateterismo vesical. JBM. 1989;57(1):25-30.

Prates CG, Luzia MF, Ortolan MR, Neves CM, Bueno ALM, Guimarães F. Quedas em adultos hospitalizados: incidência e características desses eventos. Cien Cuid Saúde. 2014;13(1):74-81.

Ritschel WA. Handbook of basics pharmacokinetics. 4.ed. Hamilton: Drug Intelligence Publications; 1992.

Rocha ABL. Tradução para a língua portuguesa, adaptação transcultural e aplicação clínica da escala de Waterlow para avaliação de risco de desenvolvimento de úlcera de decúbito [tese de doutorado]. São Paulo: Universidade Federal de São Paulo; 2003.

Rocha ABL, Barros SMO. Avaliação de risco de úlcera por pressão: propriedades de medida da versão em português da escala de Waterlow. Acta Paul Enferm. 2007; 20(2):143-50.

Rodrigues EAC, Richtmann R. Infecção relacionada à assistência à saúde (IRAS): orientações práticas. São Paulo: Sarvier; 2008. 242p.

Salgado CM, Carvalhaes JTA. Hipertensão arterial na infância. Jornal de Pediatria. 2003;79(Supl.l):115-24.

Santos E, Napoleão AA. Complicações relacionadas ao uso de cateter vesical de demora e o papel da enfermagem: reflexão. CuidArte Enfermagem. 2010;4(2):88-91.

Scemons D, Elston D. Nurse to nurse – cuidados com feridas. Porto Alegre: Artmed; 2011.

Schnath F, Pasin S. Cuidados de enfermagem na analgesia por cateter peridural. Rev HCPA. 2007;27(2):69-73.

Shlamovitz GZ. External jugular vein cannulation. Medscape; 2013. Disponível em: emedicine.medscape.com/article/2020439-overview. Acessado em: 25/11/2015.

Shultz GS, Sibbald RG, Falanga V, Ayello EA, Dowsett C, Harding K et al. Wound bed preparation: a systematic approach to wound management. Wound Rep Regen. 2003;11:1-28.

Silva LD, Pereira SRM, Mesquita AMF. Procedimentos de enfermagem. Rio de Janeiro: Medsi; 2004.

Silva MSML. Fatores de risco para úlcera de pressão em pacientes hospitalizados [dissertação de mestrado]. João Pessoa: Universidade Federal da Paraíba; 1998.

Sjögren P, Nilsson E, Forsell M, Johansson O, Hoogstraate J. A systematic review of the preventive effect of oral hygiene on pneumonia and respiratory tract infection in elderly people in hospitals and nursing homes: effect estimates and methodological quality of randomized controlled trials. J Am Geriatr Soc. 2008;56(11):2124-30.

Smeltzer SC, Bare BG. Brunner/Suddarth – Tratado de enfermagem médico-cirúrgica. 7. ed. Rio de Janeiro: Guanabara Koogan; 1994.

Smith-Temple J, Johnson JY. Guia para procedimentos de enfermagem. 3.ed. Porto Alegre: Artmed; 2000.

Sociedade Brasileira de Cardiologia. V Diretrizes Brasileiras de Hipertensão Arterial; 2006.

Sociedade Brasileira de Geriatria e Gerontologia. Quedas em idosos: prevenção. Projeto Diretrizes da Associação Médica Brasileira e do Conselho Federal de Medicina. São Paulo; 2008.

Sociedade Brasileira de Infectologia. Recomendações para a prevenção de infecções da Associação Médica Brasileira de Medicina; 2001.

Souza ACS, Tiple AFV, Barreto RASS, Barbosa JM, Pereira MS. Cateterismo urinário: conhecimento e adesão ao controle de infecção pelos profissionais de enfermagem. Revista Eletronica de Enfermagem. 2007;9(3):724-35. Disponível em repositorio.bc.ufg.br/bitstream/ri/80/1/cate_urin_v9n3a12.pdf. Acesso em agosto de 2016. Sund-Levander M, Forsberg C, Wahren LK. Normal oral, rectal, tympanic and axillary body temperature in adult men and women: a systematic literature review. Scand J Caring Sci. 2002;16:122-28.

Taylor C, LeMone P, Lillis C. Fundamentos de enfermagem. 5.ed. Porto Alegre: Artmed; 2007.

Timby BK. Conceitos e habilidades fundamentais no atendimento de enfermagem. Porto Alegre: Artmed; 2007.

Unamuno MRDL, Marchini JS. Sonda nasogástrica/nasoentérica: cuidados na instalação, na administração da dieta e prevenção de complicações. Medicina: Ribeirão Preto. 2002;35:95.

Urbanetto JS, Creutzberg M, Franz F, Ojeda BS, Gustavo AS, Bittencourt HR et al. Morse fall scale: tradução e adaptação transcultural para a língua portuguesa. Rev Esc Enferm USP. 2013;47(3):569-75.

U.S. Centers for Disease Control and Prevention. Population-based surveillance for microbial agents of pneumonia and sepse with detection of streptococcus pneumoniae. Standard operating procedures for clinical laboratory staff. Standard Operating Procedures; 2005.

Vendramini RCR, Silva EA, Ferreira KASL, Possari JF, Baia WRM. Segurança do paciente em cirurgia oncológica: experiência do Instituto do Câncer do Estado de São Paulo. Revista da Escola de Enfermagem da USP. 2010;44(3).

Weiser TG, Regenbogen SE, Thompson KD, Haynes AB, Lipsitz SR, Berry WR et al. An estimation of the global volume of surgery, a modelling strategy based on available data. Lancet. 2008;372(9633):139-44.

Wong ES. Guideline for prevention of catheter associated urinary tract infeccions. Centers For Disease Control and Prevention (CDC); 2001.

World Health Organization. World alliance for patient safety: forward program, 2008-2009. Genebra; 2008. Disponível em: www.who.int/patientsafety/en.

World Health Organization. Conceptual framework for the international classification of patient safety – Final technical report. Genebra; 2009. Disponível em: www.who.int/patientsafety/taxonomy/icps_full_report.pdf.

Índice Alfabético

A

Acesso venoso periférico, 145
Administração
- de dieta enteral, 39
- de medicamentos
- - monitoramento da, 276
- - notificação de incidentes, 276
- - segurança na, 261, 262, 263
- - via, 159
- - - dermatológica, 159
- - - enteral, 162
- - - inalatória, 165
- - - intradérmica, 168
- - - intramuscular, 171
- - - intravenosa, 178
- - - nasal, 183
- - - oftálmica, 186
- - - oral, 189
- - - otológica, 191
- - - peridural, 194
- - - retal, 198
- - - subcutânea, 202
- - - sublingual, 207
- - - vaginal, 209
- de nutrição parenteral, 44
- por gastrostomia, 40
- por jejunostomia, 40
Aerossóis, 103
Aspiração
- contínua em drenagem torácica, 99
- da cânula
- - de traqueostomia, 92
- - endotraqueal, 88
- da orofaringe, 84
- de nasofaringe, 83, 84
- nasotraqueal, 86
Avaliação
- de flebite e infiltração e extravasamento, 144
- do paciente em risco de lesão por pressão, 296
- do risco de queda, 289
- pré-anestésica, 282

B

Banho
- de aspersão
- - com auxílio, 4
- - sem auxílio, 3
- no leito, 6
- pré-operatório, 8
Bolsa de colostomia e ileostomia, 57

C

Cânula
- de traqueostomia, 92, 94
- endotraqueal, 88
Cateter
- de gastrostomia, 42
- venoso central, 148
- - curativo em inserção de, 28
- - inserção de, 148
- - retirada de, 152
- venoso periférico, troca de fixação do, 146
Cavidade oral, higienização da
- do paciente acamado, 16
- do paciente inconsciente, 18
Cirurgia segura, 279
- lista de verificação da, 280

- monitoramento da, 284
- notificação de incidentes, 284
- protocolo de, 279
- - treinamento e orientações sobre, 284

Coleta
- de escarro, 215
- de fezes
- - para coprocultura, 216
- - para exame protoparasitológico, 217
- de ponta de cateter intravascular, 218
- de sangue, 220, 223
- de urina
- - para análise bioquímica, 228
- - para urocultura, 225

Cólon
- distal, 63
- proximal, 63

Colostomia, 57, 61
Compressas, 31, 32
Confirmação das informações, 256
Coprocultura, 216
Cremes, 199

Curativo
- em ferida
- - aberta, 23
- - operatória, 26
- em inserção de cateter venoso central, 28

D

Dano, 263
Degermação das mãos, 9
Dieta enteral, 39
Diurese, 76
Documentos do paciente, 257
Drenagem torácica, 97
- troca de frasco de, 100
- troca de selo d'água do frasco de, 101
Dreno torácico, 98
- retirada de, 98

E

Eliminações
- gastrintestinais, 57
- urinárias, 65

Enema, 200
Enoxaparina, 206

Escala
- de Braden, 298
- de Braden Q, 298
- de Waterlow, 297

Escarro, 215
Estoma, 42
Evento adverso, 263
Exame protoparasitológico, 217
Extravasamento, 144

F

Fezes, coleta
- para coprocultura, 216
- para exame protoparasitológico, 217

Flebite, 144

Frequência
- cardíaca, 129
- respiratória, 123

G

Gastrostomia, 40, 41, 42
- cateter de, 42
- cuidados com a pele ao redor da, 52

Gel alcoólico, 12
Gotículas, 105

H

Higiene íntima, 19
Higienização, 3
- da cavidade oral
- - do paciente acamado, 16
- - do paciente inconsciente, 18
- das mãos, 10, 11
- - com gel alcoólico, 12
- - com sabão antisséptico, 13
- do cabelo e do couro cabeludo, 20

I

Identificação do paciente, 253, 258
- com procedimentos ambulatoriais, 256
- em atendimento em urgência e emergência, 255
- internado, 254
- recém-nascido, 255

Ileostomia, 57
Incidente, 263
Incontinência urinária, 65
Infiltração, 144
Instalação de dispositivo, 65, 99
Insulina, 206
Irrigação vesical contínua, 78

J

Jejunostomia, 40, 41, 42

L

Lateralidade de local cirúrgico, 283
Lavagem
- de sonda vesical, 66
- intestinal, 59
- - pela colostomia, 61
Lêndeas, 22
Lesões por pressão
- monitoramento de, 306
- prevenção de, 293
- protocolo de, 304
Lista de verificação de cirurgia segura, 280

M

Manobra de Valsalva, 150
Medicamentos
- administração segura de, 261, 262, 263
- de alta vigilância, 274
- monitoramento da administração de, 276
- preparo seguro de, 263
- via de administração de, 159
- - dermatológica, 159
- - enteral, 162
- - inalatória, 165
- - intradérmica, 168
- - intramuscular, 171
- - intravenosa, 178
- - nasal, 183
- - oftálmica, 186
- - oral, 189
- - otológica, 191
- - peridural, 194
- - retal, 198
- - subcutânea, 202
- - sublingual, 207
- - vaginal, 209

N

Nasofaringe, 83
Notificação de incidentes
- administração de medicamentos, 276
- cirurgia, 284
Nutrição
- enteral, 42
- parenteral, 44

O

Orofaringe, 84
Oxigenoterapia
- por cateter nasal, 107
- por inalação, 110
- por máscara
- - de nebulização, 113
- - de Venturi, 115
Oximetria de pulso, 135

P

Pedículos, 22
Pele, perda
- em sua espessura
- - parcial com exposição da derme, 293
- - total, 294
Perigo, 263
Peso corpóreo, 124
Placa de identificação do leito, 256, 257
Pomadas, 199
Precauções respiratórias
- para aerossóis, 103
- para gotículas, 105
Preparo
- do corpo após a morte, 249
- do leito, 239
Pressão
- em membranas mucosas, 296
- não classificável, 296
- relacionada a dispositivo médico, 296
- tecidual profunda, 296
Pressão
- arterial, 125
- venosa central, 128
Procedimentos operacionais padrão, 274, 283
Profilaxia antimicrobiana, 284
Pulseira de identificação, 253
Pulso periférico, 130
Punção
- de veia jugular externa, 154
- venosa periférica, 141

Q

Quedas, 287
- monitoramento de, 291
- prevenção de, 287, 289, 291

R

Remoção de pedículos e lêndeas, 22
Ressuscitação cardiopulmonar, 233
Risco, 263
- classes de, 263
- - ambientais, 263
- - assistenciais, 263

- - ocupacionais, 263
- de queda, 289

S
Sabão antisséptico, 13
Sangue
- arterial, 220
- venoso, 223
Segurança
- na administração de medicamentos, 261, 262
Sonda
- enteral, 40
- para nutrição, 48
- vesical de Foley, 226, 229
- - de demora, retirada de, 77
- - lavagem da, 66
Sondagem
- nasoenteral
- - com localização pré-pilórica, 46
- - com localização pós-pilórica, 46
- nasogástrica, 50
- vesical
- - de alívio, 68, 69
- - de demora, 71, 73
Suco gástrico, 43
Supositórios, 199

T
Temperatura, 133
Termo de consentimento esclarecido, 282
Teste de Allen, 221
Toracocentese, 119
Transferência do paciente
- da cama para a cadeira, 241
- do leito para a maca, 243
Transporte intra-hospitalar, 244
Traqueostomia
- cânula de, 94
- fixação da cânula de, 94
Tricotomia cirúrgica, 35
Troca
- de fixação do cateter venoso periférico, 146
- de frasco de drenagem torácica, 100, 101
- de roupa de cama com o paciente no leito, 237
Tubo endotraqueal, 94

U
Urina, coleta
- para análise bioquímica, 228
Urocultura, 225

V
Via de administração de medicamentos
- dermatológica, 159
- enteral, 162
- inalatória, 165
- intradérmica, 168
- intramuscular, 171
- intravenosa, 178
- nasal, 183
- oftálmica, 186
- oral, 189
- otológica, 191
- peridural, 194
- retal, 198
- subcutânea, 202
- sublingual, 207
- vaginal, 209